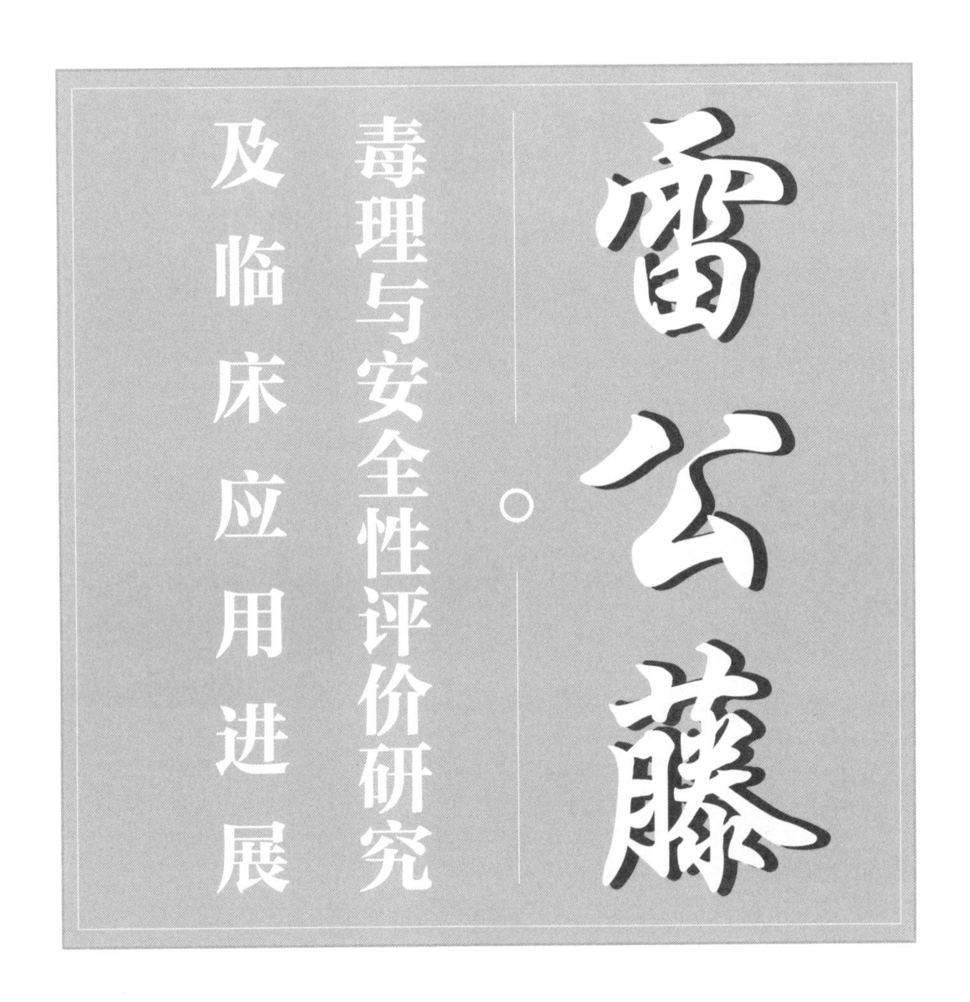

主　编　杨　威　韩　玲
副主编　叶祖光　郭健敏　雷夏凌
　　　　黄远铿　安　娜

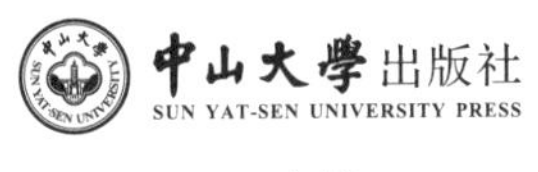

·广州·

图书在版编目（CIP）数据

雷公藤毒理与安全性评价研究及临床应用进展/杨威，韩玲主编．—广州：中山大学出版社，2021.8

ISBN 978－7－306－07302－0

Ⅰ.①雷…　Ⅱ.①杨…②韩…　Ⅲ.①雷公藤—毒理—安全性评价—研究　Ⅳ.①R282.71

中国版本图书馆CIP数据核字（2021）第169514号

出 版 人：王天琪
策划编辑：鲁佳慧
责任编辑：鲁佳慧
封面设计：曾　婷
责任校对：吴茜雅
责任技编：何雅涛
出版发行：中山大学出版社
电　　话：020－84110283，84113349，84111997，84110779，84110776
　　　　　发行部020－84111998，84111981，84111160
地　　址：广州市新港西路135号
邮　　编：510275　　传　　真：020－84036565
网　　址：http://www.zsup.com.cn　E-mail：zdcbs@mail.sysu.edu.cn
印 刷 者：广州市友盛彩印有限公司
规　　格：787mm×1092mm　1/16　11.75印张　300千字
版次印次：2021年8月第1版　2021年8月第1次印刷
定　　价：78.00元

本书编委会

主　编：杨　威　韩　玲

副主编：叶祖光　郭健敏　雷夏凌　黄远铿　安　娜

编　委（以姓氏笔画为序）：

叶祖光（中国中医科学院中药研究所）

安　娜（国家药品监督管理局药品审评中心）

杨　威（广东省药物非临床评价研究企业重点实验室，广东莱恩医药研究院有限公司，国家中药现代化工程技术研究中心中药非临床评价分中心）

陈文培（广东省药物非临床评价研究企业重点实验室，广东莱恩医药研究院有限公司，国家中药现代化工程技术研究中心中药非临床评价分中心）

林俊粒（广东省药物非临床评价研究企业重点实验室，广东莱恩医药研究院有限公司，国家中药现代化工程技术研究中心中药非临床评价分中心）

柳　璐（广东省药物非临床评价研究企业重点实验室，广东莱恩医药研究院有限公司，国家中药现代化工程技术研究中心中药非临床评价分中心）

秦丽莉（广东省药物非临床评价研究企业重点实验室，广东莱恩医药研究院有限公司，国家中药现代化工程技术研究中心中药非临床评价分中心）

郭健敏（广东省药物非临床评价研究企业重点实验室，广东莱恩医药研究院有限公司，国家中药现代化工程技术研究中心中药非临床评价分中心）

黄远铿（广东省药物非临床评价研究企业重点实验室，广东莱恩医药研究院有限公司，国家中药现代化工程技术研究中心中药非临床评价分中心）

韩　玲（国家药品监督管理局药品审评中心）

雷夏凌（广东省药物非临床评价研究企业重点实验室，广东莱恩医药研究院有限公司，国家中药现代化工程技术研究中心中药非临床评价分中心）

戴锦龙（广东省药物非临床评价研究企业重点实验室，广东莱恩医药研究院有限公司，国家中药现代化工程技术研究中心中药非临床评价分中心）

秘　书：

林俊粒（广东省药物非临床评价研究企业重点实验室，广东莱恩医药研究院有限公司，国家中药现代化工程技术研究中心中药非临床评价分中心）

柳　璐（广东省药物非临床评价研究企业重点实验室，广东莱恩医药研究院有限公司，国家中药现代化工程技术研究中心中药非临床评价分中心）

参编人员（以姓氏笔画为序）：

王俐梅　井　潇　代彩玲　叶祖光　刘　伟　安　娜　孙　昊　李　坚
李腊梅　杨　威　吴紫君　宋　慧　张文强　张莹莹　张家伟　陈文培
林俊粒　林晴晴　孟婷婷　柳　璐　秦丽莉　郭健敏　黄远铿　盛亚丽
梁巧静　韩　玲　温玉莹　雷夏凌　廖海锋　颜欣欣　戴锦龙

·主编简介·

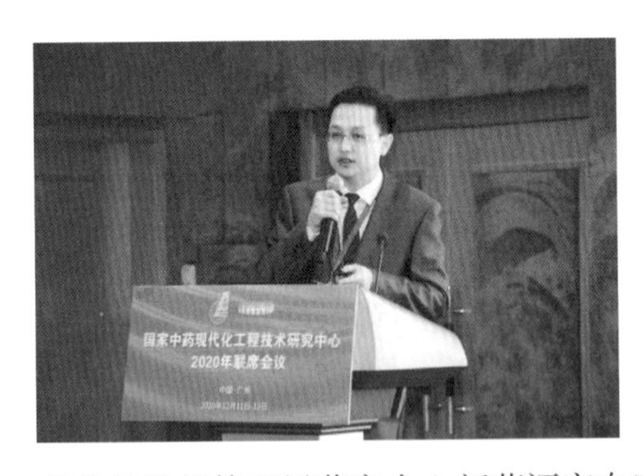

杨威　教授级高级工程师，兼职教授，博士研究生导师，博士后导师。国家中药现代化工程技术研究中心中药非临床评价分中心主任，广东省药物非临床评价研究重点实验室主任，广东莱恩医药研究院有限公司董事长兼总经理，广州华博生物制药研究所理事长。广州市高层次人才优秀专家A证，国家药品监督管理局药审中心新药评审专家和审核查验中心GLP专家，国家科技专家库专家，广东省创新药物评价与研究工程技术研究中心主任，广东省眼科药物创制与评价工程技术研究中心专家委员会主任，广东省细胞与基因治疗创新药物工程技术研究中心专家委员会主任，国家中药现代化工程技术研究中心中药非临床评价分中心主任，首批“珠江科技新星”。在“973”项目中担任雷公藤及昆明山海棠等有毒中药毒性及配伍减毒研究课题负责人。主要从事药理药效、药物毒理与安全性评价研究。作为GLP的学科带头人，拥有丰富的创新药物的研发经验，先后主持完成了200多个国内外新药药理药效和安全性评价研究，引领团队研发一批重要创新药物，在眼科、儿科、生物药物研发及新冠疫苗研发等方面取得显著成绩，获世界首个可有效逆转白内障原创新药临床批件，世界首个防治近视的儿科眼科药物，粤港澳大湾区首个BCMA CAR-T细胞临床许可，多个单抗、胰岛素、多肽生物药获批临床。近年来，主持、参与国家重大科技专项、广东省重点领域研发计划、广东省科技攻关等科技项目近100项。担任中国毒理学会药物毒理与安全性评价专业委员会副主任委员兼秘书长，中国毒理学会中药与天然药物毒理专业委员会副主任委员兼秘书长，中国毒理学会生殖毒理专业委员会副主任委员，中国药理学会生殖药理学专业委员会副主任委员，中国药理学会安全性药理学专业委员会副主任委员等重要学术职务。牵头制定广东省中药破壁饮片非临床安全性评价研究指导原则，参与讨论与制定国家药监局的ICH S5生殖毒性试验指南、ICH S7安全药理学研究技术指导原则、ICH S11儿科用药非临床安全性评价技术指导原则等10多项指导原则。作为主编、主译、副主编、参编人员出版专著6部，发表科研论文150多篇，申请发明专利30多项，获专利证书18项。

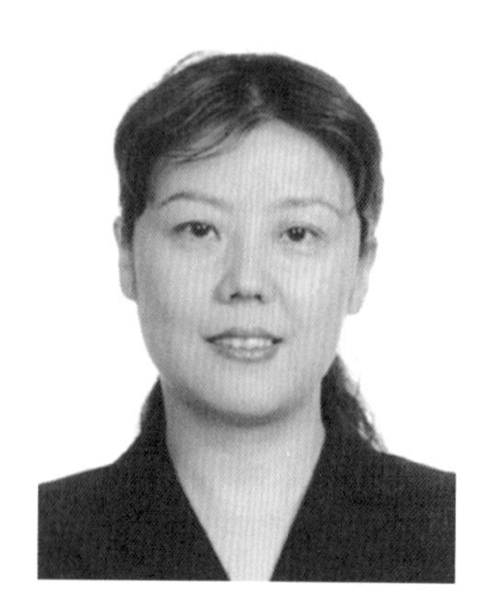

韩玲　博士，主任药师（正高二级）。国家药品监督管理局药品审评中心中药民族药临床部部长，中国毒理学会常务理事，中国毒理学会中药与天然药物毒理专业委员会主任委员。曾任药品审评中心药理毒理学部副部长、临床试验管理处负责人。长期从事中药新药审评、临床试验监管工作。作为主要负责人承担并组织起草多项药物非临床安全性评价技术指导原则，作为中国工作组专家参与ICH S5（R3）“药物生殖毒性试验检测技术指南”的制定工作；主持承担临床试验期间药物警戒系统构建及组织起草相关标准和指导原则。参与《药品注册管理办法》中药相关配套文件及技术要求的制定工作。参与“国家科技支撑计划项目”中药标准规范技术体系研究（中药部分）、卫生部“2020健康中国”战略规划药物政策研究课题中“新药审评制度专题”分课题的研究、国家药品监督管理局2019监管科学课题“以临床为导向的中药安全性评价”的研究课题。发表文章130余篇。曾担任中国毒理学会生殖毒理专业委员会副主任委员、中国药学会药物安全评价研究专业委员会副主任委员、中国药理学会中药与天然药物药理专业委员会常务委员。

·前　言·

“有毒中药的毒性具有一些固有特点，中药毒性及其评价与功效、证候密切相关，其毒性可以被认知、控制和驾驭，并可以被安全、有效地在临床中正确使用。”古人云“是药三分毒”，中药的毒性是其作为药物的一种客观表现。中药的毒性与功效和证候密切相关，因此，中药的毒性应当放在功效、适应证与中医的证候中间进行综合评价和认知，不能孤立地“就毒性论毒性”。

中药安全性问题一直是制约中药产业发展和公众健康的关键环节。有毒中药的临床使用更是复杂且具风险，其与炮制、配伍及疾病、体质状态等密切相关，呈现出毒性难以预测性、“毒－效”物质的不确定性、“毒－效”关系复杂性、安全用药剂量模糊性、个体体质差异特殊性等若干特点，掣肘中医临床安全、合理地用药。有毒中药的研究应该与临床相结合，从发现有毒中药的毒性物质基础，寻找有毒中药的毒性特征和转化规律入手，研究有毒中药体内代谢过程，阐释有毒中药的毒性机制，探索有毒中药减毒增（存）效的配伍规律，以提供临床安全用药策略。在国家973项目——《确有疗效的有毒中药科学应用关键问题的基础研究》的支持下，在973项目首席科学家叶祖光教授指导下，雷公藤子课题负责人杨威教授项目团队执行GLP规范，利用先进的毒理学研究技术和手段，建立符合中医药特点的中药毒性评价的新思路、新方法，通过研究数据阐述雷公藤的毒性特点，对有毒中药雷公藤等进行了比较全面的临床前安全性研究和毒性机制研究。

中国毒理学会中药与天然药物毒理专业委员会主任委员、国家药品监督管理局药品审评中心中药民族药临床部部长韩玲教授在开展监管科学研究项目（以中医临床为导向的中药安全性评价研究——构建中药安全性数据库）的过程中提出搜集整理雷公藤安全性相关资料，并给出研究框架模式，与中国毒理学会中药与天然药物毒理专业委员会副主任委员兼秘书长、广东省药物非临床评价研究重点实验室主任、国家中药现代化工程技术研究中心中药GLP中心主任杨威教授组织团队讨论“雷公藤毒理与安全性评价研究及临床应用进展”，设计了框架、确订了分工、制订了编写思路和要求，于是有了《雷公藤毒理与安全性评价研究及临床应用进展》一书的出版。

本书对雷公藤研究的应用历史和物质基础概况进行了综述，针对雷公藤的毒性和作用特点，介绍了对雷公藤及其成分的药代毒代、毒理学、特殊毒理学和毒理作用机制研究，结合雷公藤及其制剂在中国的应用情况和不良反应跟踪数据，综合阐述雷公藤毒理与安全性评价研究及临床应用进展。其中，基础内容包括中药雷公藤应用史以及古代文献学研究、生药学、植物化学、活性成分药理学、一般毒理学、特殊毒理学及作用机制、药代毒代动力学多篇；临床应用内容主要根据国家药监部门对雷公藤及其制剂不良反应追踪和总结，介绍雷公藤及其制剂毒副作用并提出处理措施和防治对策。本书是一部关于雷公藤毒理与安全性评价的专著，希望能为广大医药工作者、雷公藤及其制剂研究人员，以及对雷公藤感兴趣的广大读者合理认识雷公藤及其制剂提供参考，为合理使用雷公藤及其制剂提供参考依据。

编　者

2021 年 8 月 18 日

目 录

第一章 概　　述

雷公藤（*Tripterygium wilfordii* Hook. f.）是卫茅科雷公藤属植物的干燥根及根茎，主要生长于我国浙江、福建、安徽、江西、湖南、台湾等地。经记载和辨识，雷公藤属植物有4种，分别为雷公藤（黄藤）、昆明山海棠、黑蔓（东北雷公藤）、福莱氏雷公藤（苍山雷公藤）。雷公藤谓之“雷公”，与民间敬仰古代医家“雷公”、敬畏雷神有关[1]，从侧面亦反映了其药性猛烈而严峻。

第一节　中药雷公藤应用史及古代文献学研究

一、古籍关于雷公藤的记载

昆明山海棠可能是中国医学最早记载的雷公藤属植物，其记载可追溯至明代。明代兰茂[2]所著的《滇南本草》（公元1476年）以“紫金皮”别名记载昆明山海棠“味辛、性温、有毒。入肝脾十二经，行十二经络，治筋骨疼痛，风寒湿痹，麻木不仁，瘫痪痿软，湿气流痰，吃之良效，用烧酒炒”。

“雷公藤”之名最早见于清代赵学敏[3]所著的《本草纲目拾遗》（公元1765年）。其卷七藤部“雷公藤”项下记载其“生阴山脚下，立夏时发苗，独茎蔓生，茎穿叶心，茎上又发叶，叶下圆上尖如犁耙，又类三角风，枝梗有刺……一名霹雳木、方胜板、倒金钩、烙铁草、倒挂紫金钩、河白草、犁尖草、括耙草、龙仙草、鱼尾花、三木棉”。“救生苦海”其卷中的经方“白火丹”载“用雷公藤五钱，平地木三钱，车前四钱，天青地白叶、三白草各三钱，煎服”；“水肿胀”载“平地木三钱，雷公藤五钱……打碎煎服，重者十服愈”；“坐板疮秋泉家秘”载“乌贼骨五钱，雷公藤三钱，共为细末，擦之，干则以菜油调敷”；“汪连仕方”载“蒸龙草即震龙根，山人呼为雷公藤，蒸酒服，治风气，合巴山虎为龙虎丹，入水药鱼，人多服即昏”。经李瑞淋[4]考证，《本草纲目拾遗》所载雷公藤实为蓼科蓼属植物杠板归。

清代吴其浚[5]所撰的《植物名实图考》（公元1848年）明确记载了雷公藤（黄藤）。该图考描述雷公藤为“江西、湖南极多，通呼为水莽子，根尤毒，长至尺余，俗日水莽兜，亦曰黄藤，浸水如雄黄色，气极臭”。其所载莽草的特征与雷公藤植物图中卫茅科雷公藤属植物雷公藤的相一致。

二、雷公藤的杀虫防害应用研究史

由于雷公藤属植物的毒性，雷公藤早期在民间多用于杀虫防害。20 世纪 30 年代初即有较为系统的植物化学分析研究报道。陈同素[6]率先报道雷公藤根系成分对家蚕、鳞翅目幼虫及甲虫类害虫有拒食、胃毒、麻痹作用，对家蚕、甘蔗棉蚜、棉大卷叶虫、苋菜螟有触杀作用。Swingle 等[7]研究亦证实，雷公藤根粉对家蚕、东方天幕毛虫、马铃薯叶甲虫有拒食和胃毒作用，对菜虫的防治效果好。李梓豪等[8]发现，雷公藤根皮提取物对红火蚁具有良好的毒杀活性，并明显抑制红火蚁攻击、攀附、爬杆等活动能力。Zhou 等[9,10]首次发现雷公藤碱是雷公藤成分中对玉米螟、菜虫、叶虫等有强烈胃毒作用的成分。进一步研究雷公藤生物碱对菜青虫幼虫的拒食作用，发现雷公藤次碱作用最强，总生物碱次之，非生物碱作用最弱[11]。最新研究[12]表明，雷公藤定碱、雷公藤次碱、雷公藤春碱、雷公藤吉碱、雷公藤嗪碱、雷公藤新碱、雷公藤甲素、雷公藤内酯酮是雷公藤的主要杀虫活性成分。

三、早期雷公藤的临床应用史

近代雷公藤的临床应用源于 20 世纪 60 年代。学者江澄的《植物药雷公藤从民间到明星之路——关于雷公藤研究初中期历史拾零》一文较为全面地介绍了雷公藤早期临床应用的发展历史[1]。1962 年，徐致銮老中医将雷公藤干根作为内服药治疗麻风病获得了显著效果，拉开了雷公藤临床应用的新篇章。早期雷公藤的治疗性临床应用与其毒性研究临床应用密不可分。1964 年，一麻风病患者不遵医嘱用药导致雷公藤中毒而死。1966 年，福建省白沙疗养院 40 多名职工为了解雷公藤毒性以探索治疗麻风病合理剂量而以身试药，结果发现，雷公藤根皮及茎、叶有剧毒，干根木质部毒性较小；常见不良反应为消化道刺激症状，经治疗或停药后能消退。该毒性研究第一手资料的获得，极大地促进了雷公藤的临床应用。早期，雷公藤广泛应用于皮肤病和风湿痹症，应用途径有内服和外用两种。

（一）内服用药

1976 年，武汉医学院附属第一医院[13]以雷公藤为主药的雷公藤合剂和雷公藤酒治疗类风湿性关节炎，以患者关节疼痛、肿胀及关节功能为评价指标，患者内服后痊愈 9 例、显效 15 例、好转 2 例、无效 5 例，治疗总有效率达 93%；服药引起的消化道、皮肤黏膜等不良反应自停药后 4 天可自行消退，但是女性月经失常尤其是闭经，在停药后短时期内较难恢复。湖北省雷公藤研究协作组[14]以雷公藤醋酸乙酯提取物治疗类风湿性关节炎，155 例患者中期总有效率达 92.26%。江苏省雷公藤研究协作组[15]和中国医学科学院皮肤病研究所[16]以雷公藤煎剂、雷公藤提取物糖浆内服治疗Ⅰ型麻风反应和Ⅱ型麻风反应，两型反应总有效率均在 90% 以上。黄德善等[17]使用雷公藤酒浸剂内服治疗银屑病 67 例，总有效率为 83.6%；对于病程短于 2 年者，皮疹消退快，而对于病程长者，效果欠佳。王德慧[18]在雷公藤合剂的基础上加用扶正祛邪的中药治疗寻常型银屑病 36 例，总有效率为 88.9%，且复发时间延长，1 年内、2 年内、3 年内复发患者均为1例。秦万章等[19]应用雷公藤提取物糖浆内服治疗盘状红斑狼疮26例，总有效率为92.3%，显效以上者占69.2%。

（二）外敷用药

雷公藤药性猛烈，药力严峻，能透过皮肤吸收，且内服不良反应明显，因此，外用也是雷公藤的优势用药途径，尤其在皮肤病和各类疼痛方面多有应用。周海燕[20]应用雷公藤酊剂和软膏，外用治疗疥疮、顽癣和湿疹200余例，疗效较佳，尤其是对疥疮和癣。秦万章等[21]应用雷公藤内酯醇软膏和维A酸治疗银屑病，雷公藤内酯醇软膏组患者在用药7～14天后皮损鳞屑减少、瘙痒减轻，皮损面积缩减，且见效时间和显效率均优于维A酸。

雷公藤外用的镇痛效果明显。南应旺[22]将雷公藤极细粉制成膏药用于治疗多种疾病所致的疼痛，89.89%的患者敷药后40分钟至2小时内有明显的疼痛减轻感受。李瑞林[23]对5例类风湿性关节炎患者在服用雷公藤制剂和其他抗炎药关节痛仍不消减的情况下，辅以雷公藤贴膏治疗，结果1例患者肿痛指数下降3级，3例肿痛指数下降2级，1例无改善，总有效率为80%。严云屏等[24]应用雷公藤红素软膏治疗类风湿性关节炎，发现21个用药的关节部位有17个部位疼痛级别下降1～2级，而关节肿胀无改善。

雷公藤长期外用可有过敏反应，如荨麻疹、多型红斑样药疹等不良反应，但是经抗过敏治疗或停药后症状可消退。

第二节　雷公藤的生药学研究

一、地理分布

雷公藤主要分布于长江中下游地区，如浙江、安徽、湖南、福建、湖北、江西、台湾等地[25]。雷公藤一般生长在海拔300～500 m的丘陵、山地，在路旁灌木丛、空旷地亦有生长。但随着雷公藤药材资源的开发利用，野生雷公藤的主要产地均出现资源枯竭的情况。

二、性状

雷公藤属攀缘藤本植物，根木质，内皮橙黄色。当年生小枝密生锈色茸毛，2年生枝具4棱，棕红色，疏生短毛，密生瘤状皮孔。单叶互生，叶红质，呈椭圆形、阔椭圆形、阔卵形或卵状长圆形，长6～9 cm，宽3～5.5 cm。聚伞花序呈总状排列，顶生，长约10 cm，密生黄锈色短柔毛；总花梗长4～10 mm，花梗长约4 mm；花淡黄白色、白绿色，直径约5 mm；花期5—6月，果期8—9月[26,27]。雷公藤喜温暖避风的环境，在此环境中生长的雷公藤枝条舒展，枝叶茂盛，根茎粗壮。雷公藤抗寒能力较强，产区-5 ℃以下可不加防寒物自然越冬；但怕霜，霜害可引起雷公藤幼苗顶端和新梢冻伤，影响其次年的生长。雷公藤是喜光植物，除一年生小苗在夏季怕烈日暴晒外，均喜充足阳光，光照不足影响其正常生长。雷公藤适生土壤为排水良好、微酸性的类泥沙或红壤，土壤 pH 在 5 ～6 时其生长较好，在潮湿、荫蔽的泥沙土壤下则生长不良[28]。

三、人工栽培

雷公藤常用栽培技术有扦插、野生驯化、种子育苗、组织培养等[29]。目前，大面积造林主要以雷公藤嫩茎或根扦插繁殖为主，扦插容易生根，成活率高。江锦红[30]、林刚等[31]、黄宝祥等[32]对茎、根扦插基质选择，插穗及其长短，扦插时间及激素处理等进行了探讨，提出了雷公藤扦插技术体系。

野生驯化即挖取野生的植株移植进行人工驯化[33]，此种方法容易成活，易成林、成材，收获早，产量高；但野生幼苗数量有限，不能适应大面积种植。

种子育苗受限于种子采集困难、发芽率低、苗木生长慢而较少被种植者采用。一般在雷公藤种子成熟后采收、晒干，次年春季播种。刘三波等[34]测试雷公藤果皮、播种深度、播种土壤基质和浸泡时间对雷公藤种子发芽率的影响，结果发现雷公藤种子去皮、延长浸泡时间、种于营养土能增加发芽率。

雷公藤的组织培养方面的技术也取得了一定的进展。研究者从雷公藤分离出组织、器官或细胞，通过无菌技术培养出完整植株或雷公藤次生代谢产物[35-37]。组织培养的优点是繁殖速度快、繁殖系数高，可进行大面积工厂化育苗；其难点是技术含量高，需要特定的仪器设备及专业人才，一般只在科研院所、大型公司使用。

近年来，福建、山东、浙江等地发展了人工栽培试验[38,39]。栽植模式多样，如大田移植、林下套种，以林下套种多见，包括在杉木、厚朴、马尾松、油茶、毛竹等林下套种，有的套种于油茶林、杉木林、松木林、果树等幼林林冠下。套种模式下雷公藤单丛生物量比纯雷公藤高，单位面积产量相当，但林下套种的雷公藤根系发达，经济效益更好。

第三节　雷公藤的化学组成

雷公藤的化学成分复杂，特别是有些微量成分具有很强的生物活性。迄今为止，已从雷公藤属植物中分离、鉴定出近 300 种化合物，随着研究的深入，不断有分离出新的化合物的报道。这些化学成分主要包括二萜类、三萜类、倍半萜类、生物碱类化合物等[40]（表 1-1），化学成分多而复杂，存在同物异名现象。

表1－1　雷公藤所含主要化学成分

类别		序号	化合物名称		分子式
			英文名称	中文名称	
环氧二萜类	环氧二萜类	1	triptolide	雷公藤内酯醇、雷公藤甲素、雷公藤内酯	$C_{20}H_{24}O_6$
		2	tripdiolide	雷公藤内酯二醇、雷公藤乙素、雷公藤羟内酯、2β－羟基雷公藤内酯醇、T8	$C_{20}H_{24}O_7$
		3	tripterolide	雷公藤丙素3、雷公异内酯	$C_{20}H_{24}O_7$
		4	triptriolide	雷公藤内酯三醇、T11	$C_{20}H_{26}O_7$
		5	triptonide	雷公藤内酯酮、雷公藤羰内酯、雷公藤酮、雷藤酮	$C_{20}H_{22}O_6$
		6	triptolidenol	雷醇内酯、15－羟基雷公藤内酯醇	$C_{20}H_{25}O_7$
		7	tripchlorolide	雷公藤氯内酯醇	$C_{20}H_{25}O_6Cl$
		8	16-hydroxytriptolide	16－羟基雷公藤内酯醇	$C_{20}H_{24}O_7$
		9	2-epitripdiolide	2－表雷公藤乙素	$C_{20}H_{24}O_7$
	雷酚内酯型二萜类	10	triptophenolide、hypolide	雷酚内酯、山海棠素	$C_{20}H_{24}O_3$
		11	triptonolide	雷酚酮内酯	$C_{20}H_{22}O_4$
		12	triptophenolide methylether	雷酚内酯甲醚	$C_{21}H_{26}O_3$
		13	neotriptophenolide	雷酚新内酯	$C_{21}H_{26}O_4$
		14	11-O-β-D-glucopyranosyl-neotritophenolide	雷酚新内酯苷	$C_{27}H_{36}O_9$
		15	isoneotriptophenolide	异雷酚新内酯	$C_{21}H_{26}O_4$
	雷酚萜型二萜类	16	hypoglic acid	山海棠酸	$C_{21}H_{28}O_4$
		17	triptonoterpene	雷酚萜	$C_{20}H_{28}O_2$
		18	triptonoterpenol	雷酚萜醇	$C_{21}H_{30}O_4$
		19	triptonoterpene methyl ether	雷酚萜甲米、羟基雷酚萜甲醚	$C_{21}H_{30}O_3$
		20	3β, 11, 19-trihydroxy-14-methoxy-abieta-8, 11, 13-triene	β－11，19－三羟基－14－甲氧基－松香烷－8，11，13－三烯	$C_{21}H_{32}O_4$
		21	triptobenzene J	—	$C_{20}H_{30}O_3$
		22	tripterfordin	贝壳杉	$C_{20}H_{30}O_3$
	烷型二萜类	23	16α-hydroxy-19, 20-epoxy-19*R*-ethoxy-kaurane	16α－羟基－19，20－环氧树脂－19*R*－乙氧基－贝壳杉烷	$C_{22}H_{36}O_3$
		24	16α-hydroxy-19, 20-epoxy-19*S*-ethoxy-kaurane	16α－羟基－19，20－环氧树脂－19*S*－乙氧基－贝壳杉烷	$C_{22}H_{36}O_3$

续表 1－1

类别		序号	化合物名称		分子式
			英文名称	中文名称	
环氧二萜类	烷型二萜类	25	16α-hydroxy-19, 20-epoxy-20*R*-ethoxy-kaurane	16α－羟基－19，20－环氧树脂－20*R*－乙氧基－贝壳杉烷	$C_{22}H_{36}O_3$
		26	16α-hydroxy-19, 20-epoxy-20*R*-ethoxy-kaurane	16α－羟基－19，20－环氧树脂－20*R*－羟基－贝壳杉烷	$C_{20}H_{32}O_3$
		27	16α-hydroxykauran-19, 20-dioic acid	16α－羟基贝壳杉－19，20－二酸	$C_{20}H_{28}O_5$
		28	16a-(-)-kauran-17, 19-dioic acid	16α-（－）－贝壳杉烷 －17，19－二酸	$C_{20}H_{30}O_4$
		29	kaurane-16, 19, 20-triol	贝壳杉烷－16，19，20－三酸	$C_{20}H_{34}O_3$
		30	tripterinin	—	$C_{20}H_{30}O_4$
	松香型二醌类及其他二萜类	31	triptoquinonoe A	—	$C_{20}H_{24}O_4$
		32	triptoquine quinine 21	—	$C_{20}H_{22}O_4$
		33	13-epi-19-nor-manoyloxide-18-oic acid	13－外－19－正－迈诺氧化物－18－羧酸	$C_{19}H_{30}O_3$
		34	labd-13(E)-ene-8α, 15-diol	—	$C_{20}H_{36}O_2$
		35	14, 15-dihydroxy-8, 13-epoxy-labd-14-en-19-oate	14，15－二羟－8，13－环氧树脂－14－烯－19－酸酯	$C_{20}H_{34}O_5$
三萜类	木栓烷型三萜类	36	tripterine, tripterine celastrol	雷公藤红素、雷公藤红、南蛇藤醇、南蛇藤素、南蛇藤碱	$C_{29}H_{38}O_4$
		37	pristimerin	扁蒴藤素	$C_{30}H_{40}O_4$
		38	2, 3-dihydroxy-1, 3, 5(10), 7-tetrene-6 α(1′-hydroxyethyl)-24-nor-D: A-fried ooleane-29-oic acid	2，3－二羟－1，3，5（10），7－四烯－6α（1′－羟乙基）－24－正－D：A－异齐墩果烷 －29－羧酸	$C_{30}H_{40}O_4$
		39	Regeol C		$C_{29}H_{38}O_6$
		40	2β, 22β-dihydroxy-3, 21-dioxo-24-carboxyl-29-nor-friedelane methyl ester	2β，22β－二羟－3，21－二氧代－24－羧基－29－正－木栓烷甲酯	$C_{30}H_{46}O_6$
		41	wilforic acid A	雷公藤酸 A	$C_{29}H_{42}O_4$
		42	triptotin G	雷公藤素 G	$C_{31}H_{40}O_5$
		43	wilforol A	雷公藤醇 A	$C_{29}H_{38}O_5$
		44	triptotin H	雷公藤素 H	$C_{28}H_{42}O_5$
		45	triptotin E	雷公藤素 E	$C_{32}H_{50}O_5$
		46	orthosphenic acid	值楔草酸	$C_{30}H_{48}O_5$
		47	cangoronine	—	$C_{30}H_{44}O_5$

续表 1－1

类别		序号	化合物名称		分子式
			英文名称	中文名称	
三萜类	木栓烷型三萜类	48	3-hydroxy-2-oxo-3-fridelen-20α-carboxy lic acid	3－羟基－2－氧代－3－木栓烷－20α－羧酸	$C_{30}H_{46}O_4$
		49	salaspermic acid	萨拉子酸	$C_{30}H_{48}O_4$
		50	demethylzeylasteral	去甲泽拉木醛	$C_{33}H_{44}O_7$
	齐墩果烷型三萜类	51	triptotriternoidal lactone A	雷公藤三萜内酯 A	$C_{30}H_{46}O_3$
		52	3β, 22α-dihydroxy-Δ^{12}-oleanen-29-oic acid	3β，22α－二羟基－Δ^{12}－齐墩果烯－29－羧酸	$C_{30}H_{48}O_4$
		53	3β-epikatonic acid	3β－羟－Δ^{12}－齐墩果烯－29－羧酸	$C_{30}H_{48}O_3$
		54	triptotriterpenic acid A	雷公藤三萜酸 A	$C_{30}H_{48}O_4$
		55	2α, 3β-dihydroxy-olean-12-ene-22, 29-lactone	2α，3β－二羟－齐墩果烷－12－烯－22，29－羧酸	$C_{30}H_{46}O_4$
		56	28-hydroxy-3-oxo-olean-12-en-29-oic acid	28－二羟－3－氧代－齐墩果烷－12－烯－29－羧酸	$C_{29}H_{42}O_4$
		57	3β, 28-dihydroxy-olean-12-en-29-oic acid	3β，28－二羟基－齐墩果烷－12－29－羧酸	$C_{29}H_{44}O_4$
		58	2, 22β-dihydroxy-3-oxo-olean-1, 12-dien-29-oic acid	2，22β－二羟基－3－氧代－齐墩果烷－1，12－二烯－29－羧酸	$C_{30}H_{44}O_5$
		59	2, 3-seco-22, 29-lactone-oleane-12-ene-2, 3-dioic acid 3-methyl ester	2，3－开环－22，29－内酯－齐墩果烷－12－烯－2，3－二酸－3－甲酯	$C_{31}H_{44}O_6$
		60	3α, 28-dihydroxy-olean-12-en-29-oic acid	3α，28－二羟－齐墩果烷－12－烯－29－羧酸	$C_{29}H_{42}O_4$
		61	triptotriterpenic acid B	雷公藤三萜酸 B	$C_{30}H_{48}O_4$
		62	21β, 28-dihydroxy-3-oxo-olean-12, 20(3) -diene	21β，28－二羟－3－氧代－齐墩果烷－12，20（3）－二烯	$C_{29}H_{42}O_3$
		63	22-β-hydroxy-3-oxo-Δ12-oleanen-29-oic acid	22－β－羟基－3－氧代－12－齐墩果烷－29－羧酸	$C_{30}H_{46}O_4$
		64	wilforlide A	雷公藤内酯甲	$C_{30}H_{46}O_3$
		65	wilforlide B	雷公藤内酯乙	$C_{30}H_{44}O_3$
		66	3-hydroxy-2-oxo-3-fridelen-20α-carbox-ylic acid	3－羟基－2－氧代－3－木栓烷－20α－羧酸	$C_{30}H_{46}O_4$
		67	triptotin C, 3β-hydroxy-D: B-froe-doolean-5: 6epoxy-29-oic acid	雷公藤素 C，3β－羟基－D：B－异齐墩果烷－5：6 环氧树脂－29－羧酸	$C_{30}H_{48}O_4$

续表 1－1

类别		序号	化合物名称		分子式
			英文名称	中文名称	
三萜类	乌苏烷型三萜类及其他三萜类	68	demethylregelin	—	$C_{30}H_{46}O_4$
		69	22β-hydroxy-3-oxo-12-ursen-30-oic acid	22β－羟基－3－氧代－12－乌苏烷－30－羧酸	$C_{30}H_{46}O_4$
		70	28-hydroxy-3-oxo-12-ursen-30-oic acid	28－羟基－3－氧代－12－乌苏烷－30－羧酸	$C_{30}H_{46}O_4$
		71	2α-hydroxyursolic acid	2α－羟基熊果酸	$C_{30}H_{44}O_4$
		72	triptotriterpenic acid C	雷公藤三萜酸 C	$C_{30}H_{48}O_4$
		73	regelin	—	$C_{31}H_{48}O_4$
		74	3β, 22α, 30-trihydroxy-urs-12-en	3β，22α，30－三羟基－乌索－12 烯	$C_{30}H_{48}O_3$
		75	5α-stigmastane-3β, 6α-diol	5α－豆甾烷－3β，6α－二醇	$C_{29}H_{52}O_2$
		76	triptotin D	雷公藤素 D	$C_{29}H_{46}O_5$
倍半萜类		77	1β-furanoyl-2β, 3α, 7α, 8β, 11-pentaace toxy-4α, 5α-dihydroxy-dihydroagarofuran	1β－氧代呋喃 －2β，3α，7α，8β，11－五乙酸基二羟－4α，5α－二羟基－二氢沉香呋喃	$C_{30}H_{38}O_{16}$
		78	1β, 2β, 3α, 5α7β, 8β, 11-heptaacetoxy-dihydroagarofuran	1β，2β，3α，5α7β，8β，11－七乙酸基－二氢沉香呋喃	$C_{29}H_{40}O_{15}$
		79	1β-furanoyl-2β, 3α, 7α, 8β, 11-pentaace toxy-5α-hydroxy-dihydroagarofuran	1β－氧代呋喃－2β，3α，7α，8β，11－五乙酸基－5α－羟基－二氢沉香呋喃	$C_{30}H_{38}O_{15}$
		80	1β, 7β, 8α-triacetoxy-2β-furanoyl-4α-hydroxy-11-isobutyryloxy-dihydroagarofuran	1β，7β，8α－三乙酸基－2β－氧代呋喃－4α－羟基－11－异氧丁酰－二氢沉香呋喃	$C_{32}H_{42}O_{15}$
		81	1β-nicotinyl-2β, 5α, 7β-triacetoxy-4α-hydroxy-11-isobutyryloxy-8α-furanoyl-dihydroagarofuran	1β－烟酰－2β，5α，7β－三乙酸基－4α－羟基－11－异氧丁酰－8α－氧代呋喃－二氢沉香呋喃	$C_{36}H_{43}O_{15}N$
		82	4α-hydroxy-1β, 2β, 5α-triacetoxy-7β, 11-diisobutyryloxy-8α-furanoyl-dihydroagarofuran	4α－羟基－1β，2β，5α－三乙酸基－7β，11－二异氧丁酰－8α－氧代呋喃－二氢沉香呋喃	$C_{34}H_{46}O_{15}$

续表 1-1

类别		序号	化合物名称		分子式
			英文名称	中文名称	
生物碱类	倍半萜生物碱类	83	wilfordine	雷公藤碱、雷公藤定碱	$C_{43}H_{49}O_{19}N$
		84	wilforine	雷公藤次碱、雷公藤灵碱	$C_{43}H_{49}O_{18}N$
		85	wilforidine	雷公藤碱戊	$C_{36}H_{45}O_{18}N$
		86	wilfortrine	雷公藤碱丁、雷公藤春碱	$C_{41}H_{47}O_{20}N$
		87	wilfornine	雷公藤宁碱	$C_{42}H_{48}O_{18}N$
		88	euonine	雷公藤新碱	$C_{38}H_{47}O_{18}N$
		89	wilforgine	雷公藤碱乙、雷公藤晋碱、雷公藤精碱、雷公藤吉碱	$C_{41}H_{47}O_{19}N$
		90	wilforzine	雷公藤辛碱、雷公藤增碱、雷公藤嗪碱	$C_{41}H_{47}O_{17}N$
		91	evonymine	卫矛碱	$C_{38}H_{47}O_{18}N$
		92	peritassine A	—	$C_{38}H_{47}O_{18}N$
		93	wilfordinine E	—	$C_{38}H_{47}O_{18}N$
		94	aquifoliunine E-Ⅲ	—	$C_{36}H_{45}O_{17}N$
		95	2-O-deacetyl-euonine	2-O-去乙酰-雷公藤新碱	$C_{36}H_{45}O_{17}N$
	睛眯生物碱类	96	celacinnine	苯乙烯南蛇碱、南蛇藤肉桂酰胺碱	$C_{25}H_{31}O_2N_3$
		97	celabenzine	苯代南蛇碱、南蛇藤苯甲酰胺碱	$C_{23}H_{29}O_2N_3$
		98	celafurine	呋喃南蛇碱、南蛇藤糠酰胺碱	$C_{21}H_{27}O_3N_3$
		99	celallocinine	南蛇藤别肉桂酰胺碱	—
	其他成分	100	vanillic acid	香兰子酸	$C_9H_{10}O_5$
		101	3-ethoxy-4-hydroxy benzoic acid	3-乙氧基-4-羟基苯甲酸	$C_9H_{10}O_4$
		102	3, 5-dimethoxy-4-hydroxy benzoic acid	3, 5-二甲氧基-4-羟基苯甲酸	$C_8H_8O_4$
		103	pyridine-3-carboxylic acid	烟酸	$C_6H_7O_2N$
		104	protocatechualdehyde	原儿茶醛	$C_7H_6O_3$
		105	3, 5-dimethoxyphenyl-2-propenol	3, 5-二甲基苯基-2-丙烯醇	$C_{11}H_{12}O_3$
		106	epigallocatechin	表没食子儿茶精	$C_{15}H_{14}O_7$
		107	glucose	葡萄糖	$C_6H_{12}O_6$
		108	fructose	果糖	$C_6H_{12}O_6$
		109	dulcitol	卫矛醇	$C_6H_{14}O_6$
		110	β-sitosterol	β-谷甾醇	$C_{29}H_{50}O$

第四节　雷公藤的药理作用

1950 年以来，雷公藤的单体成分从雷公藤定碱、雷公藤甲素开始，陆续被分离提纯出来。1972 年，Kupchan 等[41]报道雷公藤醇提物中雷公藤甲素和雷公藤乙素对小鼠白血病细胞系 L-1210 和小鼠淋巴瘤细胞系 P-388 移植瘤有明显的抑制作用，此后雷公藤化学成分与其药理毒理作用成为药学界的研究热点。到目前为止，雷公藤的药理作用研究主要涉及抗炎和免疫抑制、抗肿瘤、神经保护、抗肥胖等方面。

一、抗炎和免疫抑制作用

早在 1941 年，*Science* 报道了雷公藤通过免疫抑制作用发挥杀虫功效[7]。而 1962 年雷公藤应用于治疗麻风病，是其抗炎和免疫抑制药理作用进入临床研究的开端。抗炎和免疫抑制功能是雷公藤药理作用研究中开展最早、最多的作用。雷公藤甲素和雷公藤红素是研究最多的主要活性成分。近年来，雷公藤作为临床常用的免疫抑制剂，应用于类风湿性关节炎（rheumatoid arthritis，RA）、皮肤疾病、肾病、器官移植排斥反应、炎症性肠病[42]。

（一）对固有免疫系统的抑制作用

固有免疫系统是机体先天具有的正常的生理防御功能。固有免疫系统有三道防线。当病原体入侵机体时，病原体首先遭到皮肤黏膜的阻挡；若病原体突破皮肤黏膜后，固有免疫细胞即被动员和激活，而直接吞噬或者释放细胞因子、酶类物质消化入侵的病原体；而当病原体无法被清除时，血脑屏障将阻止病原体入侵大脑，保护机体重要的中枢神经系统。雷公藤对固有免疫系统的调节是其抗炎的重要环节。李剑明等[43]就雷公藤及其提取物对固有免疫系统的调节进行了综述，揭示固有免疫细胞，如中性粒细胞、巨噬细胞、肥大细胞、树突细胞等，是雷公藤治疗炎性疾病如 RA 的潜在作用靶点。

巨噬细胞是固有免疫系统中最重要的免疫细胞。体外研究表明，雷公藤甲素对静止及活化的巨噬细胞的杀伤活性均具有抑制作用，在 10 μg/L 浓度下作用 24 h 抑制率高达 80%[44]。*Nature* 报道了巨噬细胞通过不同的极化方式来发挥不同的炎症反应调控作用[45]。当巨噬细胞极化为 M1 细胞时，将分泌大量促炎因子来杀伤微生物和肿瘤细胞；而极化为 M2 细胞，则主要发挥抑制炎症反应，参与组织重塑和修复。RA 患者 M1/M2 巨噬细胞比率增加，而适当浓度的雷公藤甲素和雷公藤红素能调节巨噬细胞的极化、改变 M1/M2 巨噬细胞比率，从而发挥抗炎作用。

雷公藤甲素和雷公藤红素均能促进中性粒细胞凋亡和抑制中性粒细胞功能。活化中性粒细胞可释放髓过氧化物酶（myeloperoxidase，MPO）与中性粒细胞弹性蛋白酶等分子形成的细胞外纤维，即中性粒细胞外陷阱（neutrophil extracellular traps，NETs）。NETs 能降解致病因子，但是当大量 NETs 形成或清除不及时，则能引起自身组织损伤。

雷公藤甲素通过促进中性粒细胞凋亡，减少 MPO 和 NETs 的形成，从而减轻佐剂性关节炎小鼠炎症症状。雷公藤甲素也能通过降低趋化因子配体 5［Chemokine（C-C motif）ligand 5，CCL5］和粒细胞 - 巨噬细胞集落刺激因子（granulocyte-macrophage colony stimulating factor，GM-CSF）的表达和分泌，抑制中性粒细胞的活化、募集和迁移的生物学行为，从而减轻炎症反应。体外研究显示，雷公藤红素能下调脾酪氨酸激酶（spleen tyrosine kinase，SYK）/核转录因子 - κB（nuclear factor kappa-B，NF-κB）信号级联反应从而有效抑制炎症反应状态下的 NETs 形成[46]。

迁移、定植后的肥大细胞通过脱颗粒释放、分泌介质和细胞因子等发挥致血管通透性增加、瘙痒、红肿等生物学作用。研究报道，肥大细胞活化和脱颗粒介导了关节炎、过敏及其他慢性炎症疼痛的发生[47]。雷公藤多苷通过抑制关节腔滑膜肥大细胞浸润和抑制其活化，减轻关节炎大鼠关节肿胀度。雷公藤红素下调肥大细胞系黏附分子的表达，降低其黏附能力，也抑制其脱颗粒，从而影响肥大细胞的生物学行为[48,49]。

树突状细胞（dendritic cells，DC）是专职的抗原提呈细胞，在连接固有免疫和适应性免疫中发挥重要作用。外周血 DCs 迁移至淋巴结和脾脏组织，在组织中将抗原提呈至 T 淋巴细胞，启动适应性免疫程序。雷公藤甲素一方面能阻止 DCs 发育并诱导成熟 DCs 凋亡，另一方面抑制 DCs 释放趋化因子，增强 DCs 表面 CD68 表达而诱导 Th2 细胞分化，发挥抗炎作用[50]。此外，雷公藤甲素还能降低趋化因子受体 -7（CC chemokine receptor 7，CCR7）表达，抑制 DCs 从外周血至组织的迁移行为而阻断适应性免疫程序。雷公藤红素和雷公藤多苷均能抑制 DCs 抗原递呈功能，抑制免疫应答。

（二）对适应性免疫系统的抑制作用

适应性免疫系统包括 T 淋巴细胞介导的细胞免疫和 B 淋巴细胞介导的体液免疫。雷公藤甲素和雷公藤红素具有抑制适应性免疫的功能。雷公藤甲素抑制活化的 T 细胞、诱导外周 T 细胞凋亡、诱导 $CD4^+$ T 细胞和 $CD8^+$ T 细胞凋亡，而对静止期 T 细胞、胸腺 T 细胞作用不明显或者无影响[50]。雷公藤红素可抑制 T 细胞增殖，通过调节关节炎中辅助性 T 细胞 17 与调节性 T 细胞的比例来抑制关节炎[51]。

二、抗肿瘤作用

雷公藤具有广谱的抗肿瘤活性。雷公藤甲素、雷公藤红素是其抗癌的主要活性成分。雷公藤甲素和雷公藤红素对消化系统、生殖系统、呼吸系统、泌尿系统、血液系统的肿瘤及骨肉瘤均有良好的抑制作用。

雷公藤活性成分对肿瘤细胞的抑制作用在肿瘤发生、发展和转移各个环节均有体现[52,53]：①通过启动或增强死亡受体途径、线粒体途径、内质网应激反应、自噬反应和细胞周期而促进细胞凋亡和死亡。②下调细胞基质金属蛋白酶、逆转上皮间质转化而抑制肿瘤侵袭和转移。③具有肿瘤免疫调节作用，改善机体免疫功能。④通过减少血管内皮生长因子（vascular epithelium growth factor，VEGF）分泌，抑制 VEGF 受体活性和血管生成途径的关键基因的表达，从而抑制血管生成。此外，雷公藤活性成分具有化疗协同作用[54]，还能克服部分肿瘤细胞对生物靶向药物或化疗药物的耐药作用[55,56]。

雷公藤活性成分抗肿瘤作用涉及多种信号转导通路。*Nature* 报道 NF-κB 是调控肿瘤生长、转移的重要转录因子，短期抑制 NF-κB 途径是临床肿瘤疗法的有效策略[57]。生理状态下，NF-κB 与其抑制分子 IκBα 结合而被锚定于细胞质中；当受到氧化剂或者炎细胞因子刺激后，NF-κB 活化而从胞质进入胞核，启动下游靶基因转录表达，促进肿瘤炎症进展。此外，NF-κB 活化也会造成 P－糖蛋白过度表达而引起肿瘤细胞耐药。抑制 NF-κB 活性是雷公藤活性成分发挥抗癌作用的重要分子机制。Sethi 等[54]研究结果表明，转换生长因子激酶 1（transforming growth factor-β activated kinase-1，TAK1）能活化激活 IκB 激酶，进而促进 IκBα 磷酸化、泛素化降解，导致 NF-κB p65 释放、活化后发生核转移，而启动抗凋亡、增殖、侵袭等相关基因转录表达，从而促进肿瘤增殖和转移；而雷公藤红素通过抑制 TAK1 活化而抑制 NF-κB 途径，最终促进肿瘤细胞凋亡和抑制转移。体外试验研究表明，雷公藤甲素通过抑制蛋白激酶 B（protein kinase B，PKB，也称 AKT）的磷酸化而降低 NF-κB 的转录活性，继而下调肺腺癌细胞系多重耐药相关蛋白多药耐药基因（multi-drug resistance 1，MDR1）和肺耐药相关蛋白（lung resistance-related protein，LRP）的表达，而提高了肿瘤细胞的药物敏感性，逆转癌细胞多药耐药[58]。

三、神经保护作用

雷公藤甲素和雷公藤红素具有亲脂性小分子特征，能透过血脑屏障，为其神经保护作用提供了基础。莫柳媚等[59]认为，雷公藤甲素通过对小胶质细胞活化抑制、炎性因子释放抑制、免疫抑制及神经营养因子释放促进等作用来发挥神经保护功能，为阿尔茨海默病、帕金森病等神经退行性疾病的治疗提供了新途径。雷公藤红素因其具有改善氧化应激、线粒体功能障碍、抗炎和免疫抑制等作用，从而被用于探索对阿尔茨海默病、帕金森病、肌萎缩侧索硬化、脑缺血再灌注损伤等神经系统疾病的作用[60]。

四、抗肥胖作用

肥胖是因饮食起居不当或者生理性代谢疾病引起，表现为脂肪堆积过多或分布异常的慢性代谢性疾病，是糖尿病、脂肪肝、心脑血管性疾病等重大疾病的重要诱因。近年来，研究报道雷公藤红素具有良好的减肥作用。付俊敏等[61]对雷公藤红素治疗肥胖的作用及相关机制进行综述，指出雷公藤红素抗肥胖作用与其增强瘦素敏感性、抑制脂肪细胞分化、减轻胰岛素抵抗、纠正代谢失衡、调控慢性炎症作用密切相关。雷公藤红素不仅能直接增强瘦素敏感性、改善机体瘦素抵抗现象而抑制食欲，也可增加肝脏胰岛素敏感性、降低胆固醇含量。雷公藤红素对脂肪细胞的作用体现在下调早期脂肪化基因表达而抑制脂肪细胞的分化成熟，进而减少脂肪细胞堆积。雷公藤红素通过阻断血液中过量的游离脂肪酸，以及减轻线粒体氧化损伤来增强胰岛素敏感性。代谢功能失调和障碍是肥胖的主要诱因，雷公藤红素能增强脂肪组织和肌肉中的线粒体功能而促进代谢。肥胖患者胰岛素敏感性强的组织器官更易募集并激活免疫细胞从而发展成慢性炎症反应。雷公藤红素对巨噬细胞活化功能的抑制及调节 M1 型极化巨噬细胞是其控制肥胖慢性炎症反应的作用机制之一。

五、其他作用

雷公藤对生殖系统的毒副作用存在剂量－效应关系和可逆性，使得雷公藤有发展为节育新药的潜力。雷公藤甲素抗生育的主要环节是精子细胞及附睾精子，且与其免疫抑制作用相关[62]。雷公藤红素能抑制血管内皮细胞株的增殖、迁移和小管形成，从而抑制新生血管形成[63]，这也是雷公藤红素抗肿瘤和神经保护功能的作用机制之一。

总而言之，雷公藤具有多种药理活性，但是雷公藤对肝脏、心脏、肾脏、血液系统等的毒性限制了其临床应用。目前，研究者们主要从炮制减毒、中药配伍减毒、化学结构修饰、改变剂型等方面进行雷公藤的增效减毒研究[64]，从而使雷公藤具有更广泛而安全的临床应用前景。

参考文献

[1] 江澄. 植物药雷公藤从民间到明星之路——关于雷公藤研究初中期历史拾零［C］//第五届全国雷公藤学术会议论文汇编：2008 年卷：143－151.
[2] 兰茂. 滇南本草［M］. 昆明：云南人民出版社，1975：138.
[3] 赵学敏. 本草纲目拾遗［M］. 北京：中国中医药出版社，2007：217－218.
[4] 李瑞淋. 雷公藤名实初考［J］. 杂议，1984（6）：51.
[5] 吴其浚. 植物名实图考［M］. 北京：商务印书馆，1957：613.
[6] 陈同素. 国产杀虫药剂雷公藤调查报告［J］. 中华农学会报，1933（125）：79－92.
[7] SWINGLE W T，HALLER H L，SIEGLER E H，et al. A Chinese insecticidal plant，*tripterygium wilfordii*，introduced into the United States［J］. Science，1941，93（2403）：60－61.
[8] 李梓豪，付建涛，张志祥. 雷公藤提取物及其饵剂对红火蚁的杀虫活性［C］//第十四届全国农药学科教学科研研讨会暨赵善欢学术思想与研究实践讨论会会议论文：2014 年卷：307－313.
[9] ZHOU M Z，HUANG R L，XV YF. Contribution a l'etude des principles de ladrogue Chinese Lei-Kung-Teng，*Tripteygium wilfordii Hook*，l'Sur la matiere colorant e et Les Sucres［J］. Chinese journal of physiology，1936.
[10] 周明牂，黄瑞纶，徐玉芬. 国产植物杀虫剂雷公藤之研究（一）［J］. 国立浙江大学农学季刊，1937，1（1）：3－56.
[11] 童红云. 雷公藤、黄杜鹃对菜青虫的毒力效应及防治的研究［D］. 广州：华南农业大学，1986.
[12] 周琳，张兴. 雷公藤的杀虫作用研究与应用［J］. 昆虫知识，2008，45（6）：852－856.
[13] 武汉医学院附属第一医院类风湿性关节炎协作组. 雷公藤制剂治疗类风湿性关节炎 31 例临床观察［J］. 武汉医学院学报，1977（6）：51－52.
[14] 湖北省雷公藤研究协作组. 雷公藤提取物治疗类风湿性关节炎的临床研究［J］. 武汉医学院学报，1981（4）：62－68.

[15] 江苏省雷公藤研究协作组. 草药雷公藤治疗 80 例（129 人次）麻风反应疗效观察报告 [J]. 医学研究通讯，1976（4）：23－28.

[16] 中国医学科学院皮肤病研究所福建、江苏省雷公藤研究协作组. 雷公藤治疗麻风反应的临床观察 [J]. 中国中医科学院学报，1979，1（1）：71－74.

[17] 黄德善，陈兴平，孙秋萍. 雷公藤治疗银屑病的疗效观察 [J]. 武汉医学院学报，1982（4）：44.

[18] 王德慧. 雷公藤合剂配扶正祛邪中药治疗 36 例寻常型银屑病的临床观察 [J]. 南京中医学院学报，1987（1），11－12.

[19] 秦万章，朱光斗，杨蜀嵋，等. 雷公藤治疗盘状红斑狼疮 26 例临床观察 [J]. 中医杂志，1982（3）：19－20.

[20] 周海燕. 雷公藤酊剂外用引起变异性疾病 4 例 [J]. 中西医结合杂志，1983（6）：365.

[21] 秦万章，金岚. 雷公藤内酯醇软膏治疗 303 例银屑病疗效观察 [J]. 中国皮肤性病学杂志，1987（1）：34－35.

[22] 南应旺. 雷公藤外用镇痛的临床疗效观察 [J]. 中国中西医结合杂志，1992（3）：159.

[23] 李瑞林. 雷公藤贴膏外用治疗类风湿性关节炎的初步观察 [J]. 中药药理与临床，1989，5（6）：45－46.

[24] 严云屏，施守义，施宜平，等. 雷公藤红素外用治疗类风湿性关节炎局部肿痛 [J]. 新药与临床，1989，8（6）：365－366.

[25] 斯金平，阮秀春，郭宝林，等. 雷公藤资源现状及可持续利用的研究 [J]. 中药材，2005，28（1）：10－11.

[26] 林光美，姜建国，江锦红，等. 雷公藤的栽培技术 [J]. 特种经济动植物，2003（9）：25－27.

[27] 崔维利，梁伟. 雷公藤研究概况 [J]. 天津药学，1999，11（2）：37－39.

[28] 洪伟，李键，吴承祯，等. 雷公藤栽培及利用研究综述 [J]. 福建林学院学报，2007，27（1）：92－96.

[29] 易鹊，梁忠厚，李有清，等. 雷公藤栽培技术研究进展 [J]. 湖南生态科学学报，2020，7（1）：58－62.

[30] 江锦红. 药用植物雷公藤扦插育苗试验 [J]. 林业科技开发，2004，18（6）：55－56.

[31] 林刚，严宜昌. 雷公藤扦插繁殖 [J]. 中药材，1997，20（4）：167.

[32] 黄宝祥，舒惠理，叶金山，等. 雷公藤扦插育苗试验 [J]. 江西林业科技，2014，42（4）：36，64.

[33] 沈宇峰，沈晓霞，江建铭. 雷公藤浙藤 1 号的特征特性及繁育技术 [J]. 浙江农业科学，2016，57（7）：1064－1065，1068.

[34] 刘三波，龚达林，魏民，等. 雷公藤种子发芽特性研究 [J]. 湖北农业科学，2018，57（S2）：143－145.

[35] 李琰，杨钰琪，陈培. 培养基成分对雷公藤不定根生长和次生代谢产物含量的影响［J］. 林业科学，2013，49（5）：71－76.
[36] 陈凌艳，陈拓，荣俊冬，等. 雷公藤组织培养快速繁殖技术研究［J］. 江苏林业科技，2016，43（2）：8－12，16.
[37] 李键，洪伟，吴承祯，等. 雷公藤水浸提液不同光照下对萝卜种子发芽的化感效应［J］. 西南林学院学报，2010，30（3）：11－15.
[38] 林光美，侯长红. 雷公藤的 GAP 栽培技术［J］. 中国农村科技，2005（3）：25－26.
[39] 周迎新，方乍浦. 人工栽培和野生雷公藤的质量比较［J］. 中国中药杂志，1995，20（3）：145－146.
[40] 薛璟，贾晓斌，谭晓斌，等. 雷公藤化学成分及其毒性研究进展［J］. 中华中医药杂志，2010，25（5）：726－733.
[41] KUPCHAN S M，COURT W A，DAILEY R G，et al. Triptolide and tripdiolide，novel antileukemic diterpenoid triepoxides from *Tripterygium wilfordii*［J］. Journal of the American chemical society，1972，94（20）：7194－7195.
[42] SONG C Y，XU Y G，LU Y Q. Use of *Tripterygium wilfordii* Hook. f. for immune-mediated inflammatory diseases：progress and future prospects［J］. Journal of Zhejiang University-science B（biomedicine & biotechnology），2020，21（4）：280－290.
[43] 李剑明，姜泉，唐晓颇，等. 雷公藤及其提取物对类风湿关节炎固有免疫系统调节的研究进展［J］. 中国中药杂志，2019，44（16）：3384－3390.
[44] 何为，杨业金，王辉丽，等. 雷公藤甲素对小鼠腹腔巨噬细胞杀伤活性的影响［J］. 四川中医，2004，22（1）：26－27.
[45] ZHU L，YANG T，LI L，et al. TSC1 controls macrophage polarization to prevent inflammatory disease［J］. Nature communications，2014（5），4696.
[46] YU Y，KOEHN C D，YUE Y，et al. Celastrol inhibits inflammatory stimuli-induced neutrophil extracellular trap formation［J］. Current molecular medicine，2015，15（4）：401－410.
[47] 董甜甜，王金龄，李世刚，等. 肥大细胞在小鼠佐剂性关节炎疼痛中的作用及其机制研究［J］. 中国病理生理杂志，2020，36（4）：693－699.
[48] 姚赐玉，王滔，蒋云林，等. 雷公藤红素对致敏肥大细胞的抑制作用及其中 PI3K/AKT/GSK3－β 信号通路的影响［J］. 福建医药杂志，2017，39（1）：61－64.
[49] 鲍一笑，孔宪涛，张玲珍，等. 雷公藤红素对人肥大细胞系黏附能力和黏附分子的表达［J］. 上海免疫杂志，1998，18（4）：206－209.
[50] 农程，王欣之，江振洲，等. 雷公藤对免疫系统作用及机制研究进展［J］. 中国中药杂志，2019，44（16）：3374－3383.
[51] 刘梦亚，赵向峰. 雷公藤红素治疗类风湿关节炎的研究进展［J］. 风湿病与关节炎，2020，9（1）：72－75.
[52] 石金凤，罗尧尧，李佳鑫，等. 雷公藤甲素单用及联合用药抗肿瘤的作用及机制

研究进展［J］. 中国中药杂志，2019，44（16）：3391－3398.
［53］梁柳春，杨亚玺，郭夫江. 雷公藤红素药理作用及结构修饰研究进展［J］. 中国药物化学杂志，2020，30（10）：622－635.
［54］SETHI G，AHN K S，PANDEY M K，et al. Celastrol，a novel triterpene，potentiates TNF-induced apoptosis and suppresses invasion of tumor cells by inhibiting NF-kappa B-regulated gene products and TAK1-mediated NF-kappaB activation［J］. Blood，2007，109（7）：2727－2735.
［55］CHEN Y J，YOU G R，LAI M Y，et al. A combined systemic strategy for overcoming cisplatin resistance in head and neck cancer：from target identification to drug discovery［J］. Cancers（Basel），2020，12（11）：1－20.
［56］DAI C H，ZHU L R，WANG Y，et al. Celastrol acts synergistically with afatinib to suppress non-small cell lung cancer cell proliferation by inducing paraptosis［J］. Journal of cellular physiology，2021，236（6）：1－17.
［57］MICHAEL K. Nuclear factor-κB in cancer development and progression［J］. Nature，2006（441）：431－436.
［58］王中华. 雷公藤甲素对肺癌 A549/DDP 细胞多药耐药的逆转作用及机制［J］. 中国现代应用药学，2014，31（1）：26－31.
［59］莫柳媚，宁澄清，徐晶，等. 神经营养因子的局限与雷公藤类天然药物的机遇［J］. 中华中医药杂志，2017，32（3）：1184－1186.
［60］杨雪莲，蔡丽瑛，顾夏菊，等. 雷公藤红素对大鼠脑缺血后血管新生和神经保护作用的机制研究［J］. 上海中医药杂志，2018，52（8）：67－77.
［61］付俊敏，周禹，张天泰. 雷公藤红素治疗肥胖的研究进展［J］. 中国药学杂志，2020，55（4）：293－297.
［62］王曙东，陶建生. 雷公藤抗生育作用的研究［J］. 中成药，2004，26（11）：936－937.
［63］苏映雪，姚向超，吕迅羽，等. 雷公藤甲素防治脉络膜新生血管形成的研究进展［J］. 临床药物治疗杂志，2016，14（6）：6－10.
［64］李波，金伶佳，吴美兰. 雷公藤临床应用、毒性及减毒增效研究进展［J］. 中华中医药杂志，2020，35（7）：3539－3541.

（杨威　韩玲　陈文培　秦丽莉　梁巧静　王俐梅　叶祖光）

第二章　雷公藤毒性及其毒性特点

雷公藤为卫矛科植物雷公藤的根或根的木质部，又叫黄藤、菜虫药、断肠草。雷公藤主产于浙江、江苏、安徽、福建等地。据《中药学》[1]描述，其味苦、辛，性寒，有大毒，归肝、肾经，具有祛风湿、活血通络、消肿止痛、杀虫解毒之功。本章主要从国内外针对雷公藤及其提取物的基础应用研究及文献报道的角度，阐述雷公藤的毒性及其对人体各系统的不同毒性损害和特点。

第一节　国内雷公藤毒副作用的研究

雷公藤毒性首见于赵学敏的《本草纲目拾遗》："出江西者力大，土人采之毒鱼，凡蚌螺之属亦死，其性最烈，以其草烟熏蚕子，则不生，养蚕家忌之，山人采熏壁虱。"20 世纪 30 年代开始有雷公藤的植物研究报道。1936 年，赵承嘏等[2]从雷公藤根中提取出雷公藤红素。至 20 世纪 70 年代，雷公藤的植物研究形成高潮，发现了雷公藤内酯醇、雷公藤内酯酮、雷公藤乙素等，为以后雷公藤制剂的生产上市奠定了基础。据黎磊石等[3]报道，60 年代雷公藤广泛应用于类风湿性关节炎的治疗，以其见效快、疗效确切而备受青睐。70 年代，南京军区总医院解放军肾脏病研究所首次证实雷公藤对肾小球肾炎有很好的疗效，进一步扩大了其治疗范围。至今雷公藤的治疗范围愈加广泛，包括治疗自身免疫系统疾病，如类风湿性关节炎、系统性红斑狼疮、银屑病等，效果显著。徐英含等[4]在 1958 年报道了 1 起应用雷公藤杀人的事件。雷公藤的毒副作用引起了人们的深切关注。但由于其在临床上对自身免疫疾病等难治性疾病的独特疗效，几乎没有可以完全替代的类似中药，因而雷公藤类药物也是临床使用频度最高、对其毒副反应观察相对最详细、记录最多的中药制剂之一。

据邓文龙[5]、贾春伶[6]、王月敏等[7]报道，雷公藤是近半个世纪以来发生中毒事件最多的中草药之一，文献报道其毒性主要集中于生殖系统、内分泌系统和消化系统的损害，其次为血液系统和皮肤黏膜的损害。

一、消化系统

1. 胃肠

据万同己[8]报道，雷公藤对胃肠的损害在临床上最为常见，不同制剂其发生率从5%到78%，且在正常剂量范围内即可发生，表现为恶心、呕吐、食欲不振、腹泻、胃痛，严重者伴有上消化道出血[9]，能够导致顽固性呕吐[10]、伪膜性肠炎[11]及溃疡性结肠炎[12]。

张益鹄等[13]给予大鼠雷公藤醋酸乙酯提取物，每隔3天1次，共5次，给药后即表现为食欲降低、活动减少，给药1周内出现死亡，死亡率与给药剂量明显正相关，剂量愈大，中毒症状越明显，死亡越快。病理检查显示大鼠胃肠黏膜充血，部分显示表层坏死，以小肠下段明显，重者呈出血性坏死，甚至可见溃疡形成。雷公藤甲素腹腔注射进行小鼠急性毒性实验的结果显示，死亡小鼠的胃底部存在明显出血和肠道散在溃疡[14]。雷公藤的消化系统毒性实验研究报道较少，多停留在基础研究阶段，对其发生机制的研究少见，且存在不同意见：有学者认为服药后产生胃肠道反应的原因是药物直接刺激胃肠道黏膜所致，与剂量大小呈正相关，除腹泻外，腹痛、腹胀、呕吐等症状为可逆性，不必停药；另有学者发现对症治疗中，抗生素无效，抗过敏药物有效，认为胃肠道反应与免疫反应有关；还有学者[15]将雷公藤及其缓释片做了对比，发现缓释片副作用明显小于普通雷公藤片。

2. 肝脏

肝脏是药物在体内最主要的代谢场所，也是毒性损伤的易感靶器官之一。雷公藤所致肝脏毒性较突出，多为肝实质细胞损伤和坏死[16,17]，在相关文献[18]报道中，其位居单味肝损伤中药的首位。

雷公藤引起肝损害的临床表现似急性病毒性肝炎，有乏力、食欲缺乏、恶心、呕吐、尿黄、巩膜黄染等症状，肝脏肿大、有压痛、血清转氨酶升高、胆汁瘀积明显[19]。临床有死亡病例的报道[20]，主要死因是肝功能损害，同时合并有粒细胞减少。韦登明等[21]对雷公藤及其单体的毒理病理学研究发现，雷公藤急性中毒对肝细胞有轻度毒性作用，有时可见肝细胞轻度脂肪变性，偶见灶性坏死。

中药的肝毒性机制复杂，其毒理学基础也不完全清楚，目前研究认为中药致肝损害主要可归为两大因素：药物对肝脏的直接毒性和患者的特异性体质。

给予小鼠270 mg/kg雷公藤多苷，电镜观察显示，小鼠肝细胞内出现大量的脂滴；线粒体数量明显减少、体积增大、嵴明显变短并减少、嵴间腔明显增宽；粗面内质网形成弯曲不规则带状和囊泡状，核糖体出现脱落现象，滑面内质网肿胀，呈现不规则带状和囊泡状；高尔基体解离而呈囊状；细胞核常染色质增多，而异染色质明显减少；血清谷丙转氨酶（glutamic-pyruvic transaminase，GPT）（又称丙氨酸转氨酶，alanine aminotransferase，ALT）、谷草转氨酶（glutamic-oxaloacelic transaminase，GDT）（又称天冬氨酸转氨酶，aspartate aminotransferase，AST）升高明显，肝细胞出现显著的脂肪变性、水肿（气球样变）及散在的嗜酸性变，雷公藤多苷所致的急性肝损伤与自由基脂质过氧化反应有密切关系[22]。丁虹等[14]通过测定雷公藤甲素经腹腔给药及经口给药小

鼠半数致死量（LD_{50}），研究其急性毒性机制，认为雷公藤甲素所致急性重型肝炎是急性毒性死亡的主要原因，肝损伤的机制可能与肝中库普弗（Kupffer）细胞的激活，释放大量肿瘤坏死因子（tutor necrosis factor，TNF）及一氧化氮（NO）有关。Mei 等[23]将雷公藤甲素口服给予大鼠发现其血清 ALT 和 AST 明显升高，肝组织匀浆中丙二醛升高，超氧化物歧化酶（superoxicle dismutase，SOD）和谷胱甘肽过氧化物酶（glutathione peroxidase，GSH-Px）活性下降，免疫组织化学检测 Bc1-2 表达微弱、Bax 和 FasL 表达增强，提示雷公藤甲素引起的肝毒性与活性氧簇（reactive oxygen species，ROS）诱导脂质过氧化及 DNA 损伤有关，认为雷公藤甲素可能是通过改变 Bcl/Bax 蛋白比例及增强 FasL 的表达从而诱导氧化应激反应。Yao 等[24]用人类肝脏细胞 L-02 研究雷公藤甲素的细胞毒性作用，发现其能降低细胞成活力，耗散线粒体膜电位并释放细胞色素 C，下调抗细胞凋亡 Bcl-2 蛋白水平，上调促细胞凋亡 Bax 蛋白水平，通过线粒体途径诱导细胞凋亡从而产生细胞毒性。Chen 等[25]利用微阵列技术分析雷公藤引起小鼠肝损伤的基因表达变化，发现雷公藤甲素所致的肝损伤的发生发展与免疫应答、代谢、细胞凋亡及肝细胞骨架变化高度相关。因此，雷公藤对肝脏的不良反应是其所含有的多种有毒成分综合作用的结果。另据报道[26]，雷公藤可引起变态反应性肝损伤。

二、循环系统

心肌对雷公藤具有高度敏感性。临床可引起心律失常[27]、房室传导阻滞[28]，严重的可致心源性休克甚至死亡[29]。

王菡等[30]以 0.6 mg/kg、1.2 mg/kg、2.4 mg/kg 给予大鼠雷公藤甲素，15 h 后可见 S-T 段压低，T 波高尖，Q 波增宽、脱失等改变。心肌酶检测显示肌酸激酶（creatine kinase，CK）、乳酸脱氧酶（lactate dehydrogenase，LDH）在给药前、后水平差异显著（$P < 0.01$）；给药后各处理组之间 CK、LDH 水平亦有显著差异（$P < 0.01$）。提示雷公藤具有心脏毒性。苏木精－伊红染色（hematoxylin eosin staining，HE）时，低剂量组即可见灶性心肌细胞水肿，中、低剂量组的心肌细胞肿胀、空泡变性明显，较重区域还出现溶解坏死和收缩带坏死；免疫组化显示心肌细胞内肌钙蛋白缺失。雷公藤醋酸乙酯提取物可导致大鼠心肌细胞核固缩，提示雷公藤甲素对大鼠心肌有明显的细胞毒性。透射电镜观察低剂量组即可见细胞线粒体轻度肿胀、嵴减少、糖原颗粒减少；中剂量组心肌纤维断裂，线粒体明显肿胀，伴空泡样形成，嵴的数目亦明显减少；高剂量组肌小节亦有一定程度的断裂，肌原纤维模糊，残存线粒体结构消失，可以推断雷公藤甲素致心肌细胞损伤的毒理机制可能与线粒体损伤有关。由于随剂量的增加，损伤加重，损伤程度呈剂量相关性，因此认为雷公藤甲素的心脏毒性十分明确。大剂量的雷公藤红素可导致斑马鱼胚胎心脏中毒，出现心脏线性化、心膜出血、血细胞在心区堆积等现象，而且心率随着浓度的升高和作用时间的延长而明显下降，严重时可致胚胎死亡[31]。137～550 mg/kg的雷公藤醇提取物（每 10 g 含雷公藤甲素 30.9 mg）可使大鼠在 4 h 后出现心率减慢，Q-T 间期、S-T 间期、QRS 间期延长，心功能明显下降，同时伴有血钾降低，且血钾的改变与心电图及心功能的变化呈正相关，表明血钾降低可能是雷公藤急性心脏毒性的原因之一[32]。目前认为雷公藤引起心脏损伤的原因包括两个方面：一是直接引起

心肌细胞损伤，导致心功能降低；二是引起房室传导阻滞。

三、泌尿系统

雷公藤对泌尿系统的损害表现为服药后迅速出现或逐渐发生少尿、浮肿、血尿、蛋白尿、管型尿，严重者可致药物性急性肾功能不全[33]、急性药物性间质性肾炎[34]，甚至造成急性肾功能衰竭[35-37]。

张益鹄等[13]发现给予大鼠雷公藤醋酸乙酯提取物后，其肾脏皮质近曲小管上皮普遍细胞肿胀、核肿大、染色质明显减少、刷状缘部分脱落。髓放线和髓质外层外带内的近端小管直部和远曲小管上皮变性显著，重者发生灶状坏死，其核明显固缩或碎裂；髓质外层显著淤血，间质水肿，部分肾小管基底膜破裂。孙蓉等[38]将雷公藤对大鼠肾毒性做了研究，发现雷公藤高、低剂量组会对大鼠肾脏造成不同程度的肾脏形态学改变，主要是高剂量组的大鼠皮质肾小管内有大量的均匀红染物质，肾小管上皮可见细胞肿胀，间质内淋巴细胞增多、血管扩张、部分肾小球囊扩张、毛细血管球缺血。但红等[39]研究发现，在血清尿素氮（blood urea nitrogen，BUN）和肌酐（creatinine，Cr）未出现时，雷公藤多苷已经导致大鼠肾近端小管曲部、直部选择性损伤。

雷公藤制剂在治疗泌尿系统疾病方面应用广泛，多用于治疗原发性肾病综合征[40]、肾小球肾炎、蛋白尿[41]等，疗效确切，但其较大的肾毒副作用亦不可忽视。其产生损害的机理包括直接和间接两方面的因素：一方面，雷公藤可对肾小管造成直接损害，另一方面，雷公藤所致肾缺血或休克所致的肾缺血均可加重雷公藤对肾的毒性[42]。

四、生殖系统

雷公藤制剂对人体循环系统、血液系统、消化系统、泌尿系统等多有损伤，但其副作用中报道最多、最主要的是生殖毒性，其损害也最为严重[43]。

1. 女性

女性长期应用雷公藤制剂后常见月经紊乱、闭经和不孕。患者服用雷公藤后，可发现卵巢雌二醇分泌减少，血清卵泡刺激素、黄体生成素达正常人群的绝经期水平，从而造成高促性腺激素水平的临床闭经[44]。动物实验表明，雷公藤能使雌鼠卵巢功能受抑制，并影响雌鼠子宫内膜。顾江红等[45]报道，子宫内膜异位症 SD 大鼠使用雷公藤后子宫内膜及异位内膜萎缩、坏死，内膜腺上皮体积缩小，核染色深染，核由复层变为单层，核密度减小；血清卵泡刺激素（follicle-stimulating hormone，FSH）、黄体生成素（luteinizing hormone，LH）、催乳素（prolactin，PRL）升高，雌二醇（estradiol，E2）下降，黄体酮（progesterone，P）无变化。结果显示，雷公藤对增生活跃的细胞尤其是卵泡细胞有细胞毒作用，它会阻止卵泡细胞发育，使 E2 水平过低，引起 FSH、LH 反馈性升高。因缺乏 E2 的作用，在位的子宫内膜、异位的内膜无法生长、繁殖，从而出现萎缩、坏死。王桂玲等[46]选用 80 mg/(kg·d) 的雷公藤剂量为造模剂量，实验结果显示，雷公藤大剂量长期应用可致大鼠动情周期紊乱；体重、子宫指数、卵巢指数均降低；卵巢明显萎缩，始基卵泡数量减少，总卵泡数、生长卵泡数均明显减少，窦前卵泡闭锁增多，间质增生明显，卵泡颗粒细胞层减少，黄体数量少；卵巢组织在电镜下可见

细胞出现核固缩，核周隙增宽，部分核膜消失，粗面内质网扩张，脱颗粒，线粒体嵴断裂或消失，胞质及线粒体空泡样变及裂隙，卵泡膜细胞质内分泌颗粒减少；子宫内膜明显变薄。王君等[47]指出，一定剂量的雷公藤多苷可以破坏或抑制小鼠卵母细胞的成熟过程，降低卵母细胞的受精能力和存活率，提示育龄妇女接触一定剂量的雷公藤多苷会导致生育能力降低，甚至导致不孕。雷公藤导致闭经的原因可能与下丘脑－垂体－卵巢轴的功能状态有关，作用部位在卵巢，也不能排除它对子宫内膜的直接作用[48,49]。

2. 男性

雷公藤的主要毒性靶器官是睾丸，对下丘脑－垂体－睾丸轴影响不大[50]，长期应用可影响精子发育，致生殖能力降低，表现为明显的蓄积毒性[51]。豚鼠服用雷公藤多苷片 6 周后，可见睾丸曲细精管管壁的生精细胞上皮变薄，其中精子细胞和精子极少或完全消失，精母细胞的减少也十分明显，有的甚至仅存极少数的初级精母细胞，且初级精母细胞不论从数量、形态结构还是功能上均受到严重损害[52]。吴建元等[53]就雷公藤片对小鼠睾丸组织的毒性作用做了专门研究。雷公藤片长期毒性实验表明，用药组小鼠的附睾精子畸形率显著提高，精子头尾分离、无钩、颈尾弯曲、无定形现象显著增多，光学细胞也有所减少，管腔内可见蜕变脱落的生精细胞，尤其是圆形精子细胞较为多见，少数管腔内可见多核巨细胞，并出现严重的生精上皮细胞排列紊乱，可显著抑制核转录因子 NF-κB 的表达[53]。雷公藤服用时间的长短对睾丸毒性的大小影响不一。有动物实验报道，短期给予雷公藤甲素，即使在能引起成年雄性 SD 大鼠完全不育的剂量水平，对大鼠睾丸的副作用并不明显，支持细胞的数量也不受影响；长期给予雷公藤甲素后，严重受损的曲精小管就会变得仅见由支持细胞组成的单细胞层和少量精原细胞，精子细胞缺失。这说明在雷公藤甲素毒性剂量水平下，暴露的时间非常重要，而且睾丸损伤时生精细胞首当其冲，支持细胞的耐受性相对较强。雷公藤甲素对 SD 大鼠睾丸毒性的体外实验也提示，生精细胞和支持细胞对雷公藤甲素的敏感程度不同，对雷公藤甲素敏感程度高的生精细胞可能是睾丸毒性的靶细胞，最先也最容易受到损伤[54]。有学者认为雷公藤对睾丸的影响可能是导致不育的原因之一，因而其将成为极有发展前途的男性抗生育药物。

3. 少儿

少儿可因药物致青春期性腺发育障碍而引起生殖器发育不良。

五、血液系统

雷公藤对骨髓有抑制作用，对更新较快的组织和细胞有明显的细胞毒作用，尤其是对造血干细胞，而对淋巴组织的毒性可使淋巴细胞数减少，主要表现为白细胞、粒细胞、红细胞及全血细胞减少，其中以粒细胞减少最常见，少数患者出现再生障碍性贫血、弥漫性血管内凝血。每日给予小鼠雷公藤片 105 mg/kg（含雷公藤甲素 40 μg/kg），4 周后外周血液中白细胞（WBC）、淋巴细胞（LYM）、中间细胞（MID）、红细胞（RBC）、血红蛋白（HGB）数略有下降趋势；12 周后各指标下降情况同对照组比较具有显著差异，其中 LYM 的改变最明显[55]。雷公藤及其制剂对血液系统具有抑制作用是明确的，但其具体机制不明，有待于进一步研究。

六、皮肤黏膜系统

服用雷公藤后的皮肤过敏反应主要表现为皮肤糜烂、溃疡、结节性红斑[56]，轻者可见雀斑样色素沉着[57]、日光性皮炎[58]，或狼疮样皮疹[59]等。产生损害的机理主要是多形性斑及药疹的发生与免疫反应机理密切相关。药物引起皮肤色素改变和对毛发的影响则与药物毒性及其在体内的蓄积作用有关[60]。

雷公藤的毒性研究目前多以临床报道居多，基础研究还多处于观察雷公藤某一种单体导致的基础病理改变的阶段，毒性机制研究较少，为了更深刻地认识雷公藤的毒性，在应用中扬长避短，对其毒性的研究还有待深入。

第二节　国外雷公藤毒副作用的研究

雷公藤及其制剂在世界各国均有应用，特别是在抗炎，以及治疗类风湿性关节炎和免疫性皮肤病如荨麻疹、银屑病、红斑狼疮等方面[61]，近年来还有雷公藤抗肿瘤[62]、治疗甲状腺眼病[62]、治疗肥胖的作用的研究。

国外专门针对雷公藤毒副作用的研究较少，大多是针对雷公藤及其相关化合物的药理作用及其临床应用情况的研究，近年来的文献尤以大数据综合分析为主。全球研究雷公藤的国家众多，根据软件分析 PubMed 数据库收录的雷公藤相关文章，有近 50 个国家和地区的学者针对雷公藤及其相关化合物发表了研究论文，除雷公藤研究的第一大国中国占比达 65% 外，美国、韩国、日本和加拿大也有众多学者对雷公藤进行了相关研究。国外对雷公藤的研究更多是针对其成分中的 1 个或多个化合物，还有对结构改造获得的非天然化合物进行研究。

Liu 等[63]联合美国波士顿大学对雷公藤治疗荨麻疹进行了有效性和安全性的 Meta 分析，在临床应用过程中雷公藤最主要的不良反应是胃肠道反应和月经失调。其中，胃肠道不适发生率达 25.2%，主要表现为对胃肠道黏膜的刺激引起的平滑肌痉挛，继续用药或停药可以消失；而月经失调的发生率也有 16.7%，据 Guo 等[64]研究表明可能是由于下丘脑－垂体－卵巢轴功能障碍所致。Zhang 等[65]对雷公藤的临床不良反应进行了统计分析，结果显示 1/4 以上接受雷公藤治疗的患者曾发生过不良反应。在美国的一项针对雷公藤提取物与柳氮磺胺吡啶对照的 11 中心临床研究中[66]，除胃肠道不良反应外，还发现了总胆固醇的整体升高，但是体重、血压和肾上腺皮质激素等未见明显的改变。此外，心血管事件、血液系统损伤[67]、ALT 升高[68]、皮疹[69]、脱发[70]等都属于常见的不良反应。

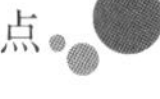

第三节　雷公藤临床不良反应

现代药理学研究证明雷公藤有 70 多种成分，包括生物碱、二萜类、三萜类、倍半萜、苷类。其成分被制成多种制剂，如雷公藤多苷片、雷公藤片、雷公藤糖浆等，随着临床的广泛应用，以及国家安全用药监管力度的增加，临床报道的不良反应也逐渐增多。

有学者统计中国期刊全文数据库（CNKI，1994—2010 年）中有关雷公藤不良反应的文献，原发疾病 294 例患者中有 2 例无原发病记载，其余各例按原发病所占比例由高到低依次为：肾炎 153 例（52.0%）、风湿性关节炎 113 例（38.4%）、皮肤病 20 例（6.8%）、误服者 3 例（1.0%）、其他疾病 3 例（1.0%）。2004 年至 2011 年 9 月，国家药品不良反应监测中心病例报告数据库中有关雷公藤制剂病例报告，涉及雷公藤多苷片的病例报告 633 例，其中严重者 53 例（占 8.4 %），主要表现为药物性肝炎、肾功能不全、粒细胞减少、白细胞减少、血小板减少、闭经、精子数量减少、心律失常等，严重病例平均用药时间为 40 d；涉及雷公藤片病例报告 201 例，其中严重者 19 例（占 9.5%），主要表现为药物性肝炎、肝肾功能异常、肾功能衰竭、胃出血、白细胞减少、血小板减少、闭经等，严重病例平均用药时间为 32 天；涉及雷公藤双层片病例报告 5 例，其中严重者 1 例，表现为骨髓抑制[71]。

不同剂型的不良反应报道方面，贾春伶[6]报道服用雷公藤中毒的患者中，以片剂中毒有报道例数最多，49 例均为片剂中毒（其中雷公藤多苷片中毒 40 例，雷公藤片中毒 9 例），其次为水煎剂中毒 12 例，雷公藤糖浆中毒 1 例，直接服用生药中毒 3 例。片剂不良反应报道居多，主要是其毒性最小，被临床广泛应用，因此其毒性报道相应增多。

一、消化系统

雷公藤对胃肠的损害在临床上最为常见，表现为食欲不振、恶心、呕吐、腹泻、胃痛，严重者伴有上消化道出血，临床可见顽固性呕吐、伪膜性肠炎以及溃疡性结肠炎；不同制剂发生率从 5% 到 78%，且在正常剂量范围内即可发生；实验室检查显示，粪常规检查有血样便，白细胞、红细胞满视野，全血生化指标异常。张敬之等[72]在雷公藤治疗银屑病报道中发现，58 例患者口服雷公藤多苷 30 ～60 mg/d，在 4 周以内的疗程中，出现消化不良，经停药处理可恢复正常。雷公藤制剂所致胃肠道不良反应停药后可恢复正常，其机制可能是药物直接刺激胃肠道黏膜所致，在临床上可通过诱导腹泻排出，针对性解毒治疗处理[73]；另有学者认为胃肠道反应与免疫反应有关。

在相关文献报道中，雷公藤位居单味肝损伤中药的首位。雷公藤及其制剂相关肝损害的临床症状与急性黄疸型肝炎相似，主要表现为转氨酶异常升高，继而发生皮肤、巩膜黄染，少数患者伴恶心、乏力、食欲不振等[74]；严重者可导致死亡，死因主要是肝功能损害，同时合并有粒细胞减少；原有肝病基础或合并应用有肝毒性药物的患者更容易发生肝损伤[75]。韦登明等[76]通过对雷公藤及其单体的毒理病理学研究发现，雷公藤急性中毒对肝细胞有轻度毒性作用，有时可见肝细胞轻度脂肪变性，偶见灶性坏死。其引发肝损伤的原因是多方面的：①引起脂质过氧化反应，药物对肝细胞的直接毒性作用主要为药物在肝内经代谢转化为亲电子基、自由基及氧基，这些产物与大分子物质共价结合或造成脂质过氧化而导致肝细胞坏死；②与其引起免疫性损伤有关；③引起肝细胞过度凋亡；④与 P450 酶系代谢异常有关[77]。

二、循环系统

心肌对雷公藤具有高度敏感性，雷公藤的使用可引起心律失常[27]、房室传导阻滞[28]，严重可致心源性休克甚至人体死亡[29]。雷公藤致死者的尸检资料显示，部分患者死因是心肌损害所致的急性循环功能衰竭[76]，光镜下见心肌细胞水样变性，其中 6 例死亡案例的心肌收缩带坏死较显著，另有 2 例见轻度间质性心肌炎[77]。杨正明[78]报道相关案例服用雷公藤粉剂后死亡，尸检见心肌间质血管充血、水肿，部分心肌纤维变性或断裂。倪军等[79]报道患者误服雷公藤水煎液，3 d 后出现横纹肌溶解综合征，中毒性心肌炎伴循环衰竭、休克，10 d 后患者 CK、CK-MB、肌红蛋白等指标逐渐好转至基本正常。有报道显示，超常用量和原有心血管疾病的患者口服雷公藤，有 22.22% 的可出现传导阻滞。李焕更等[28]报道 1 例，在服用小剂量雷公藤 10 d 后出现Ⅲ度房室传导阻滞，系在硬化病累及心血管系统的基础上服用小剂量雷公藤所致。研究[80]发现，心肌对雷公藤甲素具有较高的敏感性，并且雷公藤甲素对心肌的毒性作用具有时间节律性。

三、泌尿系统

雷公藤可有效治疗肾脏疾病，但其肾毒性明显，且治疗量与中毒量接近，疗效与剂量密切相关，剂量愈大，疗效越佳。其对泌尿系统的损害表现为服药后迅速出现或逐渐发生少尿、浮肿、血尿、蛋白尿、管型尿、腰痛或伴肾区叩击痛，严重者可致药物性急性肾功能不全[33]、急性药物性间质性肾炎[34]，甚至造成急性肾功能衰竭[35,36]。这也是雷公藤导致死亡的主要原因，部分尸检发现中毒性肾病、间质性肾炎、多发性肾乳头坏死[37]。但红等[39]报道，肾近端小管是毒物诱导肾损伤的最常见部位。目前，对雷公藤肾损害的报道较多，但对其肾毒性的发病机制尚不清楚。

四、生殖系统

生殖系统是雷公藤的主要作用靶器官和临床不良反应的常发系统。女性主要表现为月经减少、闭经；男性则主要表现为精子减少或无精症。有研究报道雷公藤不同制剂治疗 163 例，其生殖系统药物不良反应发生率为 44.2%；97 例女性用药 3 ～5 周发生月经周期失调，其中，月经量减少者 39 例，闭经 9 例；66 例男性用药 4 ～6 周精液检查异常者 24 例。男性患者停药后 3 ～5 个月内恢复正常者为 90%，女性患者停药后半年内恢复正常者为 93%。张蜀英[81]报道青年女性 RA 患者服用雷公藤多苷片致卵巢早衰，

治疗后恢复。谷春霞等[48]报道，雷公藤治疗女性免疫性疾病54例，其中，25例出现闭经；14例患者服药2～3个月血FSH、LH逐渐上升，至4～5个月时达绝经水平，E2服药3～4个月时明显下降，5个月时降至低水平；8例出现围绝经期表现。这提示雷公藤所致闭经与服药剂量和疗程密切相关，属高促性腺激素闭经，推测作用部位在卵巢。对于雷公藤损伤女性生殖系统的可逆性问题，历来争论颇多。对14例雷公藤致闭经患者随诊7个月，其中9例月经恢复，表明雷公藤所致闭经具有一定可逆性。史建辉等[82]报道雷公藤致闭经患者虽停药并经中西药物治疗，仍无月经来潮，患者已闭经6～12年，恢复希望甚微，提示雷公藤可致不可逆性闭经。有报道[55]雷公藤所致生殖系统的损伤与用药者的用药剂量和年龄有关，用量少、年龄小的患者不易发生闭经，发生后易恢复；年龄偏大患者应减少雷公藤及雷公藤制剂的用量，以预防性腺被抑制。

雷公藤的主要毒性靶器官是睾丸，对下丘脑－垂体－睾丸轴影响不大[49]，长期应用可影响精子发育，致生殖能力降低，表现为明显的蓄积毒性[51]。早在20世纪80年代初就有学者观察到部分患者服用雷公藤制剂后出现死精子症及少精子症，提示服用雷公藤制剂可能导致男性不育[83]。苏全胜等[84]报道服用雷公藤2个月后可导致精子全部消失，停药3个月以上，精子数目明显增多或恢复正常。王晓旭等[85]报告雷公藤糖浆可致男性精子密度降低至零，停药4个月以上者精子密度显著增高，且可以恢复生育。

五、血液系统

雷公藤对骨髓有抑制作用，主要表现为白细胞、粒细胞、红细胞及全血细胞减少，其中以粒细胞减少最常见，临床多见继发性粒细胞缺乏症，少数患者出现再生障碍性贫血、弥漫性血管内凝血，严重者可导致死亡，死亡原因多是继发性感染。曹燕[86]报告服用雷公藤片治疗类风湿性关节炎4个月，导致WBC降至$1.8\times10^9 L^{-1}$，临床诊断为粒细胞缺乏症，治疗10余天后骨髓象恢复正常。李保春等[87]报告3例服用雷公藤过程中出现骨髓抑制和粒细胞缺乏症，最后死亡。

第四节　小　　结

雷公藤应用不当会导致多系统损伤，乃至死亡。从文献资料来看，死亡病例多发生在20世纪90年代以前，且多是非药用目的服用，且服用的多是雷公藤地上部分，特别是嫩芽和叶。服用雷公藤各种制剂导致死亡的病例多有严重的原发性疾病，服用剂量偏大，最后导致多系统衰竭而死亡。多系统损伤的发生与服药时间长短及服药剂量有一定的关系，胃肠道不良反应，如恶心、呕吐，多发生在服药初期；肝、肾及生殖系统的损伤多发生在服药几个月后。这些损伤多是可逆性损伤，停药几个月后大部分患者恢复正常，即使服药后发生无精症的患者，在停药几个月后，精子数量也有大幅度提升，能够生育后代，且后代发育、智力与正常人没有区别。由此可见，雷公藤虽有毒性，但可以通过合理用药以避免发生不可逆性病理改变。如从小剂量开始服用，服药期间检测各项指标，严重时可间断服药，发生不良反应后停药，多数能够恢复，对于有严重原发性疾病的患者尤其应当如此。另外，可以通过合理的中西药物配伍减轻毒副反应或者降低服用剂量和服用时间，最终使雷公藤能够发挥最大的疗效而使毒副反应降到最低。

参考文献

[1] 高学敏. 中药学 [M]. 北京：中国中医药出版社，2004：222－223.
[2] 赵承嘏，梅斌夫. 雷公藤之红色颜料物及糖类 [J]. 昆虫与植病，1936 (4)：240.
[3] 黎磊石，刘志红. 雷公藤在肾脏病领域应用的前景 [J]. 肾脏病与透析肾移植杂志，1997，6 (3)：203－204.
[4] 徐英含，石秋年. 雷公藤中毒 [J]. 浙医学报，1958，1 (4)：365－368.
[5] 邓文龙. 雷公藤中毒及毒副反应报告研究 [J]. 中药药理与临床，2001，17 (3)：42－47.
[6] 贾春伶. 雷公藤不良反应的文献调查与分析 [J]. 北京中医，2006，25 (1)：45－48.
[7] 王月敏，张世良，夏素霞，等. 雷公藤的毒性研究及对策 [J]. 四川生理科学杂志，2008，30 (1)：28－31.
[8] 万同己. 雷公藤的不良反应 [J]. 使用临床医学，2005，6 (6)：149.
[9] 方景运，程振钟，张立亚，等. 雷公藤中毒一例报告 [J]. 皖南医学院学报，1984，3 (1)：73.
[10] 何中平，王芬. 雷公藤中毒致顽固性呕吐辩证治验 1 例 [J]. 中医药信息，1998，6：30.
[11] 金达茂. 口服雷公藤片致伪膜性肠炎 1 例 [J]. 新药与临床，1993，12 (2)：94.
[12] 孙效龙，雷保全. 中药治疗雷公藤制剂所致溃疡性结肠炎 15 例 [J]. 湖南中医杂志，2000，16 (1)：30.
[13] 张益鹄，邢素兰. 雷公藤醋酸乙酯提取物中毒的实验病理研究 [J]. 武汉医学院学报，1983，4：367－369，395.
[14] 丁虹，吴建元，童静，等. 雷公藤急性毒性及其机制研究 [J]. 中药材，2004，27 (2)：115.
[15] 李晶，刘霞. 雷公藤的毒副反应及其减毒方法研究进展 [J]. 河南中医学院学报，2008，23 (137)：102－104.
[16] 莫惠平，潘秋荣，谭柳群. 雷公藤多苷的不良反应及防治措施 [J]. 中国中西医结合杂志，2003，23 (5)：386－387.
[17] 刘玉凤，邓惠英. 雷公藤多苷致肝损伤的临床报道 [J]. 中医药研究，1997，13 (5)：20.
[18] 陈一凡，蔡晧东. 中药引起肝损害的调查分析 [J]. 药物不良反应杂志，1999，1：27－32.

[19] 柯坤宇. 雷公藤多苷片引起肝损害一例报告［J］. 实用临床医学，2009，10（7）：40－41.
[20] 王秀娟，许利平，王敏. 常用中药及复方制剂的肝毒性［J］. 首都医科大学学报，2007，28（2）：220－224.
[21] 韦登明，黄光照. 雷公藤及其单体的药理和毒理病理学研究进展［J］. 中药材，2003，26（12）：894－897.
[22] 禄保平，苗明三，杨晓娜. 应用雷公藤多苷灌胃建立小鼠急性肝损伤的研究［J］. 中药药理与临床，2007，23（2）：75－77.
[23] MEI Z N，LI X K，WU Q R，et al. The research on the anti-inflammatory activity and hepatotoxicity of triptolide loaded solid lipid nanoparticle［J］. Pharmacological research，2005，51：345－351.
[24] YAO J C，JIANG Z Z，DUAN W G，et al. Involvement of mitochondrial pathway in triptolide-induced cytotoxicity in human normal liver L-02 cells［J］. Biological and pharmaceutical bulletin，2008，31（4）：592－597.
[25] CHEN Y，ZHANG X M，HAN F M，et al. Gene expression profile analyses of mice livers injured by Leigongteng［J］. World journal of gastroenterology，2007，13（26）：3619－3624.
[26] 刘平，袁继丽，倪力强. 重视中药的肝损伤问题［J］. 中国新药与临床杂志，2007，26（5）：388－392.
[27] 巫明哲. 雷公藤中毒致心律失常［J］. 黑龙江中医药，1994（5）：44.
[28] 李焕更，薛丽，周建清. 雷公藤加重房室传导阻滞一例［J］. 临床误诊误治，1998，11（4）：252.
[29] 黄光照，李玲，刘良，等. 雷公藤中毒的尸检病理变化：附4例尸检报告［J］. 中国中西医结合杂志，2009，29（2）：165－168.
[30] 王菡，黄光照，郑娜，等. 雷公藤甲素致大鼠急性心肌损伤的初步探讨［C］//第五届全国雷公藤学术会议论文汇编，2008年卷：169－182.
[31] 王思锋，刘可春，王希敏，等. 雷公藤红素对斑马鱼胚胎心脏毒性的初步研究［J］. 中国药理学通报，2009，25（5）：634－636.
[32] 白静，姜妍，孙效，等. 雷公藤提取物对大鼠心脏急性损伤的影响［J］. 中药药理与临床，2011，27（5）：89－93.
[33] 关黎红，付尔康. 小儿误服雷公藤多苷片引起中毒1例［J］. 西北药学杂志，1996，11（6）：256.
[34] 王彦妮，许作刚. 雷公藤中毒反应2例报道［J］. 时珍国医国药，2000，11（8）：57.
[35] 毕可波. 煎服过量雷公藤根致急性肾功能衰竭1例［J］. 滨州医学院学报，1999，22（5）：484.
[36] 寿晓珠. 雷公藤引产致急性肾功能衰竭1例报道［J］. 浙江中西医结合杂志，1999，9（4）：276.

[37] 王冬阳. 口服雷公藤煎剂致急性肾功能衰竭 [J]. 江西医药, 2007, 37 (4): 274-275.
[38] 孙蓉, 吴旭东, 刘继伟, 等. 雷公藤、关木通、益母草对大鼠肾毒性的比较研究 [J]. 中药药理与临床, 2005 (2): 26-28.
[39] 但红, 彭仁琇, 敖英. 雷公藤多苷肾毒作用机制 [J]. 中国药理通讯, 2007, 24 (3): 39.
[40] 胡伟新, 唐政, 姚小丹, 等. 双倍剂量雷公藤多苷治疗原发性肾病综合征的近期疗效 [J]. 肾脏病与透析肾移植杂志, 1997, 6 (3): 210-300.
[41] 王今朝, 王志范, 迟继铭, 等. 雷公藤多苷片治疗肾小球性蛋白尿的疗效分析 [J]. 黑龙江医学, 1999, 12: 19.
[42] 毕可波. 雷公藤中毒所致急性肾功能衰竭 20 例分析 [J]. 中国现代应用药学杂志, 2000, 17 (6): 502.
[43] 郭艳红, 谭垦. 雷公藤的毒性及其研究概况 [J]. 中药材, 2007, 30 (1): 112-117.
[44] 周玲贞, 顾江红. 雷公藤对女性生殖系统的毒副作用及解毒方法研究进展 [J]. 甘肃中医, 2011, 24 (2): 75-77.
[45] 顾江红, 王永均, 孙丽珍, 等. 雷公藤治疗子宫内膜异位症的实验研究 [J]. 中国中医药科技, 2001, 8 (4): 244-245.
[46] 王桂玲, 任春娥, 王丽. 雷公藤多苷对雌性大鼠不良反应的实验研究 [J]. 河北医药, 2009, 31 (4): 416-418.
[47] 王君, 于智勇, 薛庆於, 等. 雷公藤多苷对小鼠卵母细胞成熟和体外受精的影响 [J]. 生物学杂志, 2009, 26 (5): 48-49.
[48] 谷春霞, 陶学濂, 葛秦生. 雷公藤多苷片所致闭经原因的探讨 [J]. 中国医学科学院学报, 1989, 11 (2): 151-153.
[49] 高慧, 李巧芬. 雷公藤制剂致性腺损害的研究进展 [J]. 国医论坛, 2007, 22 (1): 55.
[50] 宋述菊. 雷公藤在肾脏病方面的临床应用及进展 [J]. 黑龙江中医药, 2005, 4: 50.
[51] 刘良, 王占勇, 黄光照, 等. 雷公藤甲素亚慢性中毒对昆明种小鼠肾脏及睾丸的影响 [J]. 同济医科大学学报, 2001, 30 (3): 214-217.
[52] 陈利群, 吴楚英, 陈耀文. 雷公藤多苷对豚鼠初级精母细胞影响的形态定量分析 [J]. 广东解剖学通报, 1992, 14 (2): 135-137.
[53] 吴建元, 肖玉玲, 丁虹, 等. 雷公藤片对小鼠睾丸组织的毒性作用及其分子机制研究 [J]. 中药材, 2005, 28 (3): 207-210.
[54] 张晶璇, 邱云良, 王鹏, 等. 雷公藤甲素 SD 大鼠睾丸毒性体外试验研究 [J]. 云南农业大学学报, 2007, 22 (1): 74-78.
[55] 童静, 马瑶, 吴建元, 等. 雷公藤长期毒性作用及其时间节律性研究 [J]. 中药材, 2004, 27 (12): 933.

[56] 黄真，毛庆秋.雷公藤多苷的临床应用、不良反应及预防 [J].药品评价，2005，2 (2)：125 -128.

[57] 刘光灿.雷公藤片致面部色素沉着1例 [J].菏泽医专学报，2004，16 (1)：19.

[58] 潘桂光，高文平.雷公藤多苷片致过敏反应1例 [J].药学实践杂志，2003，21 (1)：52.

[59] 徐倩.雷公藤引起狼疮样皮疹2例 [J].中国现代应用药学，1998，15 (2)：11.

[60] 窦忠东，刘迎恩.雷公藤的皮肤黏膜不良反应及防治 [J].时珍国医国药，1998，9 (4)：292.

[61] CHEN F，LIU J，ZHAO Z，et al. Tripterygium and its plant extraction for systemic lupus erythematosus：a protocol for systematic review and meta analysis [J]. Medicine (Baltimore)，2020，99 (34)：e21909. DOI：10. 1097/MD. 0000000000021909. PMID：32846857；PMCID：PMC7447359.

[62] CARTER B Z，MAK D H，SCHOBER W D，et al. Triptolide sensitizes AML cells to TRAIL-induced apoptosis via decrease of XIAP and p53-mediated increase of DR5 [J]. Blood，2008，111 (7)：3742 - 3750. DOI：10. 1182/blood-2007 - 05 - 091504. Epub 2008 Jan 10. PMID：18187663；PMCID：PMC2275030.

[63] LIU L，ZHAO H，SUN X，et al. Efficacy and safety of *Tripterygium wilfordii* Hook. f. for chronic urticaria：a systematic review and meta-analysis [J]. BMC complementary and alternative medicine，2018，18 (1)：243. DOI：10. 1186/s12906 -018 -2305 -7. PMID：30170584；PMCID：PMC6119305.

[64] GUO J，HUANG Y，LEI X，et al. Reproductive systemic toxicity and mechanism of glucosides of *Tripterygium wilfordii* Hook. f. (GTW) [J]. Annals of clinical and laboratory science，2019，49 (1)：36 -49. PMID：30814076.

[65] ZHANG C，SUN P P，GUO H T，et al. Safety profiles of *Tripterygium wilfordii* Hook. f. a systematic review and meta-analysis [J]. Front pharmacol，2016，7：402. DOI：10. 3389/fphar. 2016. 00402. PMID：27877128；PMCID：PMC5099241.

[66] GOLDBACH-MANSKY R，WILSON M，FLEISCHMANN R，et al. Comparison of *Tripterygium wilfordii* Hook. f. versus sulfasalazine in the treatment of rheumatoid arthritis：a randomized trial [J]. Annals of internal medicine，2009，151 (4)：229 -240，W49 -51. DOI：10. 7326/0003 -4819 -151 -4 -200908180 -00005. PMID：19687490；PMCID：PMC2938780.

[67] BROWN A C. Heart toxicity related to herbs and dietary supplements：online table of case reports. Part 4 of 5 [J]. Journal of dietary supplements，2018，15 (4)：516 -555. DOI：10. 1080/19390211. 2017. 1356418. Epub 2017 Oct 5. PMID：28981338.

[68] YE X，ZHAO H，LIU J，et al. Retraction：efficacy and safety of tripterygium glycosides for active moderate to severe Graves' ophthalmopathy：a randomized，observer-masked，single-centre trial [J]. European journal of endocrinology，2021，184 (4)：Z1. DOI：10. 1530/EJE -20 -0857z. PMID：33713397；PMCID：PMC7995234.

[69] LUO Y, KUAI L, CHEN J, et al. Efficacy and safety of *Tripterygium wilfordii* Hook. f. for oral lichen planus: evidence from 18 randomized controlled trials [J]. Phytotherapy research, 2020, 34 (9): 2180 - 2191. DOI: 10.1002/ptr.6672. Epub 2020 Mar 16. PMID: 32180273.

[70] GE X L, LI S Z, JIN X, et al. Treatment of bullous pemphigoid in Chinese patients with *Tripterygium wilfordii* Hook. f [J]. Dermatologic therapy, 2020, 33 (4): e13721. DOI: 10.1111/dth.13721. Epub 2020 Jul 7. PMID: 32500934.

[71] 国家食品药品监督管理局. 药品不良反应信息通报（第46期）关注雷公藤制剂的用药安全 [EB/OL]. [2012-04-01]. https://www.nmpa.gov.cn/xxgk/yjjsh/ypblfytb/20120401101301366.html.

[72] 张敬之. 雷公藤多苷联合红霉素治疗急性滴型银屑病临床观察 [J]. 浙江中西医结合杂志, 2013, 23 (5): 373-374.

[73] 梁伟坤, 邝俊健. 雷公藤及其制剂相关肝损害国内文献分析 [J]. 中国药物应用与监测, 2011, 8 (3): 169-172.

[74] 赵铖, 陈战瑞, 周明彤. 雷公藤治疗原发性肾病综合征的肝脏毒副作用观察 [J]. 临床荟萃, 1998, 13 (24): 1131-1132.

[75] 杨雪, 杨骥, 高永翔, 等. 雷公藤毒副作用——肝损伤及机制初探 [J]. 中华实用中西医杂志, 2007, 19 (23): 2832-2833.

[76] 张德雨, 朱建华. 有毒中草药中毒引起心脏损伤的病理改变 [J]. 华北煤炭医学院学报, 2006, 8 (4): 452-454.

[77] 郭景元. 现代法医学 [M]. 北京: 科学出版社, 2000: 1043.

[78] 杨正明. 一例雷公藤粉剂中毒报道 [J]. 法医学杂志, 1998, 14 (1): 36.

[79] 倪军, 魏升, 俞东容. 雷公藤中毒合并横纹肌溶解致急性肾衰竭1例 [J]. 中国中西医结合肾病杂志, 2010, 11 (2): 163.

[80] 关伟, 戴清保, 胡永良, 等. 雷公藤甲素对大鼠心肌毒性的时间节律性研究 [J]. 皖南医学院学报, 2010, 29 (1): 18-21.

[81] 张蜀英. 雷公藤多苷片导致卵巢早衰2例报告 [J]. 四川医学, 1995, 16 (3): 191.

[82] 史建辉, 王敏捷, 刘秀典. 雷公藤致高促性腺激素闭经2例 [J]. 中国新药与临床杂志, 2003, 22 (10): 635-636.

[83] 张蕾, 宋欣伟. 雷公藤生殖毒性及减毒对策的研究进展 [J]. 浙江中西医结合杂志, 2010, 20 (10): 656-659.

[84] 苏全胜, 于德勇, 薛艳龙. 雷公藤对男性生殖系统影响的临床观察 [J]. 江苏医药, 1987 (12): 666-667.

[85] 王晓旭, 孙辉臣, 康尔竹, 等. 停用雷公藤糖浆精子密度可复性调查 [J]. 河北

医科大学学报，1999，20（6）：350－352.
[86] 曹燕. 雷公藤致骨髓造血障碍2例报告［J］. 重庆医学，1995，24（2）：127.
[87] 李保春，崔若兰，钟远. 雷公藤致骨髓抑制和粒细胞缺乏症三例报告［J］. 第二军医大学学报，1991，12（1）：95－96.

（郭健敏　张文强　代彩玲　廖海锋　颜欣欣　韩玲　杨威　叶祖光）

第三章　雷公藤制剂及主要单体成分药代动力学研究

雷公藤制剂包括雷公藤片、雷公藤多苷片、雷公藤配方颗粒、昆仙胶囊、三腾片、雷公藤外用制剂等，在临床上广泛应用于 RA、慢性肾炎、银屑病、红斑狼疮、麻风病等疾病的治疗，长期临床用药显示其疗效确切。雷公藤有 70 多种成分，包括生物碱、二萜类、三萜类、倍半萜类、苷类，近年来研究较多的雷公藤单体成分有雷公藤甲素、雷公藤红素等。本章主要归纳文献报道的雷公藤制剂及主要单体成分的药代动力学研究，阐述雷公藤制剂及主要单体成分的药代动力学特征。

第一节　雷公藤制剂药代动力学研究

雷公藤制剂药代动力学研究主要是研究以雷公藤相关成分为标志成分考察药物在动物体内的药代动力学特征。本节归纳了文献报道的雷公藤片、雷公藤多苷片、雷公藤外用制剂雷公藤微乳凝胶的药代动力学研究，以及对昆仙胶囊的药代动力学研究展望，为雷公藤制剂的临床应用和进一步开发提供参考。

一、雷公藤片药代动力学研究

雷公藤片剂属于早期雷公藤制剂，是采用雷公藤全根制成的制剂，片剂中的雷公藤甲素、雷公藤内酯甲、雷公藤红素和去甲泽拉木醛的含量较高。目前，雷公藤制剂中仅雷公藤片和雷公藤总萜对雷公藤甲素做含量测定要求[1]，相对其他雷公藤制剂，雷公藤片的质量控制标准能够较好地保证制剂中雷公藤甲素含量的一致性，从而在药学上保证临床使用的安全性和有效性，因此，雷公藤片的药代动力学研究通常选择雷公藤甲素为检测指标成分。

张军等[2]开展比格（Beagle）犬口服雷公藤片药代动力学研究，对 6 例 Beagle 犬单剂量（1 片/千克体重）口服雷公藤片，在给药前和给药后 0.5 h、1.0 h、1.5 h、2.0 h、2.5 h、3.0 h、4.0 h、5.0 h、7.0 h、9.0 h 前肢静脉采血，肝素钠抗凝后离心得到血浆，建立 LC－APCI－MS/MS 检测 Beagle 犬血浆中雷公藤甲素浓度的方法并进行

方法学验证，采用方法学验证合格的检测方法检测血浆中雷公藤甲素的浓度并统计药代动力学参数。主要药代动力学参数见表3－1。

表3－1　Beagle犬口服雷公藤片（1片/千克体重）血浆中雷公藤甲素药代动力学参数

动物编号	T_{max}/h	C_{max}/(ng·mL^{-1})	$AUC_{(0\sim9\ h)}$/(ng·h·mL^{-1})	$AUC_{(0\sim\infty)}$/(ng·h·mL^{-1})	$t_{1/2}$/h	CL/F/(L·h^{-1}·kg^{-1})
1	1.50	2.39	9.793	11.079	2.59	3.03
2	1.00	3.09	13.285	15.246	2.72	2.24
3	3.00	2.98	11.076	11.728	1.61	3.79
4	2.00	3.28	12.566	14.025	2.27	2.46
5	1.00	2.34	9.918	12.404	3.15	2.90
6	2.00	2.65	12.596	16.628	3.23	2.20
$\overline{X}$	1.75	2.78	11.539	13.185	2.59	2.77
SD	0.76	0.39	1.491	1.686	0.60	0.61

实验结果显示，Beagle犬口服给予雷公藤片后，雷公藤甲素在体内代谢过程符合一室模型，消除半衰期$t_{1/2}$为（2.59±0.60）h，与口服给予同剂量雷公藤甲素单体比较，达峰浓度C_{max}和药时曲线下面积AUC均低，这可能和制剂的溶出及其他成分的相互作用有关，也表明了雷公藤制剂临床应用毒性可以降低；消除率CL比静脉注射同等剂量雷公藤甲素单体要高，说明口服雷公藤制剂体内雷公藤甲素清除较快，提高了临床应用的安全性。

张军等[3]还对Beagle犬口服雷公藤片后雷公藤红素在Beagle犬体内的药代动力学做了研究。对Beagle犬口服雷公藤片（1片/千克体重），分别于给药前和给药后0.5 h、1.0 h、1.5 h、2.0 h、2.5 h、3.0 h、4.0 h、5.0 h、6.0 h、7.0 h、9.0 h、12.0 h采血，建立LC－MS/MS检测方法检测Beagle犬血浆中雷公藤红素的浓度。Beagle犬血浆中雷公藤红素主要药代动力学参数见表3－2。

表3－2　Beagle犬口服雷公藤片（1片/千克体重）血浆中雷公藤红素药代动力学参数

主要参数	平均值（n=8）	雌性（n=4）	雄性（n=4）
T_{max}/h	2.62±0.69	2.50±0.58	2.75±0.87
C_{max}/(μg·mL^{-1})	35.64±9.54	40.34±12.18	30.94±2.28
$AUC_{(0\sim12)}$/(μg·h·L^{-1})	131.16±31.94	145.56±23.77	116.76±35.53
$AUC_{(0\sim\infty)}$/(μg·h·L^{-1})	142.83±37.57	161.49±27.79	124.18±39.92
$t_{1/2\alpha}$/h	2.93±0.29	3.02±0.16	2.83±0.38
CL/F/(L·h^{-1}·kg^{-1})	0.308±0.056	0.296±0.076	0.321±0.033

实验结果显示，Beagle犬口服给予雷公藤片后，雷公藤红素在体内代谢过程符合一室模型，雌、雄犬的药代动力学参数无统计学差异。

二、雷公藤多苷片药代动力学研究

雷公藤多苷片属于第二代雷公藤制剂，通过提取相对较纯的成分来减少一些毒性大但作用较弱的物质的含量，达到减毒的目的。雷公藤多苷（tripterygium glycosides，TG）是从雷公藤去皮根部提取的总苷，是雷公藤的主要活性成分，有“中药草激素”之誉。雷公藤多苷的活性成分包括二萜内酯、三萜内酯、生物碱等，既保留了雷公藤生药的免疫抑制等作用，又去除了许多毒性成分。

陈凯丽等[4]研究了雷公藤多苷片中的雷公藤甲素在正常大鼠和佐剂性关节炎模型大鼠体内的药动学特征。实验将 SD 大鼠随机分为正常组和模型组，模型组通过注射完全弗氏佐剂制备佐剂性关节炎模型，两组动物分别灌胃给予 96 mg · kg^{-1}雷公藤多苷片混悬液，HPLC 法检测 SD 大鼠血浆中雷公藤甲素的浓度。雷公藤甲素在正常大鼠和佐剂性关节炎大鼠体内的主要药代动力学参数见表 3－3。

表 3－3　雷公藤甲素在正常大鼠和佐剂性关节炎大鼠体内的主要药代动力学参数

药动学参数	正常组	模型组
T_{max}/h	2.167 ± 0.606	3.083 ± 0.801*
$t_{1/2\alpha}$/h	5.500 ± 3.610	5.593 ± 1.795
C_{max}/(μg · mL^{-1})	1.139 ± 0.114	0.916 ± 0.103*
$AUC_{(0-7)}$/(μg · h · mL^{-1})	5.052 ± 0.371	4.707 ± 0.347
$AUC_{(0-\infty)}$/(μg · h · mL^{-1})	8.934 ± 3.209	8.954 ± 2.174
$MRT_{(0-7)}$/h	3.224 ± 0.119	3.429 ± 0.139*
$MRT_{(0-\infty)}$/h	8.446 ± 4.774	8.927 ± 2.402
CL/(mL · h^{-1})	11.616 ± 2.986	11.246 ± 2.638
V/F/mL	80.137 ± 21.690	85.719 ± 13.111

注：* 与正常组比较，$P < 0.05$。

实验结果显示，模型组大鼠体内的雷公藤甲素 C_{max} 显著低于正常组，T_{max} 和平均滞留时间 $MRT_{(0-7)}$ 显著高于正常组，表明雷公藤甲素在佐剂性关节炎大鼠体内的吸收速度减慢、血药浓度显著降低，与正常组大鼠药动学行为存在显著差异。

Du 等[5]建立了超高效液相色谱三重四级杆质谱联用法（UPLC－MS/MS）测定 7 种活性成分［雷公藤甲素（triptolide）、雷公藤内酯醇（triptophenolide）、雷公藤红素（celastrol）、雷公藤吉碱（wilforgine）、雷公藤次碱（wilforine）、雷公藤碱戊（wilforidine）、雷公藤春碱（wilfortrine）］在人血清和尿液中的浓度的方法[5]。临床试验对 10 例患者给予 1 片（20 mg）雷公藤多苷片，每天给药 3 次，予给药后 2 h 收集患者的血液和尿液，血液离心后制备得到血清，采用方法学验证合格的 UPLC－MS/MS 法检测血清和尿液中上述 7 种活性成分的浓度，检测结果见表 3－4。与雷公藤甲素比较，雷公藤内酯醇更易于检测；测得血清中雷公藤红素的量最大。生物碱的浓度范围较宽，从低于定

量下限到测得浓度达 119 ng · mL^{-1}，其中测得雷公藤碱戊浓度相对较高，雷公藤吉碱在尿液中的浓度很低，在血清中基本测不到；在尿液中能测到一定量的雷公藤春碱，但在血清中较难测到。对于雷公藤多苷活性成分，除了雷公藤红素，尿液中其他 6 种检测成分均高于血清中的浓度。

表 3－4　患者血清和尿液中 7 种雷公藤活性成分浓度

单位：ng · mL^{-1}

患者编号	样品类型	雷公藤甲素	雷公藤内酯醇	雷公藤红素	雷公藤吉碱	雷公藤次碱	雷公藤碱戊	雷公藤春碱
1	血清	NA	0.170	242.0	NA	0.178	3.170	0.250
	尿液	12.9	2.030	—	0.683	4.520	119.0	29.40
2	血清	2.29	0.501	185.0	NA	NA	0.781	NA
	尿液	8.61	5.480	—	0.469	0.673	84.1	8.33
3	血清	NA	0.367	167.0	NA	NA	0.430	NA
	尿液	6.65	2.350	—	NA	0.738	59.2	6.80
4	血清	NA	0.214	128.0	NA	0.106	0.414	NA
	尿液	2.78	1.960	—	0.134	0.222	59.1	16.40
5	血清	NA	NA	57.5	NA	NA	5.080	1.330
	尿液	NA	0.123	—	0.613	0.837	134.0	40.50
6	血清	NA	NA	66.0	NA	NA	0.811	0.144
	尿液	2.13	0.329	—	0.853	5.540	13.3	3.55
7	血清	NA	0.592	100.0	NA	NA	0.441	NA
	尿液	NA	0.560	—	0.130	NA	69.0	18.50
8	血清	NA	1.980	84.4	NA	NA	NA	NA
	尿液	5.66	NA	—	NA	0.189	22.3	1.10
9	血清	NA	0.539	88.1	NA	NA	0.466	NA
	尿液	6.61	NA	—	0.381	1.520	120.0	36.90
10	血清	NA	0.229	53.9	NA	0.451	0.604	NA
	尿液	5.81	NA	—	0.770	7.190	112.0	9.95

注：雷公藤甲素、雷公藤内酯醇、雷公藤红素、雷公藤吉碱、雷公藤次碱、雷公藤碱戊、雷公藤碱定量下限分别为 1.0 ng/mL、0.1 ng/mL、0.4 ng/mL、0.1 ng/mL、0.1 ng/mL、0.1 ng/mL、0.1 ng/mL；NA 表示低于定量下限；—表示尿液中无法检测。

Gao 等[6] 为寻找雷公藤多苷片中适合作为药代标志的成分开展了 PK－PD 研究，单次给药药代在 18 只正常大鼠中进行，分为低、中、高剂量组，给药剂量分别为 10 mg · kg^{-1}、30 mg · kg^{-1}、90 mg · kg^{-1}，10 mg · kg^{-1} 为人临床使用剂量；多次给药药代在造模成功的佐剂诱导的大鼠关节炎模型中开展，36 只佐剂性关节炎大鼠模型分为 6 组，将造模成功的佐剂诱导的大鼠关节炎模型分为低、中、高剂量组，给药剂量分别为 10 mg·kg^{-1}、30 mg·kg^{-1}、90 mg·kg^{-1}，每天灌胃给药，3 组（低、中、高剂量组给药剂量为 10 mg·kg^{-1}、30 mg·kg^{-1}、90 mg·kg^{-1}）连续给药 14 天，3 组（低、中、高剂量组给药剂量为 10 mg·kg^{-1}、30 mg·kg^{-1}、90 mg·kg^{-1}）连续给药 21 天，给药后在相应时间点采血，肝素钠抗凝制备血浆。建立同时检测大鼠血浆中雷公藤次碱和雷公藤春碱的方法，检测大鼠血浆中雷公藤次碱和雷公藤春碱浓度。单次和多次灌胃给予雷公藤多苷片后，雷公藤次碱药代动力学参数见表 3－5，雷公藤吉碱药代动力学参数见表 3－6。结果显示，大鼠血浆中雷公藤次碱的暴露量与给药剂量呈良好的线性关系，且雷公藤多苷导致的大鼠肝毒性和肾毒性与药物高暴露相关；而雷公藤吉碱的暴露量较低，且暴露量无规律。因此，雷公藤次碱可作为雷公藤多苷片体内药代标志成分。

表 3－5　灌胃给予雷公藤多苷片后雷公藤次碱药代动力学参数

剂量/(mg·kg^{-1})	组别	V/F/L	T_{max}/h	C_{max}/(ng·mL^{-1})	$AUC_{(0-t)}$/(ng·h·mL^{-1})	$MRT_{(0-t)}$/h
10	PK-Control	0.10±0.04	7.29±8.66	32.57±7.89	295.04±97.11	7.03±1.08
	AA－14	0.03±0.01	2.25±1.64	57.76±2.72	331.08±98.30	4.39±0.60
	AA－21	0.02±0.02	2.33±1.53	55.28±11.20	415.79±33.74	5.69±1.14
30	PK-Control	0.04±0.01	4.17±2.23	52.50±6.18	671.01±128.12	8.40±1.29
	AA－14	0.03±0.01	4.67±3.06	62.22±23.78	678.61±164.10	7.18±1.20
	AA－21	0.01±0.01	2.00±0.00	139.90±21.88	1469.08±415.47	5.69±1.96
90	PK-Control	0.02±0.01	6.33±3.44	97.47±16.80	1311.48±208.70	9.16±1.04
	AA－14	0.01±0.01	6.67±4.62	165.91±33.41	2087.41±616.14	7.91±1.70
	AA－21	0.01±0.01	5.00±3.61	226.00±73.43	3188.16±538.73	9.84±1.10

注：PK-Control 为单次给药药代组；AA-14 为模型动物连续给药 14 d 组；AA-21 为模型动物连续给药 21 d 组。

表 3－6　灌胃给予雷公藤多苷片后雷公藤吉碱药代动力学参数

剂量/(mg·kg^{-1})	组别	V/F/L	T_{max}/h	C_{max}/(ng·mL^{-1})	$AUC_{(0-t)}$/(ng·h·mL^{-1})	$MRT_{(0-t)}$/h
10	PK-Control	1.51±1.04	0.63±0.26	2.15±1.01	5.86±2.28	5.98±2.72
	AA－14	0.09±0.10	1.00±0.00	4.02±3.35	8.41±5.17	1.99±0.37
	AA－21	0.79±0.47	0.88±0.14	1.51±0.48	4.95±2.60	1.71±0.66
30	PK-Control	2.43±0.73	1.08±0.47	1.22±0.33	5.70±1.86	6.24±0.79
	AA－14	0.05±0.04	1.67±0.58	4.09±3.24	15.37±11.34	2.86±0.31
	AA－21	0.53±0.00	0.81±0.13	11.17±2.47	25.76±8.90	2.00±0.44
90	PK-Control	0.41±0.38	1.29±0.56	6.21±3.05	29.11±20.26	4.45±0.75
	AA－14	0.24±0.39	1.50±0.87	10.92±7.48	38.40±35.07	2.77±0.16
	AA－21	0.26±0.06	0.75±0.35	10.88±1.65	48.86±3.82	4.29±0.58

注：PK-Control 为单次给药药代组；AA-14 为模型动物连续给药 14 d 组；AA-21 为模型动物连续给药 21 d 组。

三、复方雷公藤微乳凝胶皮肤药代动力学研究

复方雷公藤处方由雷公藤、川芎、炙乳香和炙没药等组成，其中雷公藤为主药。张艳等[7]将口服复方雷公藤处方制成局部外用微乳凝胶，以期降低雷公藤口服给药产生的心、肝、胃肠道系统及生殖系统毒性。对SD大鼠进行复方雷公藤微乳凝胶经皮给药，使用微透析法将微透析探针置于大鼠给药部位的皮下，在给药后相应时间点收集透析液，采用HPLC法检测透析液中雷公藤甲素的浓度。对SD大鼠经皮给药，其皮下透析液中雷公藤甲素的药代动力学参数见表3-7。实验结果显示，复方雷公藤微乳凝胶给药后雷公藤甲素在皮肤中较快达到峰值，并在较长时间内保持稳定释放；且雷公藤甲素在到达最大浓度之后，皮下组织中的雷公藤甲素浓度保持在相对恒定状态。这提示复方雷公藤微乳凝胶在关节局部给药后可以维持恒定的药物浓度进而维持恒定药效，有望将复方雷公藤处方开发为局部外用微乳凝胶制剂。

表3-7　雷公藤甲素的药代动力学参数

药代参数	数值	单位
$t_{1/2}$	8.22	h
T_{max}	2.25	h
C_{max}	1.39	μg·mL⁻¹
$AUC_{(0-t)}$	7.27	μg·h·mL⁻¹
$AUC_{(0-\infty)}$	16.40	μg·h·mL⁻¹
$MRT_{(0-t)}$	13.99	h
V/F	24.14	L
CL/F	2.03	L·kg⁻¹

四、昆仙胶囊药代动力学研究展望

昆仙胶囊是新一代雷公藤制剂，是在原雷公藤片和昆明山海棠片的基础上研制的复方雷公藤类制剂，是国家中药“九五”科技攻关项目唯一的保留成果。昆仙胶囊采用昆明山海棠、淫羊藿、菟丝子、枸杞子组方，在加强其抗自身免疫效果的同时，有效拮抗其对肝脏、肾脏、造血系统和生殖系统的影响。昆仙胶囊采用GAP基地种植的药材，各批次药材质量比较稳定；各组方均采用大孔树脂技术，达到减毒增效的效果；采用高效液相技术，在微克级别测定数种有效成分的含量，并将主要成分控制在治疗窗内，而远离毒性剂量，达到减毒增效的效果。

目前，国内外对昆仙胶囊的研究多集中于该药单用或联合用药在免疫性疾病治疗的临床效果评价方面，但是对该药的药效物质基础研究未见相关报道。

荆自伟等[8]采用UHPLC-Q-Qrbitrap HRMS整合网络药理学的研究方法，在系统表征昆仙胶囊中有效成分谱上，通过对其潜在的有效成分进行相关作用靶点、通路的预测和分析，从而实现对昆仙胶囊治疗蛋白尿的作用机制的探索研究。实验基于 UHPLC-Q-Orbitrap HRMS 技术平台，快速分析、定性出昆仙胶囊的 51 个化学成分，为其质量标志物的进一步筛选奠定了重要的前期基础。为探索药物化学成分与临床疗效之间的相关性，该研究进一步采用网络药理学方法对要鉴定的化合物进行分析，并找到药物中的关键成分如槲皮素、山奈酚、异鼠李糖、雷公藤红素、淫羊藿素、表儿茶酚和朝藿定 B 等。因此，昆仙胶囊可考虑选择以上关键成分作为指标成分，进行临床前和临床药代动力学研究。

五、小结

本节主要综述了雷公藤制剂包括雷公藤片、雷公藤多苷片、复方雷公藤微乳凝胶的药代动力学研究，以及对新一代雷公藤制剂昆仙胶囊的药代动力学研究进行展望。临床使用的雷公藤制剂较多，但其药代动力学研究较少。雷公藤制剂具有明显的毒性与药效并存的特点，药效成分和毒性成分较明确，以药效成分和毒性成分为指标成分评价雷公藤制剂，对于雷公腾制剂的临床使用和进一步从制剂上优化开发增效减毒的制剂具有重要意义。

第二节　雷公藤甲素药代动力学研究

雷公藤甲素（triptolide）又名雷公藤内酯醇，是从雷公藤提取物中最早分离出来的一种环氧二萜类成分，是雷公藤的主要活性成分和毒性成分之一，也是目前雷公藤制剂质量控制指标性成分。雷公藤甲素的药代动力学研究从 20 世纪 90 年代中期开始，主要运用色谱分析技术研究单体化合物在动物体内的经时过程和药代动力学规律。本节归纳了雷公藤甲素体外肠道吸收特征，以及不同种属、不同剂量、不同给药方式下雷公藤甲素的吸收、分布、代谢、排泄特征，以期为雷公藤甲素的进一步开发和临床应用提供参考。

一、雷公藤甲素体外肠道吸收特征

药物经口服给药后需要通过胃肠道吸收入血，再随着血液循环系统分布到各组织器官进而发挥疗效，因此，口服给药的胃肠道吸收是药物产生疗效的重要前提。小肠因其黏膜表面具有褶皱结构和小肠绒毛具有较大的表面积，同时小肠绒毛中有丰富的毛细血管和毛细淋巴管，因此小肠是药物吸收的主要部位，也是药物转运的特异性部位。雷公藤甲素最常见的给药途径是口服给药，因此开展雷公藤甲素肠道吸收特征的研究具有重要的意义。薛璟等[9]进行了雷公藤甲素肠道吸收动力学的研究，考察低、中、高 3 个浓度（4 μmol · L^{-1}、8. 3 μmol · L^{-1}、20 μmol · L^{-1}）的雷公藤甲素在十二指肠、空肠、回肠和结肠的吸收情况，结果显示雷公藤甲素在不同肠段的吸收均为线性吸收，其回归

相关系数 R^2 均达到0.9以上，符合零级吸收速率。这表明雷公藤甲素在肠道内吸收良好，吸收机制为被动扩散，在各肠段吸收总趋势按十二指肠、结肠、空肠和回肠的顺序依次降低，在整个肠道内无特殊吸收部位。

Caco-2 细胞吸收模型是评价药物在肠道吸收特征的重要工具。Caco-2 细胞来源于人结肠腺癌细胞。当 Caco-2 细胞作为融合细胞培养时，在形态学和功能上与正常分化的小肠具有相似的特征。Caco-2 细胞吸收模型可以用来评价药物的跨膜吸收、胞旁转运及受体介导的转运。孙雯娜等[10]建立体外模拟体内肠道细胞的 Caco-2 细胞 Transwell 模型，以此研究雷公藤甲素在 Caco-2 细胞模型上的跨膜转运特征。实验结果显示，雷公藤甲素主要以主动转运的方式进行吸收，且吸收良好。双侧转运都随着时间和药物浓度的增加而转运量明显增加，雷公藤甲素在 Caco-2 细胞模型中的转运存在明显的外排现象，当加入 p-gp 抑制剂维拉帕米之后，外排现象明显减弱，表明 p-gp 抑制剂主要参与了药物在 Caco-2 细胞模型中的外排。而 MK-571 和利血平对雷公藤甲素的转运无明显的影响，表明 MRP2 和 BCRP 不参与雷公藤甲素在 Caco-2 细胞模型中的转运。

二、雷公藤甲素大鼠体内药代动力学参数

药物的吸收是指药物从给药部位到进入血液循环系统的过程，药物的吸收过程与药物的理化性质、给药途径及生物体的生理状态等有关。近年来，雷公藤甲素在大鼠体内的药代动力学研究有多种给药途径，包括静脉给药、经口给药、关节腔注射给药、经皮给药等。

余炜等[11,12]对 SD 大鼠单次静脉注射给予 100 μg · kg^{-1}、200 μg · kg^{-1}、300 μg · kg^{-1}剂量的雷公藤甲素，各剂量下雷公藤甲素在 SD 大鼠体内的主要药代动力学参数见表3－8。实验结果提示，雷公藤甲素静脉给药后在大鼠体内快速分布，血药浓度快速降低，雷公藤甲素在血浆中的暴露量 *AUC* 随着给药剂量的增加而增加，半衰期随剂量的增加未见明显变化，表明在 100～300 μg · kg^{-1}剂量范围内，雷公藤甲素的暴露量与给药剂量呈良好的线性关系，药代动力学特征较一致。

表3－8 各剂量组雷公藤甲素主要药代动力学参数

主要参数	100 μg · kg^{-1}组	200 μg · kg^{-1}组	300 μg · kg^{-1}组
$t_{1/2\alpha}$/h	0.033 ± 0.019	0.021 ± 0.007	0.026 ± 0.024
$t_{1/2\beta}$/h	0.753 ± 0.651	0.630 ± 0.302	0.574 ± 0.445
$AUC_{(0-t)}$/(mg · h · L^{-1})	0.206 ± 0.076	0.351 ± 0.165	0.504 ± 0.420

刘建群等[13]研究甘草对雷公藤甲素药代动力学的影响，将动物随机分为联合给药组与单独给药组。单独给药组于实验前静脉注射给予0.7 mg · kg^{-1}剂量的雷公藤甲素；联合给药组于静脉注射给予0.7 mg · kg^{-1}剂量的雷公藤甲素 24 h 前先给予剂量为 30 mg · kg^{-1}的甘草溶液，于注射雷公藤甲素 2 h 前第二次给予同等剂量的甘草溶液。雷公藤甲素单独给药与甘草联合给药主要药代动力学参数见表3－9。实验结果显示，雷公藤甲素单独给药和与甘草联合给药后，药代动力学行为有显著差异，主要表现在联合

给药组的 C_{max}、AUC 等值较单独给药组显著降低，而清除率显著增加，表明甘草能加速雷公藤甲素在 SD 大鼠体内的代谢。

表 3-9 雷公藤甲素单独给药和与甘草联合给药主要药代动力学参数

主要参数	单独给药组	联合给药组
$t_{1/2}$/h	0.306 ±0.015	0.353 ±0.007
$AUC_{(0-t)}$/(μg·h·L^{-1})	141.651 ±20.380	63.037 ±9.970
$AUC_{(0-\infty)}$/(μg·h·L^{-1})	141.714 ±20.170	63.037 ±8.880
$MRT_{(0-t)}$/h	1.531 ±0.370	0.969 ±0.310
$MRT_{(0-\infty)}$/h	1.534 ±0.210	0.969 ±0.180
CL/(L·h·kg^{-1})	4.941 ±1.080	11.105 ±2.370
T_{max}/h	0.033	0.033
C_{max}/(μg·L^{-1})	249.121 ±32.970	147.482 ±17.480

Shao 等[14]研究报道，雷公藤甲素在雄性 SD 大鼠体内快速分布，广泛代谢并迅速消除。雄性 SD 大鼠灌胃雷公藤甲素 0.6 mg·kg^{-1}、1.2 mg·kg^{-1}、2.4 mg·kg^{-1}后，雷公藤甲素血药浓度在 15 min 内即迅速达峰，$T_{1/2\beta}$ 为 16.81 ～21.70 min，C_{max} 分别为 (254 ±47.34) μg·L^{-1}、(446.65 ±112.86) μg·L^{-1}、(557.33 ±143.34) μg·L^{-1}，暴露量随着给药剂量的增加而增加。静脉注射雷公藤甲素 0.6 mg·kg^{-1}后，雷公藤甲素在大鼠体内的药代动力学特征符合一室模型，V/F 为 (1.27 ±0.25) L·kg^{-1}，$t_{1/2}$ 为 (15.10 ±4.44) min，CL/F 为 (0.36 ±0.05) L·min·kg^{-1}。雷公藤甲素大鼠口服给药的绝对生物利用度较高，灌胃给予雷公藤甲素 0.6 mg·kg^{-1}后，绝对生物利用度为 72.08%。

将雷公藤甲素制成制剂以期降低雷公藤甲素的毒性，Xue 等[15]将雷公藤甲素制备为固体脂质纳米粒制剂，并比较普通溶液和固体脂质纳米粒制剂的雷公藤甲素药代动力学特征，以期通过新型给药系统改变雷公藤甲素的药代动力学行为，达到降低雷公藤甲素毒性的目的。实验将 SD 大鼠随机分为雷公藤甲素组和雷公藤甲素固体脂质纳米粒组，单次灌胃给药，给药剂量均为 450 μg·kg^{-1}，给药后在相应时间点采集血样，采用 LC-MS/MS 法检测血样中雷公藤甲素浓度，统计主要药代动力学参数，见表 3-10。

表 3-10 雷公藤甲素主要药代动力学参数

主要参数	雷公藤甲素组	雷公藤甲素固体脂质纳米粒组
$AUC_{(0-t)}$/(μg·h·L^{-1})	1.545 ±0.205	1.995 ±0.488
$AUC_{(0-\infty)}$/(μg·h·L^{-1})	1.106 ±0.468	2.433 ±0.824
$MRT_{(0-t)}$/h	1.132 ±0.110	1.410 ±0.166
$MRT_{(0-\infty)}$/h	4.164 ±2.240	2.338 ±0.945
$t_{1/2}$/h	2.374 ±1.800	1.523 ±0.662
T_{max}/h	0.344 ±0.121	0.464 ±0.094
C_{max}/(μg·L^{-1})	1.611 ±0.283	1.257 ±0.338

简锐等[16]将雷公藤甲素制成关节腔注射温敏凝胶剂，以期利用该剂型的特性，延长药物在病灶部位滞留时间，提高类风湿性关节炎的治疗效果。将SD大鼠随机分为溶液组和温敏凝胶组，溶液组关节腔注射2.875 mg·kg^{-1}的雷公藤甲素，温敏凝胶组关节腔注射给予2.875 mg·kg^{-1}的雷公藤甲素温敏凝胶，给药后在相应时间点采血，抗凝制备血浆，采用LC-MS/MS法检测血浆中雷公藤甲素浓度。关节腔注射雷公藤甲素主要药代动力学参数见表3-11。实验结果提示，两组消除半衰期和平均滞留时间有显著性差异，而达峰时间、峰浓度和药时曲线下面积均无显著性差异，表明温敏凝胶能延长雷公藤甲素关节腔内滞留时间，为雷公藤甲素新剂型开发提供了参考。

表3-11　关节腔注射雷公藤甲素主要药代动力学参数

主要参数	溶液组	温敏凝胶组
$AUC_{(0\sim t)}/(\mu g \cdot h \cdot L^{-1})$	0.763±0.084	1.907±0.126
$AUC_{(0\sim\infty)}/(\mu g \cdot h \cdot L^{-1})$	2.283±0.162	3.972±0.284
$MRT_{(0\sim\infty)}/h$	23.604±2.541	37.829±4.216*
$t_{1/2}/h$	16.967±1.382	27.502±3.247*
T_{max}/h	0.500±0.064	0.750±0.087
$C_{max}/(\mu g \cdot L^{-1})$	0.186 5±0.0260	0.161 4±0.0160

注：与溶液组比较，*表示$P<0.05$。

刘萍霞等[17]将雷公藤甲素进行结构修饰后开发了雷公藤甲素的前体化合物。与雷公藤甲素相比，前体化合物的水溶性增加，刺激性减小，制剂成药性和临床给药方面均有优势。通过对大鼠静脉给予前体化合物0.25 mg·kg^{-1}、0.75 mg·kg^{-1}、2.25 mg·kg^{-1}，各组在给药前及给药后相应时间点采血，以HPLC-MS/MS法测定血样中雷公藤甲素的浓度，得到主要药代动力学参数，见表3-12。实验结果表明，对SD大鼠静脉给予前体化合物，其在大鼠血浆中能迅速转化为活性代谢物雷公藤甲素，在0.25～2.25 mg·kg^{-1}剂量范围内，暴露量AUC和C_{max}均与给药剂量呈良好的线性关系，平均消除半衰期最长在30 min左右，清除率在0.108～0.134 L·min·kg^{-1}，活性代谢物雷公藤甲素的代谢较快。

表3-12　大鼠静脉给予前体化合物后其活性代谢产物雷公藤甲素的主要药代动力学参数

主要参数	0.25 mg·kg^{-1}组	0.75 mg·kg^{-1}组	2.25 mg·kg^{-1}组
$AUC_{(0\sim t)}/(\mu g \cdot min \cdot L^{-1})$	1 827±151	5 604±1 141	16 833±3 654
$AUC_{(0\sim\infty)}/(\mu g \cdot min \cdot L^{-1})$	2 328±180	5 985±1 138	17 462±3 836
$MRT_{(0\sim\infty)}/min$	18.4±0.3	22.6±0.6	22.0±1.5
$C_{max}/(\mu g \cdot L^{-1})$	105±2	257±74	747±154
$t_{1/2}/min$	31.7±7.3	23.8±3.4	19.2±2.6
$CL/(L \cdot min \cdot kg^{-1})$	0.108±0.005	0.128±0.020	0.134±0.029
$V/(L \cdot kg^{-1})$	4.8±1.2	4.4±1.1	3.8±0.8

三、雷公藤甲素在 Beagle 犬体内药代动力学参数

邵凤等[18]研究了雷公藤甲素在 Beagle 犬体内的药代动力学特征，对 Beagle 犬静脉注射给予 0.05 mg · kg^{-1}剂量的雷公藤甲素及灌胃给予 0.05 mg · kg^{-1}、0.08 mg · kg^{-1}和 0.1 mg · kg^{-1}剂量的雷公藤甲素的药代动力学和生物利用度研究。静脉给药组和灌胃给药各剂量组的主要药代动力学参数结果见表 3－13。实验结果表明，Beagle 犬静脉给予雷公藤甲素后，在体内代谢过程符合二室模型，消除半衰期较短，表明雷公藤甲素在 Beagle 犬体内消除较迅速。不同剂量的雷公藤甲素灌胃给药后，雷公藤甲素在 Beagle 犬血浆中的消除过程也符合二室模型，平均消除半衰期与静脉给药途径相近，符合药物代谢规律。C_{max}和 AUC 随着给药剂量的增加而增加，且增加比例与给药剂量的增加比例一致，说明在 0.05～0.1 mg · kg^{-1}剂量下，雷公藤甲素在 Beagle 犬血浆中的清除符合线性动力学过程。雷公藤甲素在 Beagle 犬体内灌胃给药平均绝对生物利用度为 75% ± 17%，表明雷公藤甲素经消化道给药的生物利用度较高。

表 3－13　Beagle 犬静脉给予和灌胃给予雷公藤甲素的主要药代动力学参数

主要参数	静脉给药组	灌胃给药各剂量组		
	0.05 mg · kg^{-1}组	0.05 mg · kg^{-1}组	0.08 mg · kg^{-1}组	0.1 mg · kg^{-1}组
$AUC_{(0\sim t)}$/(μg · min · L^{-1})	150 ± 30	87 ± 22	199 ± 84	225 ± 39
$t_{1/2\alpha}$/h	1.1 ± 0.7	1.5 ± 0.6	1.4 ± 0.8	1.6 ± 0.4
$t_{1/2\beta}$/h	2.5 ± 0.8	2.5 ± 0.7	2.6 ± 1.0	2.4 ± 1.2
T_{max}/h	—	0.5 ± 0.1	0.5 ± 0.2	0.5 ± 0.7
C_{max}/(μg · L^{-1})	—	35 ± 8	64 ± 16	225 ± 39

邵凤等[19]还进行了雷公藤甲素对 Beagle 犬多次给药药代动力学研究。将 Beagle 犬随机分为 4 组，分别为灌胃给药低、中、高剂量组（0.05 mg · kg^{-1}、0.08 mg · kg^{-1}和 0.1 mg · kg^{-1}）和静脉给药组（0.08 mg · kg^{-1}），连续给药 14 d，于给药后第 1 d、7 d 和 14 d 采集血样，LC－MS 检测犬血浆雷公藤甲素浓度，各给药组经灌胃或静脉给药的药代动力学参数，见表 3－14。比较灌胃给药后第 1 d 和第 14 d 的主要药代动力学参数，高剂量（0.1 mg · kg^{-1}）组的 $AUC_{(0\sim t)}$ 从 145.99 μg · h · mL^{-1} 增加到 265.90 μg · h · mL^{-1}，C_{max} 从 44.49 μg · mL^{-1} 增加到 75.26 μg · mL^{-1}；中剂量（0.08 mg · kg^{-1}）组的 $AUC_{(0\sim t)}$ 从 119.40 μg · h · mL^{-1} 增加到 249.85 μg · h · mL^{-1}，C_{max}从 37.78 ng · mL^{-1} 增加到 61.65 μg · mL^{-1}；口服低剂量（0.05 mg · kg^{-1}）组的 $AUC_{(0\sim t)}$从 56.89 μg · h · mL^{-1}增加到 128.83 μg · h · mL^{-1}，C_{max}从 24.05 ng · mL^{-1}增加到 38.07 ng · mL^{-1}。MRT、$t_{1/2}$均有所延长。高、中、低 3 个剂量组，随着给药次数的增加，AUC 及 C_{max}增加 2～3 倍，MRT 和 $t_{1/2}$无显著变化。比较静脉给药组连续静脉注射 14 d，第 1 d、7 d 和 14 d 主要药代动力学参数见表 3－14。静脉注射 $AUC_{(0\sim t)}$ 从 142.87 μg · h · mL^{-1} 增加到 265.34 μg · h · mL^{-1}，CL 从 0.55 L · h · kg^{-1} 降到

0.30 L·h·kg^{-1}，可见连续给药 14 d 后，雷公藤甲素在犬体内的药代参数 *AUC* 增加约 2 倍，*CL* 也显著下降。

表 3-14　雷公藤甲素经灌胃或静注给药对 Beagle 犬多次给药的主要药代动力学参数（$n=5$）

给药方式	剂量/（mg·kg^{-1}·d^{-1}）	给药天数	$t_{1/2}$/h	$MRT_{(0-t)}$/h	$AUC_{(0-t)}$/（μg·h·mL^{-1}）	C_{max}/（μg·L^{-1}）	CL/（L·h·kg^{-1}）
灌胃	0.05	1	2.59±1.10	2.13±1.14	56.89±15.61	24.05±3.00	—
		7	2.14±1.26	2.45±1.06	86.41±36.43	30.06±1.94	—
		14[a]	2.47±1.09	2.69±1.12	128.83±52.42	38.07±6.14	—
	0.08	1	2.25±1.15	3.56±1.49	119.40±35.76	37.78±6.18	—
		7	2.79±1.31	3.40±1.98	184.63±75.32	51.81±7.87	—
		14[a]	2.46±1.12	3.78±2.01	249.85±105.57	61.65±10.87	—
	0.10	1	2.68±1.24	2.98±1.05	145.99±54.65	44.49±10.24	—
		7	2.89±1.12	3.18±1.34	212.30±86.75	67.02±11.56	—
		14[b]	3.56	3.45	265.90	75.26	—
静脉注射	0.08[c]	1	2.59±1.10	2.22±0.82	142.87±43.45	101.34±12.10	0.55±0.19
		7	2.59±1.10	2.15±0.92	196.44±77.51	95.13±13.07	0.40±0.13
		14	2.59±1.10	2.70±1.05	265.34±115.45	120.65±21.43	0.30±0.96

注：a：$n=4$，中、低剂量组，在第 14 d，剩 4 只犬，1 只犬死亡；b：$n=1$，高剂量组，在第 14 d，剩 1 只犬，4 只犬已死亡；c：C_{max} 为 2 min 的血药浓度。

四、大鼠体内分布特征

药物进入体循环系统后会随着血流流向全身各组织、器官，然后依次通过毛细管内皮细胞、组织外液、组织细胞膜，最终进入组织细胞，完成药物的组织分布，使体内药物浓度达到动态平衡。药物的组织分布程度通常与组织的血流量、药物本身的理化性质、药物在组织中的结合能力及药物在组织房室间的浓度有关。

目前，已有多位研究者对雷公藤甲素在动物体内的分布进行研究。黄秀旺等[20]对 SD 大鼠给予剂量为 200 μg·kg^{-1} 的雷公藤甲素，给药后分别于分布相（5 min）、平衡相（10 min）和消除相（60 min）断头处死动物，立即取出心、肝、脾、肺、肾、脑、生殖腺、骨骼肌、胃、小肠等组织，使用 HPLC 法检测各组织中雷公藤甲素的浓度。结果表明，给药后药物迅速分布到各组织，给药 5 min 后各主要脏器组织中雷公藤甲素的含量即达到最高，其中在肺、肝、肾等血流量比较丰富的组织中浓度较高，其次依次为心、脑、脾、小肠、生殖腺、骨骼肌、胃。给药后 15 min 各组织药物浓度均明显下降，肺、肾、心、肝的浓度较高，其余分布次序与给药 5 min 后基本相同。给药后 1 h 各组织药物浓度较前大幅下降，此时雷公藤甲素在大部分组织中仍有分布，其中在肝脏中含量最高，其次是小肠。雷公藤甲素非极性较大，可通过血脑屏障和血睾屏障，因而在这两个组织中也有较高浓度分布。

刘建群等[13]研究甘草对雷公藤甲素组织分布的影响，将 SD 大鼠随机分为联合给药组和单独给药组。单独给药组于实验前静脉注射给予 0.7 mg · kg^{-1}剂量的雷公藤甲素；联合给药组于静脉注射给予 0.7 mg · kg^{-1}剂量的雷公藤甲素 24 h 前，给予剂量为 30 mg · kg^{-1} 的甘草溶液，于注射雷公藤甲素 2 h 前第二次给予同等剂量的甘草溶液。在给药后 0.5 h、1 h、3 h、6 h 相应时间点断头处死大鼠后，取肝、心、脾、肺、肾、脑各组织样品。以 LC - MS/MS 法检测各组织中雷公藤甲素浓度，结果表明单独给药组的雷公藤甲素在组织中分布的浓度高，在心、脾、脑脏器中具有二次吸收的特点，而联合给药组的雷公藤甲素在组织中的分布浓度低、平缓。

Xue 等[15]将雷公藤甲素制备为固体脂质纳米粒制剂，并比较普通溶液和固体脂质纳米粒制剂的雷公藤甲素分布特征。实验将 SD 大鼠随机分为雷公藤甲素组和雷公藤甲素固体脂质纳米粒组，单次灌胃给药，给药剂量均为 450 μg · kg^{-1}，给药后 15 min、45 min和 90 min 断头处死动物，取肝、肾、肺、脾和睾丸，以 LC - MS/MS 法检测各组织中雷公藤甲素浓度，实验结果表明，雷公藤甲素组给药后 15 min 在肝脏中的浓度最高，其次依次为血浆、肾脏、肺脏、脾脏，睾丸中的浓度最低；在雷公藤甲素固体脂质纳米粒组，肺脏和脾脏的雷公藤甲素的浓度明显高于雷公藤甲素组，而血浆、肝脏、肾脏及睾丸中雷公藤甲素的浓度有低于雷公藤甲素组的趋势。雷公藤甲素固体脂质纳米粒组 3 个时间点的睾丸中雷公藤甲素的浓度均明显低于雷公藤甲素组，有统计学意义，这为雷公藤甲素固体脂质纳米粒组能减少雷公藤甲素的生殖毒性提供了有力证据。

刘萍霞等[17]将雷公藤甲素进行结构修饰后开发了雷公藤甲素的前体化合物，与雷公藤甲素相比，前体化合物的水溶性增加，刺激性减小，制剂成药性和临床给药方面均有优势。通过对大鼠静脉给药前体化合物 0.75 mg · kg^{-1}，各组给药后 5 min、15 min、30 min、90 min 处死动物，取脑、脂肪、心、肝、脾、肾、睾丸、子宫、卵巢，以 HPLC - MS/MS 测定各组织中雷公藤甲素的浓度。实验结果表明，活性代谢物雷公藤甲素给药后 5 min 在各组织的浓度即达到最大值，在心、肝、肾和脾等血流量丰富的部位浓度较高，然后随着血药浓度的降低而逐渐下降，90 min 后大部分组织内已检测不到药物。

Li 等[21]研究小鼠体内雷公藤甲素脂质乳剂与雷公藤单体尾静脉注射给药 1.25 mg · kg^{-1}后雷公藤甲素的组织分布和在胰腺内的蓄积，发现雷公藤甲素脂质乳剂给药组的雷公藤甲素优先在胰腺中积累且停留时间长。雷公藤甲素脂质乳剂给药组胰腺中雷公藤甲素的 *AUC* 是单体给药组的 2.19 倍，表明雷公藤甲素脂质乳剂给药后可以提高雷公藤甲素在胰腺中的分布和积累；此外，心、肺、肾中雷公藤甲素浓度脂质乳剂组低于单体给药组。这提示将雷公藤甲素制成脂质乳剂可以降低雷公藤甲素的毒性，雷公藤甲素脂质乳剂可能成为治疗胰腺癌的一种非常有前景的药物。

五、雷公藤甲素的代谢特征

深入研究雷公藤甲素的代谢特征可为雷公藤甲素的临床使用和进一步研究减毒和解毒提供理论参考。雷公藤甲素吸收较快，代谢也较快。姚金成等[22]开展了雷公藤甲素在大鼠肝微粒体中的代谢及酶促反应动力学研究，发现雷公藤甲素在大鼠肝微粒体中的

代谢主要由 CYP3A 介导，其次由 CYP2C 和 CYP2B 介导。吴桐[23]开展了雷公藤甲素体外肝微粒体代谢消除和酶动力学的研究，发现雷公藤甲素的 Ⅰ 相代谢是烟酰胺腺嘌呤二核苷酸磷酸（nicotinamide adenine dinucleotide phosphate，NADPH）依赖的，在人肝微粒体的代谢消除显著慢于大鼠，大鼠的内在清除率 CL_{int} 是人的 15.5 倍；细胞色素 P450（cytochrome P450，CYP）代谢表型研究结果表明，雷公藤甲素由多个 CYP 同工酶介导代谢，CYP3A4 是其主要代谢酶表型，经整体归一化法得到 CYP3A4 的贡献率为 35.2%，其次是 CYP2C8 和 1A2，贡献率分别为 20.8% 和 20.4%。将雷公藤甲素与人 CYP3A4 和鼠 CYP3A1/3A2 重组同工酶孵育，测得的酶反应动力参数显示，雷公藤甲素在 CYP3A1/2 的内在清除率显著高于 CYP3A4，提示雷公藤甲素与人和大鼠 CYP3A 亚型的亲合力和反应速率差异是其代谢消除种属差异的原因之一，在将雷公藤甲素动物研究结果外推至人时，应关注其在代谢消除上的差异。孙帅婷等[24]也开展了雷公藤甲素在大鼠体内的代谢产物分析，对大鼠灌胃给药，在大鼠血清中仅发现原形药物。在尿样中检测到了雷公藤甲素的 3 种代谢产物，推测分别为其单羟基化代谢产物、环氧化物水解开环代谢产物及谷胱甘肽结合物；在粪中则检测到 1 种代谢产物，推测为雷公藤甲素的另一单羟基化代谢产物。刘建群等[25,26]研究雷公藤甲素在大鼠体内的代谢产物，在大鼠尿液中发现雷公藤甲素代谢产物 4 种，分子量分别为 376（M1）、376（M2）、374（M3）和 390（M4），根据二极管阵列检测器（diode array detector，DAD）紫外光谱图、电喷雾离子肼多级质谱图及药物体内代谢特点初步鉴定为：2（或 5）-羟基雷公藤甲素（M1，M2）、2-羰基雷公藤甲素（M3）、2-羰基-5-羟基雷公藤甲素（M4）。这表明氧化产物为雷公藤甲素在大鼠体内的主要代谢产物。

六、雷公藤甲素的排泄特征

对大鼠静脉给药，雷公藤甲素主要从尿液中排出；与甘草联合给药，甘草能加速雷公藤甲素的排泄[13]。大鼠灌胃给予雷公藤甲素 0.6 $mg \cdot kg^{-1}$、1.2 $mg \cdot kg^{-1}$、2.4 $mg \cdot kg^{-1}$ 雷公藤甲素，其在胆汁、尿液、血液中原形药物均不足 1%，提示雷公藤甲素在大鼠体内能快速消除[14]，且可能代谢为极性更强的氧化产物，随尿液排出。大鼠单次灌胃给予［^{3}H］雷公藤甲素，收集给药后 168 h 的粪样和尿液，另外胆管插管收集给药后 24 h 的胆汁，研究发现在胆汁中能测到［^{3}H］雷公藤甲素，粪样中雷公藤甲素主要以代谢物的形式排泄[27]。

七、小结

本节综述了雷公藤甲素体外肠道吸收特征、大鼠体内药代特征、犬体内药代特征、分布特征、代谢特征、排泄特征等。雷公藤甲素有较好的肠吸收，在大鼠和犬体内灌胃和静脉给药均吸收较快，代谢消除也较快，生物利用度较高；雷公藤甲素主要分布在血流量较大的心、肝、肾、脾等组织中。雷公藤甲素的代谢形式主要为氧化代谢，原形主要以尿液形式排泄，在粪样中主要以代谢物形式排泄。

第三节　雷公藤红素药代动力学研究

雷公藤红素又名南蛇藤素，是一种醌甲基三萜，是雷公藤中主要的活性成分和毒性成分之一，具有抗炎、免疫抑制、诱导细胞凋亡、抗肿瘤的作用，并对血管内皮细胞的增殖有明显的抑制作用。

一、雷公藤红素的体外肠道吸收特征

Li 等[28]应用 Caco-2 transwell 模型研究雷公藤红素在肠道内的吸收特征，研究发现雷公藤红素在肠道内是主动转运的，且具有时间依赖性和浓度依赖性。细胞旁路途径并没有参与雷公藤红素的转运，而雷公藤红素的外排是需要能量的。这表明雷公藤红素是 p-gp 底物，但不是 MRP2 和 BCRP 的底物。此外，雷公藤红素不能影响 Caco-2 细胞中罗丹明 123 的摄取，这表明雷公藤红素不能抑制或诱导 p-gp 的活性。

二、雷公藤红素的药代动力学参数

薛云云[29]研究雷公藤红素大鼠灌胃给药和静脉给药的药代动力学参数，对大鼠灌胃给予 3 $mg \cdot kg^{-1}$的雷公藤红素，建立的 HPLC－UV 法未检测到血浆中雷公藤红素浓度，表明雷公藤红素在大鼠体内的口服吸收暴露量较低。对大鼠尾静脉注射给予 1 $mg \cdot kg^{-1}$的雷公藤红素后，雷公藤红素迅速扩散到血液中，并在 30 min 内很快代谢消除，30 min 后血药浓度已经很低并缓慢代谢，4 h 后用该方法已不能检测到雷公藤红素。主要的代谢动力学参数如下：$C_{max} = 0.48\ \mu g \cdot mL^{-1}$，$T_{max} = 5\ min$，$t_{1/2} = 173.56\ min$，$AUC_{0\sim t} = 23.44\ \mu g \cdot min \cdot mL^{-1}$，$AUC_{(0\sim\infty)} = 35.96\ \mu g \cdot min \cdot mL^{-1}$。

Zhang 等[30]研究雷公藤红素的口服生物利用度，以及与口服雷公藤片后的大鼠体内雷公藤红素的性别差异。分别对大鼠静脉注射给予雷公藤红素（100 $\mu g \cdot kg^{-1}$）、口服雷公藤红素（1 000 $\mu g \cdot kg^{-1}$）和口服雷公藤片（相当于雷公藤红素 534 $\mu g \cdot kg^{-1}$），主要药代动力学参数见表 3－15 和表 3－16。结果显示，雷公藤红素的口服相对生物利用度为 17.06%，雷公藤红素水溶性低及进入体内后快速代谢是雷公藤红素口服生物利用度低的主要原因。口服雷公藤片结果显示，雷公藤红素在雌性大鼠内的暴露量明显高于雄性，雌性的暴露量约为雄性的 2 倍。

表3－15　大鼠静脉注射给予雷公藤红素（100 μg·kg^{-1}）和口服雷公藤红素（1 000 μg·kg^{-1}）主要药代动力学参数

主要药代动力学参数	口服组（1 000 μg·kg^{-1}）	静脉注射组（100 μg·kg^{-1}）
T_{max}/h	3.00 ±0.89	0.083
C_{max}/(μg·L^{-1})	13.75 ±7.94	38.83 ±12.83
$AUC_{(0\sim t)}$/(μg·h·L^{-1})	130.90 ±79.39	76.74 ±19.03
$AUC_{(0\sim\infty)}$/(μg·h·L^{-1})	135.50 ±79.39	79.35 ±19.85
$t_{1/2\beta}$/h^{-1}	10.20 ±2.17	8.33 ±0.84
CL/F/(L·h^{-1})	11.29 ±6.16	0.45 ±0.16
$MRT_{(0\sim t)}$/h	12.04 ±1.20	7.63 ±0.75
$MRT_{(0\sim\infty)}$/h	14.11 ±1.60	9.46 ±1.43

表3－16　大鼠口服给予雷公藤片（相当于雷公藤红素534 μg·kg^{-1}）药代动力学参数

主要药代动力学参数	雌性	雄性
T_{max}/h	6.71 ±4.57	5.14 ±3.58
C_{max}/(μg·L^{-1})	32.03 ±8.41	14.31 ±7.33
$AUC_{(0\sim t)}$/(μg·h·L^{-1})	379.49 ±118.19	188.17 ±92.33
$AUC_{(0\sim\infty)}$/(μg·h·L^{-1})	443.52 ±138.95	221.87 ±134.44
$t_{1/2\beta}$/h	10.02 ±3.36	8.38 ±1.98
CL/F/(L·h^{-1})	0.96 ±0.53	2.58 ±0.66
$MRT_{(0\sim t)}$/h	13.87 ±1.72	14.19 ±2.31
$MRT_{(0\sim\infty)}$/h	16.72 ±1.43	16.96 ±2.56

雷公藤红素的相对生物利用度低成为雷公藤红素进一步开发的限制因素，为了提高雷公藤红素的生物利用度，将雷公藤红素研发为特殊制剂，以期改变雷公藤红素的药代动力学特征。Qi 等[31]将雷公藤红素研制为微乳制剂和分散片，分别将微乳制剂和分散片对大鼠进行灌胃给药，并设0.4%羧甲基纤维素钠溶液配制的雷公藤红素混悬液为对照品，实验结果显示，微乳制剂和分散片给药后，大鼠体内的雷公藤红素的生物利用度明显高于雷公藤红素混悬液组，是雷公藤红素混悬液组的暴露量的5～6倍。

Zhan 等[32]研制了雷公藤红素丝素纳米颗粒制剂，将大鼠分为4组，其中2组进行静脉给药（1 mg·kg^{-1}），另外2组进行灌胃给药（3 mg·kg^{-1}）。分别给予雷公藤红素溶液（PEG300溶解）和雷公藤红素丝素纳米颗粒混悬液，给药后在相应时间点采血，主要药代动力学参数见表3－17和表3－18。静脉给药和口服给药的实验结果显示，丝素纳米颗粒混悬液组的 C_{max}、$AUC_{(0\sim t)}$和 $AUC_{(0\sim\infty)}$均明显大于雷公藤红素溶液组，提示丝素纳米颗粒制剂明显提高了雷公藤红素在大鼠体内的暴露量，雷公藤溶液的相对生物利用度为3.14%；丝素纳米颗粒混悬液相对生物利用度为7.56%，提示丝素纳米颗粒制剂明显提高了雷公藤红素的生物利用度。

表3-17　静脉给药雷公藤红素溶液（PEG300溶解）组和雷公藤红素丝素纳米颗粒混悬液组药代动力学参数

主要药代动力学参数	雷公藤红素溶液组	雷公藤红素丝素纳米颗粒混悬液组
Kel/h^{-1}	0.068 4 ±0.009 2	0.640 0 ±0.015 1
$t_{1/2\beta}$/h	10.27 ±1.47	11.27 ±2.83
$C_{max}/(\mu g \cdot L^{-1})$	1701.3 ±170.7	4 414.8 ±1 666.1
$AUC_{(0\sim t)}/(\mu g \cdot h \cdot L^{-1})$	4 124.3 ±663.8	188.17 ±92.33
$AUC_{(0\sim \infty)}/(\mu g \cdot h \cdot L^{-1})$	4 697.7 ±723.0	8 646.1 ±1 998.9
Vd/(L/kg)	990.3 ±272.1	544.5 ±88.7
$CL/$（$mL \cdot h^{-1}$）	66.3 ±12.5	34.6 ±9.3
$MRT_{(0\sim \infty)}$/h	9.47 ±1.43	8.83 ±2.51

表3-18　口服给药雷公藤红素溶液（PEG300溶解）组和雷公藤红素丝素纳米颗粒混悬液组药代动力学参数

主要药代动力学参数	雷公藤红素溶液组	雷公藤红素丝素纳米颗粒混悬液组
$t_{1/2\beta}$/h	12.02 ±8.32	8.97 ±2.57
T_{max}/h	4.67 ±1.15	3.00 ±2.65
$C_{max}/(\mu g \cdot L^{-1})$	35.1 ±7.9	90.5 ±49.2
$AUC_{(0\sim t)}/(\mu g \cdot h \cdot L^{-1})$	308.9 ±45.1	842.9 ±567.9
$AUC_{(0\sim \infty)}/(\mu g \cdot h \cdot L^{-1})$	441.9 ±723.0	864 6.1 ±199 8.9
Vd/(L/kg)	990.3 ±272.1	544.5 ±88.7
$CL/$（$mL \cdot h^{-1}$）	66.3 ±12.5	34.6 ±9.3
$MRT_{(0\sim \infty)}$/h	9.47 ±1.43	8.83 ±2.51

三、雷公藤红素的血浆蛋白结合率

袁菱等[33]通过平衡透析法研究雷公藤红素与大鼠、Beagle犬和人的血浆蛋白结合率。结果显示，雷公藤红素低、中、高（0.25 $\mu g \cdot mL^{-1}$、0.5 $\mu g \cdot mL^{-1}$、1.0 $\mu g \cdot mL^{-1}$）浓度的大鼠血浆蛋白结合率分别为78.5% ±1.6%、77.3% ±2.2%、76.4% ±2.9%，Beagle犬血浆蛋白结合率分别为69.4% ±4.7%、71.1% ±3.4%、68.0% ±2.0%，人血浆蛋白结合率分别为85.6% ±2.7%、84.0% ±4.7%、83.1% ±2.8%。这提示，雷公藤红素与血浆蛋白具有中等强度的结合，其中与人血浆中的蛋白结合较强，且结合率人>大鼠>比格犬。刘鹏等[34]通过超滤法测定雷公藤红素在家兔、大鼠和人血浆中的

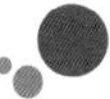

血浆蛋白结合率，在0.52 mg·L^{-1}、2.08 mg·L^{-1}、8.32 mg·L^{-1}浓度下，雷公藤红素与人的血浆蛋白结合率分别为84.62%、81.24%、83.14%，与大鼠的血浆蛋白结合率分别为79.44%、78.61%、78.15%，与家兔的血浆蛋白结合率分别为67.86%、68.71%、69.23%。这提示雷公藤红素的血浆蛋白结合率与其浓度无关；雷公藤红素与人的血浆蛋白的结合率较高，其次为大鼠和家兔。

四、雷公藤红素的代谢特征

薛云云[29]对大鼠静脉给药雷公藤红素，进行给药后大鼠血浆中的代谢物鉴定，初步研究雷公藤红素在体内的生物转化。结果显示，雷公藤红素在大鼠体内引发了大量化合物的变化，代谢主要过程包括加氢还原反应、失氧反应、甲基氧化为羧基、乙酰化代谢，且鉴定出了4种相应的代谢产物。孙帅婷等[24]研究雷公藤红素在大鼠体内的代谢物分析，在尿样中检测到雷公藤红素的1种代谢产物，推测为葡萄糖醛酸结合物；在粪样中检测到硫酸结合物。

五、小结

本节综述了雷公藤红素的肠道吸收特征、体内药代动力学特征、血浆蛋白结合率以及代谢特征。雷公藤红素在肠道的吸收为主动吸收；口服给药在体内的相对生物利用度较低；血浆蛋白结合为中等强度的结合，代谢较为复杂。

参考文献

[1] 王亚丹，汪祺，张建宝，等. 雷公藤制剂的化学成分及质量研究现状［J］. 中国中药杂志，2019，44（6）：3368－3373.

[2] 张军，陈玟，刘史佳，等. LC/APCI / MS / MS 测定 Beagle 犬口服雷公藤片后血浆中雷公藤甲素［J］. 中国药理学通报，2013，29（12）：1765－1768.

[3] 张军，刘史佳，胡杰慧，等. Beagle 犬口服雷公藤片血浆中雷公藤红素 LC－MS / MS 测定及药动学研究［J］. 中国中药杂志，2016，41（14）：2727－2731.

[4] 陈凯丽，易剑峰，翟文静，等. 雷公藤甲素在正常大鼠和佐剂性关节炎模型大鼠体内的药动学研究［J］. 中药药房，2017，28（7）：923－925.

[5] DU X，HE X，HUANG Y，et al. Simultaneous determination of seven effective components of Tripterygium glycosides in human biological matrices by ultra performance liquid chromatography-triple quadrupole mass spectrometry［J］. Journal of chromatography B. https：//doi. org/10. 1016/j. jchromb. 2019. 02. 024.

[6] GAO X，DU X，AN L J，et al. Wilforine，the Q-marker and PK-maker of tripterygium gly-cosides tablet：based on preparation quantitative analysis and PK－PD study［J］. Phytomedicine，2018，DOI：10. 1016/j. phymed. 2018. 03. 031.

[7] 张艳，李周，巴文强，等. 微透析法联用 HPLC 法研究复方雷公藤微乳凝胶皮肤药动学［J］. 今日药学，2015，25（9）：620－623.

[8] 荆自伟，马真真，张丁丁，等. 昆仙胶囊治疗蛋白尿的“成分—靶点—通路”研究

[J]. 中国医院药学杂志, 2020, 40 (23): 2396-2405.
[9] 薛璟, 贾晓斌, 谭晓斌, 等. 雷公藤甲素大鼠在体肠吸收特征研究 [J]. 中草药, 2010, 41 (1): 61-65.
[10] 孙雯娜, 葛彦虎, 杨丽坤, 等. LC-MS 测定雷公藤甲素及其在 Caco-2 细胞上的转运特征 [J]. 药学与临床研究, 2016, 24 (1): 15-18.
[11] 余炜, 黄秀旺, 许建华, 等. HPLC 法测定大鼠血浆中雷公藤内酯醇及其药代动力学研究 [J]. 中药药理与临床, 2007, 23 (2): 15-17.
[12] 余炜. 雷公藤内酯醇在大鼠体内药代动力学及组织分布研究 [D]. 福州: 福建医科大学, 2017.
[13] 刘建群, 李青, 张锐, 等. LC-MS/MS 法研究甘草对雷公藤甲素药代动力学及组织分布与排泄的影响 [J]. 药物分析杂志, 2010, 30 (9): 1664-1671.
[14] SHAO F, WANG G, HE X, et al. Pharmacokinetic study of triptolide. a constituent of immunosuppressive chinese herb medicine, in rats [J]. Biological & pharmaceutical bulletin, 2007, 30 (4): 702-707.
[15] XUE M, ZHAO Y, LI X J, et al. Comparison of toxicokinetic and tissue distribution of triptolide-loaded solid lipid nanoparticles vs free triptolide in rats [J]. European journal of pharmaceutical sciences, 2012, 47 (4): 713-717.
[16] 简锐, 廖昌军, 张全, 等. 雷公藤甲素温敏凝胶在大鼠体内的药代动力学研究 [J]. 中国测试, 2010, 46 (11): 48-52.
[17] 刘萍霞, 刘频健, 庄笑梅, 等. 抗肿瘤化合物 MC002 的活性代谢产物雷公藤内酯醇在大鼠体内药代动力学与组织分布 [J]. 中国药理学与毒理学杂志, 2011, 25 (2): 206-210.
[18] 邵凤, 王广基, 孙建国, 等. 雷公藤内酯醇在 Beagle 犬体内的药代动力学 [J]. 药学学报, 2007, 42 (1): 61-65.
[19] 邵凤, 孙建国, 王广基, 等. 雷公藤甲素在 Beagle 犬体内的毒代动力学 [J]. 中国临床药理学与治疗学, 2014, 19 (2): 1326-1331.
[20] 黄秀旺, 许建华, 陈元仲, 等. 雷公藤内酯醇在大鼠体内的组织分布 [J]. 中药临床药理学与治疗学, 2008, 13 (7): 764-767.
[21] LI X, MAO Y, LI K, et al. Pharmacokinetics and tissue distribution study in mice of triptolide-loaded lipid emulsion and accumulation effect on pancreas [J]. Drug delivery, 2016, 23 (4): 1344-1354.
[22] 姚金成, 饶 健, 曾令贵, 等. 雷公藤甲素在大鼠肝微粒体中代谢及酶促反应动力学研究 [J]. 中药研究, 2010, 21 (7): 557-580.
[23] 吴桐. 雷公藤甲素体内外代谢处置以及与 CYP 酶的相互作用研究 [D]. 北京: 军事科学院, 2018.
[24] 孙帅婷, 金艺, 袁波, 等. 雷公藤甲素和雷公藤红素在大鼠体内的代谢产物分析 [J]. 中国医药工业杂质, 2013, 44 (3): 274-280.
[25] 刘建群, 王雪梅, 张国华, 等. 雷公藤甲素体内代谢研究 [J]. 江西中医药大学学

报，2015，27（2）：71－74.
[26] 刘建群，余昭芬，周立芬，等. HPLC－TOF/MS 研究雷公藤甲素及雷公藤内酯酮体内代谢产物［J］. 海峡药学，2016，28（5）：27－31.
[27] LIU J，ZHOU X，CHEN X Y，et al. Excretion of [3H] triptolide and its metabolites in rats after oral administration［J］. Acta Pharmacologica Sinica，2014，35：549－554.
[28] LI H，LI J，LIU L，et al. Elucidation of the intestinal absorption mechanism of celastrol using the Caco-2 cell transwell model［J］. Planta medica，2016，82：1202－1207.
[29] 薛云云. 三萜类醌甲基化合物雷公藤红素的 HPLC－UV 和 UPLC-Q-TOF 分析方法及其大鼠体内代谢的研究［D］. 上海：上海交通大学，2011.
[30] ZHANG J，LI C Y，XU M J，et al. Oral bioavailability and gender-related pharmacokinetics of celastrol following ad ministration of pure celastrol and its related tablets in rats［J］. Journal of ethnopharmacology，2012，144（1）：195－200.
[31] QI X L，QIN J Y，MA N，et al. Solid self-microemulsifying dispersible tablets of celastrol：formulation development，charaterization and bioavailability evaluation［J］. International journal of pharmaceutics，2014，10（472）：40－47.
[32] ZHAN S Y，PAIK A，ONYEABOR F，et al. Oral bioavailability evaluation of celastrol-encapsulated silk fibroin nanoparticles using an optimized LC－MS/MS method［J］. Molecules，2020，25（3422）：1－11.
[33] 袁菱，陈彦，周蕾，等. 雷公藤红素在不同血浆中的蛋白结合率测定［J］. 中国医院药学杂志，2013，33（3）：175－179.
[34] 刘鹏，陈莹. HPLC－超滤法测定雷公藤红素与家兔、大鼠、人血浆的蛋白结合率［J］. 中国药房，2015，26（1）：62－65.

（林俊粒　盛亚丽　张家伟　吴紫君　韩玲　杨威）

第四章　雷公藤毒理学实验研究

本章总结了雷公藤及其常用制剂在急性毒性、长期毒性、特殊毒性及毒性机制方面的实验研究情况，力求较全面地阐述其毒性及原理，为雷公藤及其制剂的临床合理用药及后续开发提供参考。

第一节　雷公藤急性毒理学研究

本节主要介绍雷公藤根部的不同药用部位、不同提取方法所得提取物引起的急性毒性反应，包括对小鼠所产生的急性毒性反应、动物死亡情况及半数致死剂量、毒性靶器官或靶组织及其损害程度等，并通过比较几种提取物之间所引起的毒性反应严重程度来探讨毒性反应较少的药用部位及提取方法，同时也对常用同属植物昆明山海棠[*Tripterygium hypoglaucum*（*Levl.*）*Hutch*]的毒性进行了一定描述，以便为临床应用提供一定的参考与借鉴。此外，本节还介绍了雷公藤的其他药用部位或提取物、制剂对实验动物的急性毒性研究情况，以便能够尽量全面、系统地阐述雷公藤的急性毒性。

一、雷公藤药用部位、提取物、制剂急性毒性研究进展

王楠楠等[1]对 Wistar 大鼠单次经口给予相当于人日用量 60 倍的雷公藤片、雷公藤多苷片、昆明山海棠片，发现雷公藤片、雷公藤多苷片引起大鼠 AST、ALT 显著升高，雷公藤片引起大鼠 AST 显著升高；给药组肝、肾组织均出现一定程度病理损伤，其中肾组织损伤更严重；给药组间比较，昆明山海棠片肝肾损伤轻于雷公藤片、雷公藤多苷片。丁虹等[2]使用雷公藤甲素对昆明种小鼠进行毒性研究，动物于给药后 16～24 h 内死亡，雄性小鼠经腹腔给药的 LD_{50} 为 0.725 mg·kg^{-1}，95% *CI* 为 0.591～0.889 mg·kg^{-1}；经口给药的 LD_{50} 为 0.788 mg·kg^{-1}，95% *CI* 为 0.663～0.936 mg·kg^{-1}，死亡小鼠两种给药途径均出现胃底部明显充血、肠道无规则散在溃疡，肝脏呈灰白色、颗粒状。雷晴等[3]选用昆明山海棠和雷公藤去皮根茎，使用醇提的方式获得提取物，然后分别制成不同浓度的药液对昆明种小鼠进行经口给药，剂量设计分别为昆明山海棠去皮根茎醇提物 6 组（剂量组别分别为 65.6 g·kg^{-1}、52.48 g·kg^{-1}、42.0 g·kg^{-1}、33.6 g·kg^{-1}、

26.88 g·kg^{-1}、21.5 g·kg^{-1}），雷公藤去皮根茎醇提物5组（剂量组别分别为26.88 g·kg^{-1}、21.5 g·kg^{-1}、17.2 g·kg^{-1}、13.76 g·kg^{-1}、11.0 g·kg^{-1}），用Bliss法计算动物LD_{50}及其95%可信限，得出昆明山海棠去皮根茎醇提物的LD_{50}为34.84 g·kg^{-1}，其95% *CI* 为30.75～39.46 g·kg^{-1}，雷公藤去皮根茎醇提物的LD_{50}为16.31 g·kg^{-1}，其95% *CI* 为14.74～18.06 g·kg^{-1}。李庶藩等[4]通过对雷公藤总萜片和雷公藤片进行毒性比较研究，发现雷公藤总萜片对小鼠经口给药的LD_{50}为1 101.2 mg·kg^{-1}，腹腔注射LD_{50}为567.5 mg·kg^{-1}；雷公藤片口服LD_{50}为487.1 mg·kg^{-1}，腹腔注射LD_{50}为196.0 mg·kg^{-1}。而张学梅等[5]发现，五子四物瓜石汤与雷公藤多苷组成的复方制剂的LD_{50}（以雷公藤多苷计）为（256.7±30.0）mg·kg^{-1}，远大于雷公藤多苷单独给药的LD_{50}［（159.7±14.3）mg·kg^{-1}］。刘霞等[6]对2批次的雷公藤生药运用双向固体发酵的原理与技术，将药用真菌G接种到带皮的雷公藤基质上，在特定条件下进行发酵，得到不同发酵天数的菌质，样品分别为未灭菌的雷公藤生药（CK1），高温灭菌的雷公藤生药（CK2），经双向固体发酵的第一批雷公藤菌质1G0、1G10、1G15、1G20、1G25、1G30（分别代表第一批发酵0 d、10 d、15 d、20 d、25 d和30 d的雷公藤菌质），经双向固体发酵的第二批雷公藤菌质2G0、2G10、2G15、2G20、2G25、2G30、2G35、2G40、2G50、2G60、2G70、2G80（分别代表第二批发酵0 d、10 d、15 d、20 d、25 d、30 d、35 d、40 d、50 d、60 d、70 d和80 d的雷公藤菌质），用所得的各样品对昆明种小鼠进行急性毒性研究，给药0.5～1 h后小鼠主要出现自主活动减少、共济失调、呼吸抑制、严重中毒小鼠死亡等症状，死亡大多发生于给药后4～96 h内，动物先后出现匍匐不动、心跳减慢、死亡，所得的半数致死量分别为：第一批，CK1（LD_{50}为1.2 g·kg^{-1}），CK2（LD_{50}为4.1 g·kg^{-1}），1G0（LD_{50}为6.5 g·kg^{-1}），1G10（LD_{50}为11.0 g·kg^{-1}），1G15（LD_{50}为5.0 g·kg^{-1}），1G20（LD_{50}为19.6 g·kg^{-1}），1G25（LD_{50}为26.0 g·kg^{-1}），1G30（LD_{50}为21.6 g·kg^{-1}）；第二批：2CK1（LD_{50}为1.8 g·kg^{-1}），2CK2（LD_{50}为4.0 g·kg^{-1}），2G0（LD_{50}为4.2 g·kg^{-1}），2G10（LD_{50}为9.4 g·kg^{-1}），2G15（LD_{50}为7.2 g·kg^{-1}），2G20（LD_{50}为27.6 g·kg^{-1}），2G25（LD_{50}为22.5 g·kg^{-1}），2G30（LD_{50}为28.5 g·kg^{-1}），2G35（LD_{50}为19.1 g·kg^{-1}），2G40（LD_{50}为16.1 g·kg^{-1}），2G80（LD_{50}为18.4 g·kg^{-1}）。上述报道中由于所研究雷公藤的部位与制剂均不相同，LD_{50}也不尽量相同，但雷公藤或其制剂、成分引起动物急性毒性主要为胃肠、肝、肾损伤等。

二、国家“973”项目子课题“雷公藤系统毒性研究”急性毒性研究

雷公藤根不同提取物对小鼠的急性毒性研究：取雷公藤根部，将其分成全根、根部去皮所得木部、根的皮部三部分，分别用水和乙醇进行提取，相应得到雷公藤全根水提物、雷公藤全根醇提物、雷公藤木部水提物、雷公藤木部醇提物、雷公藤皮水提物、雷公藤皮醇提物6种雷公藤提取物。采用半数致死量法对雷公藤的6种提取物进行急性毒性研究。试验选用SPF级NIH小鼠300只，按体重和性别随机分为30组，每组10只，

雌雄各半，每种提取物均设定5组，具体试验分组和剂量设置见表4－1。给药前禁食不禁水14～16 h，各剂量组按20 mL·kg^{-1}体重给药体积单次灌胃给药后，连续观察6 h，后每天观察1～2次，持续观察14 d，包括动物体重、饮食、外观、行为、分泌物、排泄物等的变化，并记录所有动物的死亡情况、中毒症状，及中毒反应的起始时间、严重程度、持续时间、是否可逆等；并于给药后第2 d、3 d、5 d、7 d、11 d和14 d测定动物体重及摄食量；对中毒死亡或濒死动物及时进行大体解剖，对存活动物观察14 d后进行大体解剖，并固定脏器，进行病理组织学检查。

表4－1　试验分组和剂量设置

受试物	组别	剂量/(g·kg^{-1})		动物数/只	
		药粉	以生药量计	♀	♂
雷公藤全根水提物	A1	2.592	49.0	5	5
	A2	2.073	39.2	5	5
	A3	1.658	31.4	5	5
	A4	1.326	25.1	5	5
	A5	1.060	20.1	5	5
雷公藤全根醇提物	B1	1.068	7.0	5	5
	B2	0.854	5.6	5	5
	B3	0.684	4.5	5	5
	B4	0.546	3.6	5	5
	B5	0.436	2.8	5	5
雷公藤木部水提物	C1	2.512	49.0	5	5
	C2	2.135	41.6	5	5
	C3	1.814	35.4	5	5
	C4	1.541	30.1	5	5
	C5	1.309	25.6	5	5
雷公藤木部醇提物	D1	1.135	8.6	5	5
	D2	1.021	7.8	5	5
	D3	0.920	7.0	5	5
	D4	0.827	6.3	5	5
	D5	0.744	5.7	5	5
雷公藤皮水提物	E1	1.315	23.4	5	5
	E2	1.052	18.7	5	5
	E3	0.841	15.0	5	5
	E4	0.672	12.0	5	5
	E5	0.537	9.6	5	5

续表 4－1

受试物	组别	剂量/($g \cdot kg^{-1}$)		动物数/只	
		药粉	以生药量计	♀	♂
雷公藤皮醇提物	F1	0.472	2.8	5	5
	F2	0.401	2.4	5	5
	F3	0.340	2.0	5	5
	F4	0.289	1.7	5	5
	F5	0.245	1.5	5	5

结果显示，雷公藤全根水提物、雷公藤全根醇提物、雷公藤木部水提物、雷公藤木部醇提物、雷公藤皮水提物、雷公藤皮醇提物6 种提取物对 NIH 小鼠一般状态的影响相近，出现不同程度的自主活动减少、竖毛、眼出血、闭眼、呼吸加深、稀便、脱毛等症状，而雷公藤皮醇提物还引起动物颤抖、呼吸加深、呼吸急促等，较其他 5 种提取物症状明显，与半数致死剂量中雷公藤皮醇提物 LD_{50}最小的结果相吻合。在摄食量、体重方面，雷公藤各提取物均不同程度地降低存活动物的体重，且降低相应摄食量，而在组织病理学检查中发现，雷公藤各提取物均可引起 NIH 小鼠严重的消化道毒性反应，因此引起动物摄食量下降、体重下降应该与雷公藤提取物的消化道毒性相关。各提取物不同剂量组动物死亡情况与剂量呈正相关，动物死亡时间发生于给药后的 6～96 h，采用 Bliss 法计算半数致死剂量 LD_{50}及 95% CI，死亡情况及计算结果见表 4－2。通过对雷公藤各提取物的半数致死剂量结果进行比较（按生药量进行比较），得出雷公藤皮醇提物＜雷公藤全根醇提物＜雷公藤木部醇提物＜雷公藤皮水提物＜雷公藤全根水提物＜雷公藤木部水提物，同时得出雷公藤醇提物 LD_{50}小于雷公藤水提物 LD_{50}，雷公藤皮（水、醇）提取物 LD_{50} ＜雷公藤全根（水、醇）提取物 LD_{50} ＜雷公藤木部（水、醇）提取物 LD_{50}；从而可得出雷公藤各提取物对 NIH 小鼠的急性毒性：雷公藤皮醇提物＞雷公藤全根醇提物＞雷公藤木部醇提物＞雷公藤皮水提物＞雷公藤全根水提物＞雷公藤木部水提物，雷公藤醇提物＞雷公藤水提物，雷公藤皮（水、醇）提取物＞雷公藤全根（水、醇）提取物＞雷公藤木部（水、醇）提取物。对死亡动物进行剖检，雷公藤各提取物间死亡动物大体解剖所观察到的现象均相同，均为胃、肠（十二指肠、空肠、回肠）颜色鲜红至深红色；十二指肠、空肠、回肠段肠壁变薄，质软，颜色为鲜红色至深红色，肠壁内充满血红色黏液；组织学检查为胃、肠（十二指肠、空肠、回肠）黏膜层细胞坏死脱落及出血性变化，十二指肠黏膜层肠绒毛断裂脱落，上皮细胞坏死，血管扩张充血或出血。未死亡动物于给药后 15 d 剖检未见明显眼观变化，但组织学检查可见少数动物脾脏脾窦内淋巴细胞数量稍增多，雄性动物附睾管内未见成熟精子，雌性动物子宫内膜轻度增生及卵巢中个别原始卵母细胞空化现象。从上述结果可得出雷公藤各提取物对 NIH 小鼠的毒性靶组织、靶器官相同，但无法从病理组织学角度得出各提取物之间对毒性靶组织、靶器官的影响严重程度。病理结果显示，雷公藤各提取物均能引起 NIH 小鼠胃肠损伤，导致动物死亡，且对免疫系统、生殖系统有毒副作用。

表4－2　雷公藤提取物单次给药动物死亡情况结果表

受试物	剂量/(g·kg⁻¹)	不同时间死亡数/只（药后）					总死亡数/只	死亡率/%	LD_{50}（Bliss法）以生药量计
		0～6 h	6～24 h	24～48 h	48～72 h	72～96 h			
雷公藤全根水提物	49.0	0	9	1	0	0	10	100	24.6 g·kg⁻¹（95% *CI* 为20.8～30.2 g·kg⁻¹）
	39.2	0	3	4	2	0	9	90	
	31.4	0	3	1	1	1	6	60	
	25.1	0	2	2	0	0	4	40	
	20.1	0	1	2	0	0	3	30	
雷公藤全根醇提物	7.0	0	8	1	0	0	9	90	5.2 g·kg⁻¹（95% *CI* 为4.6～5.9 g·kg⁻¹）
	5.6	0	4	0	2	0	6	60	
	4.5	0	1	0	1	1	3	30	
	3.6	0	0	1	1	0	2	20	
	2.8	0	1	0	0	0	1	10	
雷公藤木部水提物	49.0	0	3	5	2	0	10	100	37.0 g·kg⁻¹（95% *CI* 为33.1～40.9 g·kg⁻¹）
	41.6	0	3	2	1	0	6	60	
	35.4	0	0	1	2	1	4	40	
	30.1	0	1	1	1	0	3	30	
	25.6	0	0	0	0	0	0	0	
雷公藤木部醇提物	8.6	0	3	0	3	0	6	60	8.3 g·kg⁻¹（95% *CI* 为7.6～9.1 g·kg⁻¹）
	7.8	0	2	2	1	0	5	50	
	7.0	0	1	1	0	1	3	30	
	6.3	0	0	1	0	0	1	10	
	5.7	0	0	0	0	0	0	0	
雷公藤皮水提物	23.4	0	4	6	0	0	10	100	12.5 g·kg⁻¹（95% *CI* 为10.7～14.2 g·kg⁻¹）
	18.7	0	8	1	0	0	9	90	
	15.0	0	0	5	3	0	8	80	
	12.0	0	0	3	2	0	5	50	
	9.6	0	0	1	0	1	2	20	
雷公藤皮醇提物	2.8	0	7	1	1	1	10	100	1.8 g·kg⁻¹（95% *CI* 为1.8～2.4 g·kg⁻¹）
	2.4	0	3	2	1	3	9	90	
	2.0	0	2	0	2	0	4	40	
	1.7	0	1	0	1	0	1	10	
	1.5	0	0	0	0	0	0	0	

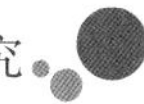

雷公藤多苷对小鼠的急性毒性研究：选用 SPF 级 NIH 小鼠 40 只，按体重和性别随机分为 4 组，每组 10 只，雌雄各半。雷公藤多苷剂量分别设定为 220 mg・kg^{-1}、176 mg・kg^{-1}、141 mg・kg^{-1}、113 mg・kg^{-1}（按等效体表面积折算为人临床最大用量的 16 倍、13 倍、11 倍、9 倍）。试验方法同上。

以雷公藤不同部位为原料制成不同的雷公藤制剂，这些制剂间的效果与毒性也有差别。雷公藤多苷为从雷公藤去皮根心提取获得的制剂，也是使用较多的一种制剂。结果显示，雷公藤多苷各剂量组给药后，部分动物出现自主活动减少、竖毛、闭眼、俯卧等症状。以雷公藤多苷 220 mg・kg^{-1}、176 mg・kg^{-1}、141 mg・kg^{-1}剂量给药后，雌、雄动物在第 2 d、3 d 体重不增长或增长缓慢，在第 5 d 体重增长恢复正常并持续到第 14 d；以 113 mg・kg^{-1}剂量给药后，雌、雄动物体重在 14 d 观察期内未见异常变化。各剂量组动物死亡情况与剂量呈正相关，动物死亡时间发生于给药后的 6～96 h 内，具体死亡情况见表 4－3。采用 Bliss 法计算半数致死剂量 LD_{50} 为 185.3 mg・kg^{-1}，95% *CI* 为 165.9～207.0 mg・kg^{-1}，与郑家润[7]的研究结果相近。死亡动物大体观察及组织学检查为胃、肠（十二指肠、空肠、回肠）黏膜层细胞坏死脱落性变化。未死亡动物于给药后 15 d 剖检，大体检查未见明显眼观变化。组织学检查可见少数动物脾脏脾窦内淋巴细胞数量稍增多、白髓体积增大；雄性动物附睾管内未见成熟精子，睾丸生精小管少量生精细胞脱落；雌性动物子宫内膜可见轻度增生及卵巢个别原始卵母细胞空化现象。病理结果提示，受试物能引起 NIH 小鼠胃肠损伤，导致动物死亡，且对免疫系统、生殖系统有毒副作用。

表 4－3　雷公藤多苷单次给药动物死亡结果

受试物	剂量/（mg・kg^{-1}）	不同时间死亡数/只（药后）					总死亡数/只	死亡率/%	LD_{50}（Bliss 法）以生药量计
		0～6 h	6～24 h	24～48 h	48～72 h	72～96 h			
雷公藤多苷	220	0	4	5	0	0	9	90	185.3 mg・kg^{-1}（95% *CI* 为 165.9～207.0 mg・kg^{-1}）
	176	0	1	2	0	0	3	30	
	141	0	0	0	0	1	1	10	
	113	0	0	0	0	0	0	0	

昆明山海棠［*Tripterygium hypoglaucum*（*Levl.*）*Hutch*］属卫矛科雷公藤属植物，化学成分也主要为生物碱类、倍半萜类、二萜类、三萜类和其他化学成分，具有抗炎、免疫抑制或免疫调节、抗肿瘤及抗菌等多种作用，常用于治疗风湿痹痛、类风湿关节炎、红斑狼疮等疾病。作为雷公藤同属植物，具有与雷公藤相似疗效，常被混淆使用，但两者毒性和副作用有较大差别，应合理区分使用，因此本课题也选用昆明山海棠加以研究。而民间多采用其根以水煎方式处理使用，本研究也采用相同处理方式的昆明山海棠根水提物进行急性毒性研究。

昆明山海棠根水提物对小鼠的急性毒性研究：选用 SPF 级 NIH 小鼠 50 只，按体重和性别随机分为 5 组，每组 10 只，雌雄各半。昆明山海棠根水提物分别设定为

1.058 g·kg^{-1}、0.846 g·kg^{-1}、0.677 g·kg^{-1}、0.542 g·kg^{-1}、0.433 g·kg^{-1}（按生药量计算分别为68.03 g·kg^{-1}、54.40 g·kg^{-1}、43.53 g·kg^{-1}、34.85 g·kg^{-1}、27.84 g·kg^{-1}）。试验方法同上。

结果显示，昆明山海棠根水提物各剂量组给药后，部分动物出现自主活动减少、闭眼、呼吸加深、俯卧等症状。以昆明山海棠根水提物68.03 g·kg^{-1}、54.40 g·kg^{-1}、43.53 g·kg^{-1}剂量给药后，雌、雄动物在第2～3 d摄食量大幅下降，第2～5 d体重不增长或增长缓慢，到第7 d体重增长恢复正常并持续到第14 d。各剂量组动物死亡情况与剂量呈正相关，动物死亡时间发生于给药后的6～72 h内，具体死亡情况见表4-4。采用Bliss法计算半数致死剂量LD_{50}为0.7 g·kg^{-1}（45.01 g·kg^{-1}），95% *CI*为0.6～0.7 g·kg^{-1}（38.58～45.01 g·kg^{-1}）。死亡动物大体观察及组织学检查为胃、肠（十二指肠、空肠、回肠）黏膜层细胞坏死脱落性及出血性变化。未死亡动物于给药后15 d剖检，大体检查未见明显眼观变化。组织学检查可见少量动物肝脏肝细胞水泡变性、脾脏脾窦内淋巴细胞数量稍增多，雄性动物附睾管内未见成熟精子，雌性动物子宫内膜可见轻度增生及卵巢个别原始卵母细胞空化现象。病理结果提示，受试物能引起NIH小鼠胃肠损伤，导致动物死亡，可引起一定程度的肝损伤，且对免疫系统、生殖系统有潜在毒副作用。

表4-4　昆明山海棠根水提物单次给药动物死亡结果

受试物	剂量/(g·kg^{-1})	不同时间死亡数/只（药后）					总死亡数/只	死亡率/%	LD_{50} (Bliss法) 以生药量计
		0～6 h	6～24 h	24～48 h	48～72 h	72～96 h			
昆明山海棠根水提物	68.03	0	4	2	4	0	10	100	45.01 g·kg^{-1} (95% *CI*为38.58～45.01 g·kg^{-1})
	54.40	0	4	1	4	0	9	90	
	43.53	0	4	1	2	0	7	70	
	34.85	0	0	1	0	0	1	10	
	27.91	0	0	0	0	0	0	0	

雷公藤作为毒性中药，通常以根、叶、花及果入药。雷公藤不同的使用部位均具有不同程度的毒性，一般认为嫩芽和叶毒性最强，花次之，根毒性最弱。作为中国传统医学中的一种常用中草药，雷公藤已有700多年历史，具有活血化瘀、清热解毒、消肿散结、杀虫止血等功效。由于雷公藤对风湿性和类风湿性关节炎、肾病综合征、肾小球肾炎、系统性红斑狼疮、麻风病、口眼干燥综合征、贝赫切特综合征（白塞病）、湿疹、疥疮、顽癣等均具有独特的疗效而在现代医学中得到十分广泛的应用，但随之其毒副作用也越来越受到人们的关注。据相关报道，雷公藤是近半个世纪以来发生中毒事件最多的中草药之一，其在常规用药剂量下即能发生中毒现象，从而也制约着它的进一步应用。因此，正确认识雷公藤的毒副作用对于其能够在临床中得到更为安全的使用变得尤为重要。国家“973”项目子课题之一“雷公藤系统毒性研究”急性毒性研究通过对临床治疗使用最多的雷公藤根部进行全面研究，发现雷公藤根皮部比雷公藤根心木部的毒

性大，而含有根皮和根心的全根毒性介于两者之间；同时，雷公藤根部采用水提毒性较采用醇提小。此与吕鹏[8]报道雷公藤酒剂在临床应用中最易造成中毒的结论一致。因此，根据上述结果，建议在临床应用时选用去皮根心进行使用，同时采用水提的方法的安全性较醇提方法高。采用不同部位与不同提取方法所产生的毒性差异可能与不同部位含有的成分不同以及相同成分的多寡，同一部位内亲水性成分与亲酯性成分毒性不同相关。而同为卫矛科雷公藤属植物，本课题研究发现昆明山海棠根水提物的毒性较雷公藤全根水提物的要小。此外，雷晴等[3]通过对昆明种小鼠急性毒性的比较研究也发现昆明山海棠去皮根茎醇提物毒性较雷公藤去皮根茎醇提物要小。因此，从急性毒性角度可以推断，昆明山海棠毒性较雷公藤要小，在临床使用中应根据其疗效、毒副作用加以区分使用。

本课题研究发现，雷公藤提取物或其制剂引起的急性毒性主要表现为胃肠损伤，从而导致动物死亡，且对免疫系统、生殖系统有明显的毒副作用，但未发现以肝、肾、心脏毒性为主的文献报道，这为我们能够正确认识雷公藤及其制剂的毒性提供参考，也为今后对雷公藤配伍减毒研究能够有所侧重提供一定的依据。

第二节　雷公藤长期毒理学研究

雷公藤是近半个世纪以来报道发生中毒事件最多的中草药之一，其毒性在传统中草药中排名第三，全株均有不同程度的毒性，嫩芽及叶毒性最大，木质部毒性最小，药用部位主要是去二层皮的根木质部。根据临床观察，雷公藤的毒副作用主要为生殖系统、内分泌系统和消化系统毒性，其次为血液系统和皮肤黏膜损害，其中最突出的是对生殖系统的毒性作用，因此限制了雷公藤的临床推广与应用。近年来，临床上不良反应屡有报道，主要为药物性肝炎、肾功能不全、生殖系统损伤、内分泌系统损伤和消化系统损伤等，其中肝功能损伤较为明显。

研究表明，雷公藤所含的生物碱、二萜类、三萜类及苷类物质均有一定的毒性；其中二萜类成分毒性最大，其次是三萜类成分，生物碱成分毒性较小。二萜类成分主要对心、肝、骨髓、胃肠系统、生殖系统有强烈毒性；生物碱则主要损害肝脏，对生殖系统也有较强的毒性。雷公藤可引起中毒性肝炎或慢性肝损伤，其物质基础主要是二萜类内酯雷公藤甲素。肝损伤的机制可能与肝中 Kupffer 细胞的激活，释放大量 TNF 及 NO 有关。以下根据化学成分的分类及不同制剂，对雷公藤长期毒理学研究的概况进行阐述和比较。

一、雷公藤木质部水提物长期毒性试验（国家“973”项目子课题“雷公藤系统毒性研究”长期毒性试验研究）

试验以雷公藤木质部水提物为受试物，设 0.128 $g \cdot kg^{-1}$、0.512 $g \cdot kg^{-1}$、1.280 $g \cdot kg^{-1}$ 3 个剂量组和 1 个阴性对照组，连续 60 d 给予大鼠灌胃。雷公藤根木质部含：雷公藤三萜内酯 A（triptoterpenoid lactone A），雷公藤内酯 A、B，南蛇藤素（celastrol）

即雷公藤红素（tripterine），3β，22 α－二羟基－12－齐墩果烯－29－羧酸（3β, 22α-dihydroxy-Δ12-oleanen-29-oicacid），3，24－二氧代木栓烷－29－羧酸（3, 24-dioxofriedclin-29-oicacid），3β－ 羟基－12－齐墩果烯－29－羧酸（3β-epikatonicacid），大子五层龙酸（salaspermicacid），雷公藤三萜酸（triptotriterpenic acid）A、B、C，直楔草酸 3β，22β－二羟基－12－齐墩果烯－29－羧酸（3β, 22β-dihydroxy-Δ12-oleanen-29-oic acid），2α，3α，24－三羟基－12－乌苏烯－28－羧酸（2α, 3α, 24-trihydroxy-Δ12-ursane-28-oicacid），雷公藤酮（tripterygone），雷公藤氯内酯醇（tripchlorolide），雷公藤内酯三醇（triptriolide），亚麻酸（linolenic acid），8，9－亚油酸（8, 9-octadecadienoicacid），油酸（oleicacid），棕榈油酸（9-hexadecenoicacid），棕榈酸（palmiticacid），硬脂酸（stearic acid）等。雷公藤根皮含：雷公藤碱，雷公藤次碱，雷公藤碱乙，异卫矛碱，雷公藤宁碱（wifornine），雷公藤精碱（wilforjing），雷公藤碱丁（wilfortrine），雷酚酮内酯（triptonolide），雷公藤内酯酮（triptonide），雷公藤内酯醇，雷公藤内酯二醇（tripdiolide），雷酚内酯（trip-tophenolide），雷酚内酯甲醚（triptophenolide methylether），雷酚新内酯（neotriptophenolide），雷酚萜即 14－羟基－8，11，13－松香三烯－3－酮（triptonoterpene, 14-hydroxy-abieta-8, 11, 13-trien-3-one），雷酚萜甲醚即 11－羟基－14－氧基－8，11，13－松香三烯－3－酮（triptonoterpene methyl ether, 11-hydroxy-14-methoxy-abieta-8, 11, 13-trien-3-one），雷醇内酯（triptolidenol），山海棠素（hypolide），山海棠素甲醚（hypolide methylether），异雷酚新酯（isoneotriptophenolide），雷公藤内酯三醇，雷公藤内酯四醇（triptotetraolide），异雷公藤内酯四醇（isotriptetraolide），雷公藤素（wilforonide），雷公藤内酯 A，5－黏霉烯－3β，28－二醇（glut-5-en-3β, 28-diol），乌苏－3β，5α－二醇（ursan-3β, 5α-diol），A－异齐墩果－29－羧酸即美登木酸（polpunonic acid, populnonic acid, maytenonic acid），雷二羟酸甲酯（triptodihy-droxy acid methyl ester）。

（一）试验结果

（1）动物一般状态：高剂量组陆续有部分雌性动物出现眼球苍白、无血色的现象，共有 4/60 例高剂量组雌性动物死亡；低、中、高剂量组动物陆续出现脱毛的现象，雌性动物表现较明显，上述症状至恢复期结束未恢复正常。

（2）摄食量、体重：可引致动物体重增长的减缓，停药后，动物体重的增长有加快趋势。

（3）血液学检查，雷公藤高、中剂量均致粒、红两系细胞的极度减少，血小板增多，淋巴细胞增多，且网织红细胞数及网织红细胞比率在给药前 7 d 也极度降低，提示骨髓造血功能严重降低，药物对骨髓有明显抑制作用，且雌性动物比雄性动物明显敏感，认为该变化与受试物免疫抑制的作用相关。

（4）血液生化学检查：雷公藤高、中剂量组的总蛋白、白蛋白、A/G 比值降低，ALT、AST 明显升高，且肝脏的脏器系数增大。高剂量组雌性动物在给药 30 d、60 d 后均出现 LDH、AST、CK 明显升高，且心脏的脏器系数增大。

（5）骨髓象检查：高、中剂量可引致骨髓无核细胞比例降低。

（6）脏器重量及脏器系数、免疫系统：中、高剂量可引起雌性动物胸腺减轻，停药后以上变化可恢复；中、高剂量可引起雌性动物脾脏的增大，停药后脾脏的变化有一

药后以上变化可恢复；中、高剂量可引起雌性动物脾脏的增大，停药后脾脏的变化有一定程度地恢复。生殖系统方面，高剂量可引致雌性动物卵巢在给药 15 d、30 d 减轻，停药后未见恢复；各剂量组雄性动物在给药期间睾丸均明显减轻，停药后未见恢复；各剂量组雄性动物在给药期间附睾均明显减轻，停药后未见恢复。

（7）性激素受体表达方面，雄性大鼠下丘脑中雄激素受体（AR）表达无明显变化；垂体 AR 在停药后表达显著下降；睾丸 AR 在给药 30 d、60 d 及停药后表达均显著下降。雌性大鼠下丘脑、垂体、卵巢中 ER-α 的表达均在给药 60 d 及停药后显著下降。

（8）性激素水平方面，雷公藤木质部水提物能明显降低各给药组的雄性大鼠血清 T、LH、FSH 含量；能降低雌性大鼠血清 FSH、LH、E2、P 含量。

（9）大鼠病理学结果（表 4－5、图 4－1 至图 4－12）：雷公藤木质部水提物对 SD 大鼠的免疫器官（脾脏、胸腺）、消化器官（十二指肠、空肠）、生殖器官（雄性睾丸、附睾，雌性子宫、卵巢）均有明显的毒性作用。主要表现为：①脾脏。部分试验动物脾白髓区比例增大，边缘区增宽，脾小体缩小，脾小体内淋巴细胞数量减少；另可见部分动物脾脏红髓区脾窦内淋巴细胞数量增多。随着给药时间延长，脾脏发生变化的动物的数量有增长趋势，且与受试物有明显的剂量关系，剂量越高，脾脏发生变化的动物的数量越多。恢复期脾小体内淋巴细胞减少性变化有一定程度恢复，而脾脏红髓区淋巴细胞增多性变化有明显恢复。②胸腺。给药早期，部分动物出现胸腺髓质区淋巴细胞数量稍增多，皮质与髓质界限不清。随着给药期延长，部分动物的胸腺出现皮质部变薄、皮质部淋巴细胞数量减少、胸腺小叶缩小等变化。胸腺缩小性变化，雌性动物出现的动物数较雄性动物多，可见雌性动物较雄性动物敏感。此类变化于给药 15 d 出现较明显，给药 30 d 不明显，而给药 60 d 也可见部分动物出现此类变化，且与受试物有一定的剂量关系。恢复期动物胸腺未见明显变化，胸腺的病理变化恢复。③十二指肠、空肠。受试物引起十二指肠、空肠绒毛排列紊乱，部分倒伏，肠壁变薄，肠绒毛尖端少量细胞脱落，黏膜下层及肌层未见明显损伤。给药 3 d 后开始出现十二指肠的变化，给药 7 d、给药 15 d 出现十二指肠变化的动物的数量增加，给药 30 d 后随着给药时间延长，此类变化逐渐减少，恢复期仅见个别动物有此类变化。④睾丸。受试物能引起雄性动物生殖器官明显损伤。睾丸曲细精管内各级生精细胞数量减少或消失，管腔缩小，管壁变薄，形态不规则，轻度的呈现少量或部分曲细精管萎缩，严重的导致睾丸内所有曲细精管均萎缩，曲细精管内各级生精细胞消失，睾丸体积明显缩小。睾丸的变化与受试物有明显的剂量关系，且随着给药时间延长，病变越明显，且恢复期未见恢复。⑤附睾。受试物引起雄性动物附睾管内早期精子发育障碍或异常，附睾管内出现短小、断头或断尾或形态异常精子，后期附睾管空虚，管腔缩小，管腔内未见精子或细胞成分。试验中给药 3 d 及给药 7 d 其附睾的变化与阴性对照组比较无明显差异，此与试验动物性成熟有关。给药 15 d、给药 30 d、给药 60 d 及恢复期均可见附睾的变化与受试物有明显的剂量关系，且恢复期未见恢复。⑥子宫。受试物引起部分雌性动物子宫内膜上皮细胞增生，细胞层数增多，向管腔内伸出较多突起，部分动物子宫内膜下细胞分布密集，纤维组织增生，内膜皱褶明显。随着给药期延长，出现变化的动物的数量增多，且与受试物有明显的剂量关系，恢复期动物数稍有减少，未见完全恢复。⑦卵巢。受试物引起雌性动物卵巢内卵母细胞发育异常，卵巢闭锁卵泡数量增加，部分动物卵巢内发育中各级卵母细胞均减少，黄体数量亦减少等变化。随着给药时间的延长，出现变化的动物的数量明显增多，且与受试物有明显的剂量关系，恢复期未见明显恢复。

表4-5　各试验周期试验动物脏器出现病变比例统计

组织学病理变化	组别	试验周期（病变比例）					
		3 d	7 d	15 d	30 d	60 d	恢复期
脾白髓体积增大，脾小体内淋巴细胞减少	阴性组	0/20	0/20	0/20	0/20	0/20	3/20
	低剂量组	1/20	5/20	13/20	10/20	6/20	7/20
	中剂量组	4/20	11/20	11/20	12/20	13/20	8/20
	高剂量组	6/20	8/20	15/20	16/20	16/20	12/20
脾红髓区淋巴细胞增多	阴性组	0/20	0/20	0/20	0/20	0/20	0/20
	低剂量组	3/20	7/20	4/20	5/20	4/20	1/20
	中剂量组	1/20	5/20	9/20	11/20	11/20	1/20
	高剂量组	4/20	8/20	10/20	15/20	10/20	2/20
十二指肠	阴性组	0/20	0/20	0/20	0/20	0/20	0/20
	低剂量组	6/20	1/20	6/20	4/20	0/20	1/20
	中剂量组	7/20	3/20	8/20	3/20	5/20	1/20
	高剂量组	1/20	6/20	11/20	7/20	5/20	1/20
空肠	阴性组	0/20	0/20	0/20	0/20	0/20	0/20
	低剂量组	0/20	0/20	0/20	2/20	0/20	0/20
	中剂量组	0/20	0/20	2/20	0/20	0/20	0/20
	高剂量组	0/20	0/20	4/20	0/20	0/20	0/20
胸腺	阴性组	0/20	0/20	0/20	0/20	0/20	0/20
	低剂量组	0/20	2/20	1/20	0/20	1/20	0/20
	中剂量组	0/20	3/20	4/20	0/20	4/20	0/20
	高剂量组	3/20	5/20	7/20	0/20	9/20	0/20
睾丸	阴性组	2/10	0/10	0/10	2/10	1/10	0/10
	低剂量组	3/10	2/10	3/10	5/10	9/10	7/10
	中剂量组	2/10	2/10	3/10	10/10	10/10	0/10
	高剂量组	3/10	4/10	9/10	8/10	10/10	10/10
附睾	阴性组	8/10	9/10	0/10	1/10	0/10	0/10
	低剂量组	8/10	8/10	7/10	7/10	7/10	8/10
	中剂量组	9/10	10/10	5/10	10/10	10/10	10/10
	高剂量组	10/10	9/10	10/10	10/10	10/10	10/10

续表 4－5

组织学病理变化	组别	试验周期（病变比例）					
		3 d	7 d	15 d	30 d	60 d	恢复期
子宫	阴性组	0/10	0/10	0/10	0/10	0/10	1/10
	低剂量组	2/10	0/10	6/10	1/10	1/10	2/10
	中剂量组	3/10	2/10	7/10	4/10	4/10	5/10
	高剂量组	1/10	3/10	9/10	5/10	7/10	3/10
卵巢	阴性组	0/10	0/10	0/10	0/10	0/10	0/10
	低剂量组	3/10	2/10	4/10	3/10	3/10	5/10
	中剂量组	4/10	4/10	7/10	8/10	8/10	7/10
	高剂量组	7/10	7/10	10/10	9/10	8/8	7/8

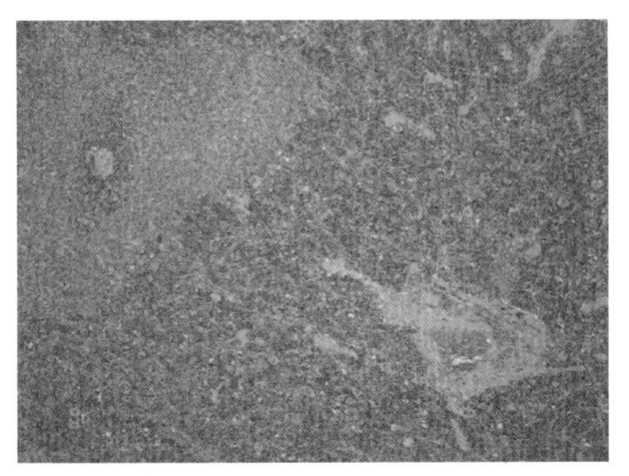

图 4－1　脾脏：结构正常，红白髓比例正常，中央动脉未见扩张或缩小，动脉周围淋巴鞘未见增厚（阴性对照组，HE 染色 ×40）

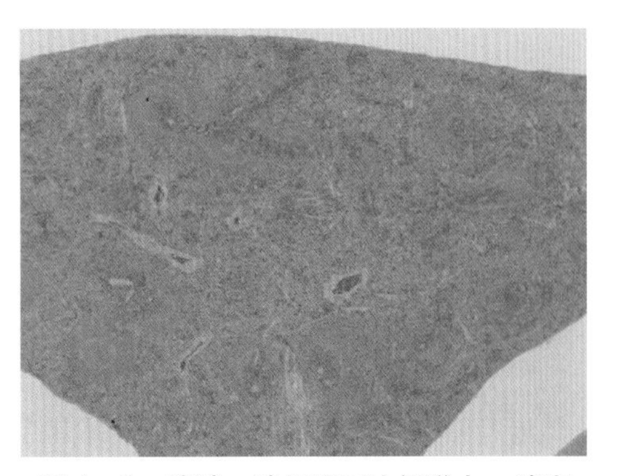

图 4－2　脾脏：脾红髓区比例增大，脾窦扩张，脾窦内淋巴细胞明显增多，白髓区脾小体内淋巴细胞明显减少（高剂量组，HE 染色 ×100）

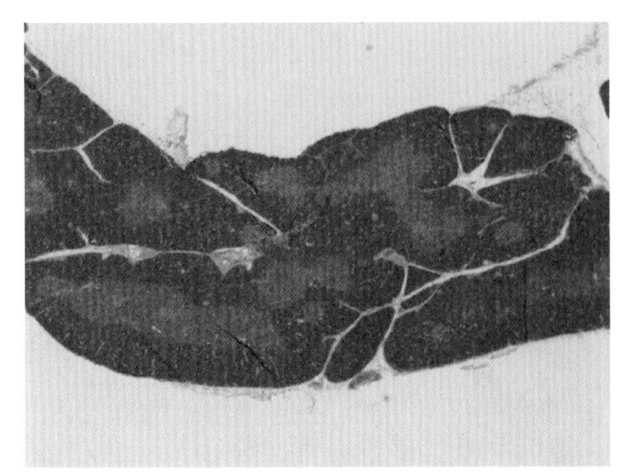

图 4－3　胸腺：结构正常，皮质未见增厚，髓质未见萎缩（阴性对照组，HE 染色 ×100）

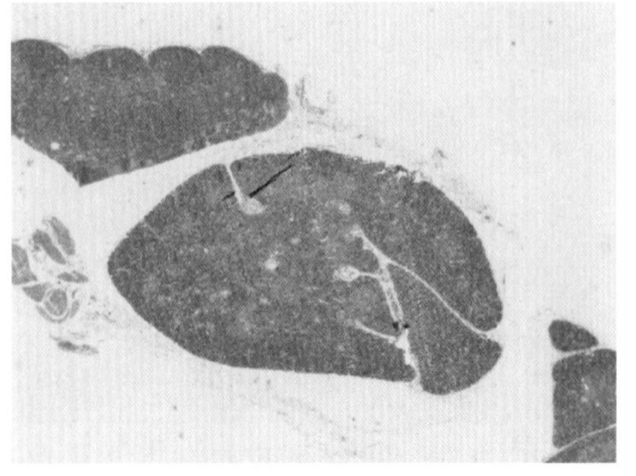

图 4－4　胸腺：萎缩，胸腺皮髓质分界不清，皮质部变薄，淋巴细胞数量减少（高剂量组，HE 染色 ×100）

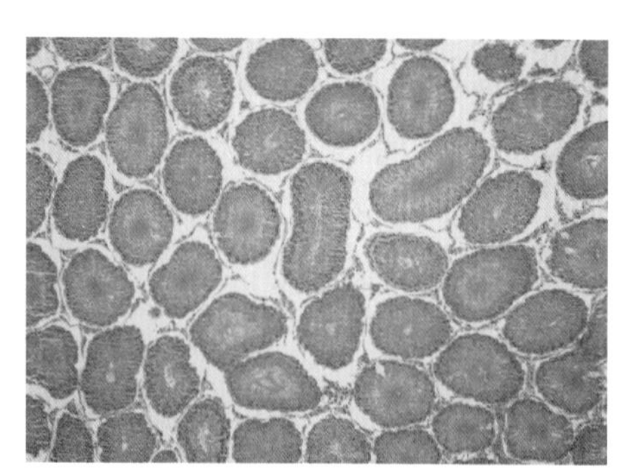

图4－5　睾丸：结构正常，曲细精管未见扩张或萎缩，精子生发层未见变薄，间质未见炎细胞浸润（阴性对照组，HE 染色 ×100）

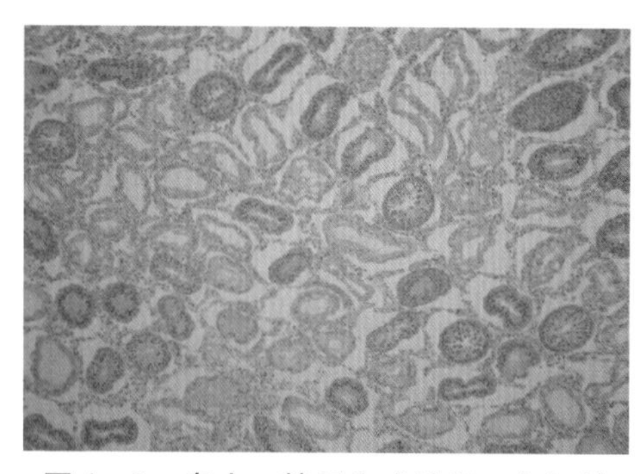

图4－6　睾丸：精子生成障碍，曲细精管萎缩，部分曲细精管形态不规则，各级生精细胞减少或消失（高剂量组，HE 染色 ×100）

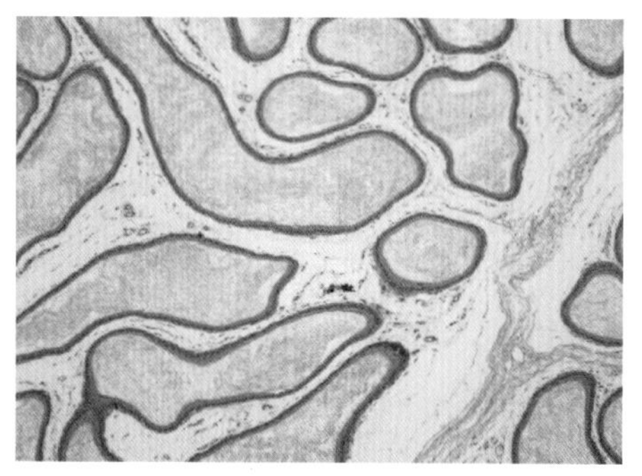

图4－7　附睾：结构正常，附睾管内可见精子细胞，附睾管未见萎缩、扩张和增生等变化（阴性对照组，HE 染色 ×100）

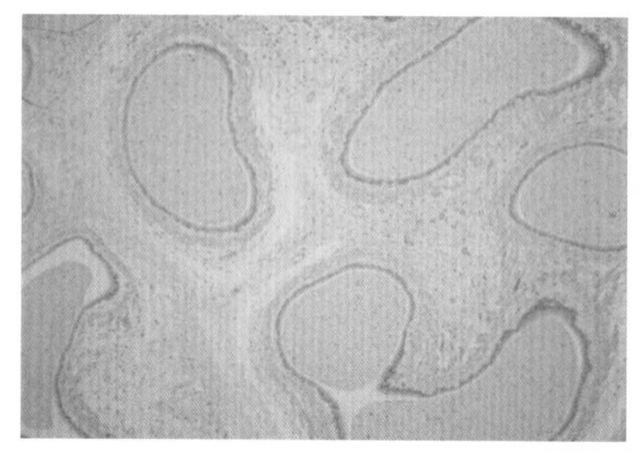

图4－8　附睾：附睾管腔内可见一些圆形细胞及均质红染渗出液，间质增宽，纤维组织增生（高剂量组，HE 染色 ×100）

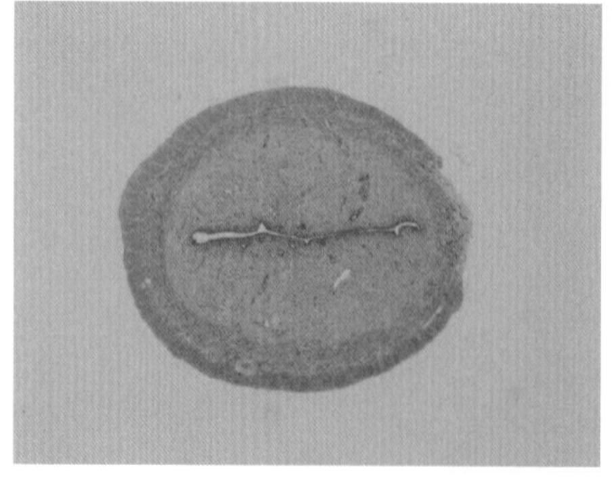

图4－9　子宫：结构正常，内膜未见炎性变化，血管未见充血，间质未见炎细胞浸润，可见少量腺体（阳性对照组，HE 染色 ×40）

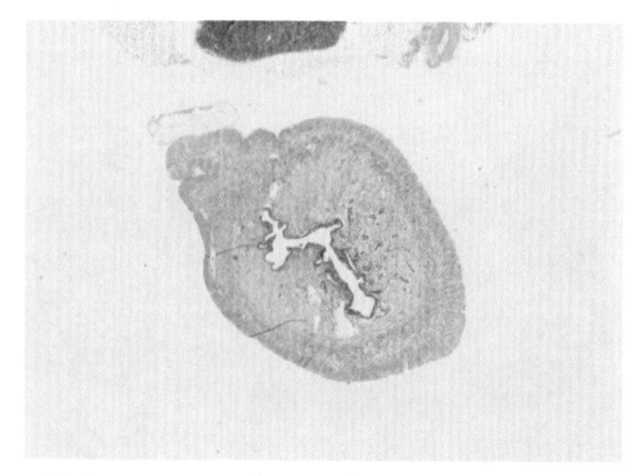

图4－10　子宫：子宫缩小，子宫壁变薄，子宫内膜上皮细胞稍增生，内膜下纤维组织增生（高剂量组，HE 染色 ×40）

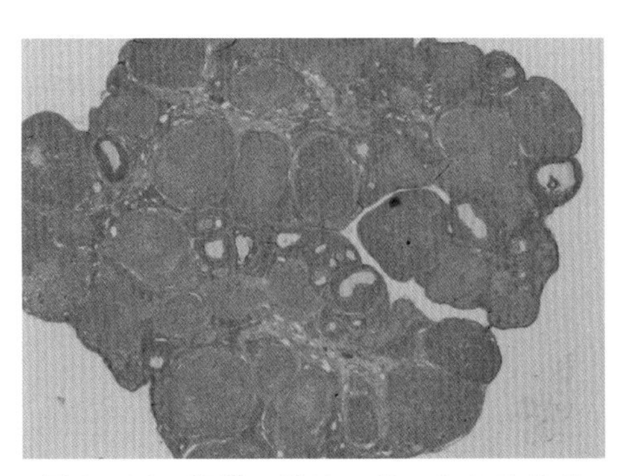

图4－11　卵巢：结构正常，各级卵泡发育正常，间质未见炎细胞浸润，血管未见扩张（阴性对照组，HE 染色 ×40）

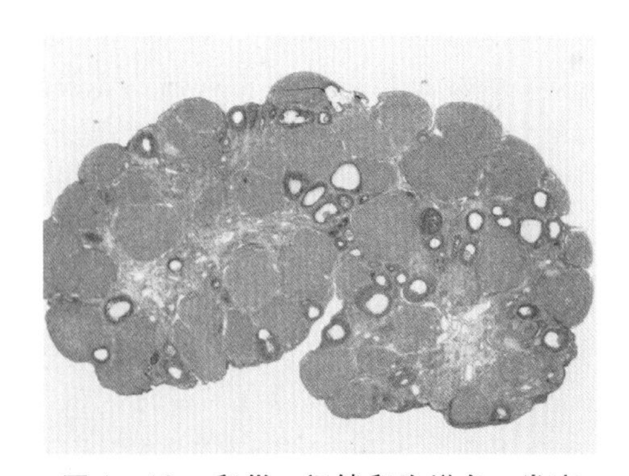

图4－12　卵巢：闭锁卵泡增多，发育中各级卵母细胞减少（高剂量组，HE 染色 ×40）

试验结果显示，雷公藤木质部水提物对 SD 大鼠连续 60 d 灌胃给药，能引起动物免疫器官（脾脏、胸腺）、消化器官（十二指肠、空肠）、生殖器官（雄性睾丸、附睾，雌性子宫、卵巢）明显的毒性反应。以上变化均可见与受试物有明显剂量关系，对胸腺、十二指肠、空肠的损伤均可完全恢复；对脾脏的损伤有一定程度的恢复；对睾丸、附睾、子宫、卵巢的损伤未见明显恢复，且随着给药时间延长，损伤越明显，有一定的蓄积反应。

（二）讨论与结论

雷公藤木质部水提物对 SD 大鼠血液学、骨髓象的靶指标为粒、红两系细胞的极度减少、血小板增多、淋巴细胞增多、骨髓无核细胞比例降低，且网织红细胞数极度降低，提示骨髓造血功能严重降低，药物对骨髓有明显抑制作用，与文献所报道的雷公藤对血液系统的影响主要是对粒细胞产生毒性而使白细胞减少的结论是一致的。高丽等[9]报道雷公藤对更新较快的组织和细胞有明显的细胞毒作用，尤其是造血干细胞；而对淋巴组织的毒性可使淋巴细胞数减少，主要表现为白细胞、粒细胞、红细胞及全血细胞减少，其中以粒细胞减少最常见；停药后红、白系细胞的变化有一定程度的恢复，血小板与骨髓象变化可逆。

研究发现，雷公藤木质部水提物有明显的免疫抑制作用，部分动物一般状态较差，并出现全血细胞、粒细胞的减少等骨髓抑制的毒性反应，且动物免疫器官（脾脏、胸腺）有明显的毒性反应，脾脏的变化尤其明显。目前，越来越多的研究表明雷公藤及其提取物有抗炎与免疫调节作用，但其作用机制迄今尚不清楚。对免疫细胞的作用方面，雷公藤提取物可调节 $CD4^+$、$CD25^+$、CD127 low淋巴细胞的表达；雷公藤甲素可下调潜伏膜蛋白质 1 的表达及抑制 IL-17 的基因的转录、IL-6 诱导的信号转导及转录激活因子 3 的磷酸化，抑制 NF-κB 的激活和信号转导及转录激活因子 3 的磷酸化而调节中性粒细胞和 T 细胞的趋化作用。杨俊伟等[10]首次发现雷公藤内酯醇（即雷公藤甲素）能引起人外周血已活化的淋巴细胞发生凋亡。免疫细胞的过度凋亡是免疫功能降低的途径之一，这也许是雷公藤治疗自身免疫病的一种机制。本研究中虽然也可见部分动物胸腺组织结构发生变化，但程度均相对较轻，验证了雷公藤虽然有抑制 T 细胞增生的作用，但其主要作用于活化的外周 T 细胞，对胸腺细胞无影响，这是它极为重要的优点，说明它能抑制致病性的免疫反应又不至过分削弱机体的免疫监护作用。

雷公藤木质部水提物有明显的生殖毒性反应，且在停药后未见明显恢复，雄性动物的毒性反应主要表现为附睾尾内未成熟精子率及畸形精子率升高，睾丸和附睾变小并发生明显病理学变化，其毒性机制可能与降低 FSH、LH 和 T 的分泌及下调 AR 在垂体和睾丸中的表达有关。雌性动物的毒性反应主要表现为动情期延长，动情周期紊乱，卵巢和子宫发生明显的病理变化，其毒性机制可能与降低 FSH、LH、E2 和 P 的分泌，下调 ER-α 在下丘脑、垂体和卵巢中的表达有关。也有大量文献报道雷公藤对性腺轴有抑制作用，主要表现为对卵巢功能的抑制，并影响雌鼠子宫内膜。顾江红等[11]报道子宫内膜异位症 SD 大鼠使用雷公藤后子宫内膜、异位内膜出现萎缩与坏死，血清 FSH、LH、PRL 升高，E2 下降，P 无变化。结果显示，雷公藤对增生活跃的细胞尤其是卵泡细胞有细胞毒作用，它会阻止卵泡细胞发育，使 E2 水平过低，引起 FSH、LH 反馈性升高。因缺乏 E2 的作用，在位的子宫内膜、异位的内膜无法生长、繁殖，从而出现萎缩、坏死。而吴建元等[12]就雷公藤片对小鼠睾丸组织的毒性作用做了专门研究，指出雷公藤对生殖系统的毒性可能与核转录因子 NF-κB 表达的过度抑制，引起睾丸组织凋亡相关基因表达上调，从而导致睾丸组织凋亡有关。睾丸生殖细胞的凋亡是一个多基因参与的复杂过程，Bcl-2/Bax、Fas/Fasl、NF-κB 等都在凋亡过程中起一定作用。黄迪等[13]灌胃给予成年雄性 Balb/c 小鼠雷公藤多苷 30 mg · kg^{-1}，8 周后取睾丸组织，利用基因芯片技术发现，有 1 932 条基因的表达出现异常，与生殖相关的 354 条基因中，112 条上调，242 条下调，其中有已经公认的与生殖密切相关的基因 Herc4、Ipo11 和 Mrto4 等的异常表达，提示雷公藤多苷引起的小鼠生殖功能障碍与其生精相关基因的表达异常有关。黄郑隽等[14]研究发现，雷公藤内酯醇引致雄性大鼠精细胞、支持细胞和间质细胞的损伤，造成睾丸组织的有氧代谢和细胞对能量的利用阻碍及睾丸标志酶活力的下降。雷公藤的生殖毒性机制尚未明确，与不同制剂、工艺、厂家、质量标准不一相关，尚待进一步开展毒代动力学等的深入研究并制定统一质量标准。

雷公藤木质部水提取物给予大鼠后，部分动物十二指肠、空肠绒毛可见组织学变化，表明其对消化道黏膜层有一定的刺激性作用，给药 30 d 后此类变化逐渐减少，恢复期基本恢复。雷公藤在临床运用上也多见患者出现恶心、呕吐、腹痛、腹泻、便秘、食欲不振的表现。少数可致腹膜性肠炎，严重者可致消化道出血。这些不良反应多因口服雷公藤后刺激肠黏膜所致。对症治疗中，抗生素无效，抗过敏药物有效，故认为胃肠道反应与免疫反应有关。

雷公藤木质部水提物可引致血清总蛋白（TP）、白蛋白（ALB）、白蛋白/球蛋白（A/G）比值降低，ALT、AST、乳酸脱氢酶（LDH）、肌酸磷酸激酶（CK）升高，且雌性动物高剂量组的肝脏、心脏有所增大，虽病理组织学检查未见异常，但不排除受试物对肝脏、心脏存在一定的毒性作用，停药后肝脏的变化基本恢复，心脏的变化停药后可逆。雷公藤的心脏毒性作用在临床病例有所报道，对于该药临床前心脏毒性研究较少。张武等[15]采用实验大鼠灌服雷公藤甲素，证实了心肌对雷公藤甲素具有较高的敏感性，

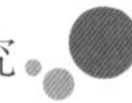

较长期使用雷公藤甲素对大鼠心肌具有毒性作用。有报道证明，雷公藤及其单体对肝脏有轻度的毒性作用，并出现 ALT 的升高，出现该情况时应及时停药，并予以常规保肝治疗。

本研究中发现雷公藤木质部水提物的毒性反应存在明显的性别差异，雌性动物发生病变的程度及数量明显重于或多于雄性。建议临床使用时，应严格掌握适应证和剂量，密切关注患者用药后的反应情况，特别是胃肠道反应，并监测血象、心肌酶及肝功能，以便及时做出处理，并建议对有生育要求的患者禁用。雷公藤木质部水提物无毒理学意义改变剂量低于 0.128 $g \cdot kg^{-1}$ 体重，相当于 1.8 $g \cdot kg^{-1}$ 体重。

二、雷公藤多苷片长期毒性试验

雷公藤多苷片为注册生产的雷公藤相关产品，含从雷公藤去皮的根部提取的总苷，其生理活性由二萜内酯、生物碱、三萜等成分协同产生，具有抗炎、免疫抑制、抗肿瘤等多种药理活性。试验设 37.8 $mg \cdot kg^{-1}$、94.5 $mg \cdot kg^{-1}$ 2 个剂量组和 1 个阴性对照组，连续 90 d 给予大鼠灌胃。

（一）试验结果

（1）动物一般状态：阴性对照组及各剂量组其他动物未见外观体征、行为活动、腺体分泌、粪便性状、呼吸等异常变化。

（2）体重、摄食量：雷公藤多苷片各剂量可引致雄性动物体重增长的减缓，停药后动物体重的增长有加快趋势，无延迟毒性反应。

（3）血液学及凝血功能指标：雷公藤多苷片高剂量引起雌性动物给药期红细胞数及红系相关指标的下降，引起骨髓无核细胞比例降低。

（4）血清生化学指标：雷公藤多苷片低、高剂量组在给药期引起雄性动物 TP、ALB、A/G 降低，引起雌性动物 ALB、A/G 降低，同期的肝、肾功能指标未见异常，恢复期未见相应变化，提示上述变化具有可逆性，没有延迟毒性反应。雷公藤多苷片低、高剂量可引起给药期雌性动物总胆固醇（TCHO）升高，恢复期未见异常，引起给药 90 d 以及恢复期甘油三酯（TG）升高。

（5）脏器质量、脏器系数、脏脑系数：雷公藤多苷片高、低剂量引起给药个别阶段动物胸腺质量减少或增加；雷公藤多苷片低、高剂量可引起个别阶段雌性动物脾脏减小，雄性动物脾脏增大；雷公藤多苷片低、高剂量可引起雄性动物给药 15 d、30 d、60 d、90 d 及恢复期睾丸、附睾脏器质量降低；给药 15 d、90 d 雷公藤多苷片高剂量组雌性动物子宫脏器系数高于阴性对照组；给药 30 d、60 d 及恢复期子宫重量虽然未见异常，但病理组织学检查仍可见病理变化，雷公藤多苷片高剂量组给药 15 d、30 d、90 d 引起雌、雄性动物肝的脏器系数增加。

（6）骨髓象指标：雷公藤多苷片高剂量可引起给药期雌性动物骨髓无核细胞比例降低。

（7）病理组织学检查：对 SD 大鼠连续 90 d 灌胃给药雷公藤多苷片，分别于给药 7 d、15 d、30 d、60 d、90 d，及恢复期 30 d 时每组分别取 20 例动物进行大体解剖及组织病理学检查。结果发现雷公藤多苷片对 SD 大鼠的免疫器官（脾脏、胸腺）、消化器官（十二指肠、空肠）、生殖器官（雄性睾丸、附睾，雌性子宫、卵巢）均有明显的毒性作用。

（二）讨论与结论

雷公藤多苷片高剂量引起雌性动物给药期红细胞数及红系相关指标的下降，引起骨髓无核细胞比例降低，推断可能与受试物对骨髓造血系统有抑制作用相关。雷公藤多苷片低、高剂量给药期引起雄性动物 TP、ALB、A/G 降低，引起雌性动物 ALB、A/G 降低，但同期的肝功能、肾功能指标未见异常。但近年来，雷公藤多苷片肝毒性报道屡有发生，须做进一步研究探讨。雷公藤多苷片低、高剂量可引起给药期雌性动物 TCHO 升高，恢复期未见异常，引起给药 90 d 及恢复期 TG 升高，升高原因不明，需做进一步研究探讨。雷公藤多苷片高、低剂量引起给药个别阶段动物胸腺质量减少或增加，根据病理组织学检查可见各剂量组出现个别或部分动物胸腺小叶明显缩小、皮质部变薄、皮质与髓质界限不清、淋巴细胞数量明显减少，呈萎缩性变化，而该病理组织学变化无明显的剂量差异和时间关系，病理结果与给药 60 d 低剂量组胸腺质量低于阴性对照组相吻合，而给药 90 d 及恢复期胸腺增大，考虑为受试物的免疫抑制作用使得胸腺代偿性增大，需结合 T 淋巴细胞的活性及功能检测。雷公藤多苷片低、高剂量可引起个别阶段雌性动物脾脏减小，雄性动物脾脏增大。在病理组织学检查中也出现受试物对于脾脏的毒性作用有两种不同的表现：一是部分动物脾白髓区比例稍缩小，脾小体内淋巴细胞数量减少；二是部分动物脾红髓区比例增大，脾窦扩张，脾窦内淋巴细胞数量明显增多。出现脾脏增大可能为受试物的免疫抑制作用使得脾脏代偿性增大，脾脏增大、淋巴细胞增多并不一定代表免疫作用增强，须结合 B 淋巴细胞的活性及功能，上述脾脏或增大、或减少也可能与此相关。文献[16]报道，雷公藤多苷可抑制循环免疫复合物的形成及补体的活性，从而抑制体液免疫，可降低 T 细胞数量，下调 T 细胞受体信号通路，抑制钙离子通道，并通过抑制 IL-2 转录影响 T 细胞活化。雷公藤多苷对巨噬细胞的吞噬功能呈小剂量促进、大剂量抑制的双向调节作用。雷公藤多苷还能抑制树突状细胞表面分子的表达和细胞因子的合成，起调节免疫的作用。也有研究[17]发现，雷公藤多苷可通过改变 TCRBV 基因 mRNA 表达量，减少小肠派尔集合淋巴结的数量，抑制脾脏免疫功能亢进，从而降低 T 细胞功能。

雷公藤多苷片高剂量组给药 15 d、30 d、90 d 出现雌、雄性动物肝脏器系数增加，虽然同期肝功指标及病理组织学检查均未见异常，但变化具有明显规律性，不排除受试物对肝脏具有一定毒性作用。冯群等[18]研究得出使用雷公藤多苷片对小鼠既有明显的药效作用，又有一定的肝损伤作用的结论，呈现明显的“量－效－毒”关系，可引起肝细胞水肿和浸润。周艳丽等[19]在实验中发现，雷公藤多苷造成小鼠急性肝损伤时，其机制与氧自由基产生有关。禄保平等[20]研究表明，应用雷公藤多苷灌胃后，小鼠血清 IL-18 水平明显升高，说明其所致的肝毒性与 IL-18 有较大关系，IL-18 能够诱导产生多种与肝细胞损害有关的细胞因子，并能增强 Fasl 的表达，而 Fas-Fasl 系统与某些肝损害也密切相关。

雷公藤多苷片低、高剂量可引起雄性动物给药期及恢复期睾丸、附睾脏器质量降低，表现为附睾尾内未成熟精子率及畸形精子率升高，部分雄性动物睾丸从给药初期的

睾丸边缘有少数几个曲细精管上精细胞数量减少甚至消失，壁层变薄，管腔变小，形态不规则，到给药后期的睾丸体积明显缩小，横截面积缩小，曲细精管内各级生精细胞数量减少甚至消失，管壁变薄，形态不规则，且病变动物数量有所增多、病变更明显，有一定蓄积作用；而附睾管腔缩小，管腔内空虚。恢复期高剂量组睾丸、附睾的质量及脏器系数仍未恢复，病理组织学检查变化也未见恢复。给药 15 d、90 d 雷公藤多苷片高剂量组雌性动物动情周期紊乱，个别剂量组动物的动情期天数增加，动情后期天数减少，子宫脏器系数高于阴性对照组；病理组织学检查发现部分动物子宫内膜下细胞数量明显增多，纤维组织增生，内膜皱褶明显。给药 30 d、60 d 及恢复期子宫质量虽然未见异常，但病理组织学检查仍可见病理变化。其他各剂量组虽然在脏器质量上未见异常，但病理组织学检查均可见胸腺、脾脏、附睾、睾丸、子宫出现不同程度的病变。卵巢质量及脏器系数未发生改变，但病理组织学检查可见卵巢内闭锁卵泡数量明显增多，卵巢内发育中各级卵母细胞数量减少，黄体数量明显减少，呈萎缩性变化。有实验[21]表明，雷公藤多苷的雄性抗生育作用主要作用于精子细胞，且对其他发育阶段的生精细胞及睾丸间质也有影响，而对下丘脑－垂体－睾丸轴系影响不大。还有动物实验研究[22]证实，雷公藤多苷对卵泡细胞有毒性作用，使卵巢功能减退，导致卵泡分泌的 E2、PRL 减少，垂体分泌的 FSH、LH 增高，出现生殖激素分泌失调，导致闭经等生殖系统损伤的发生。雷公藤多苷主要影响精子细胞的变态过程，可能通过直接作用于变态期精子细胞内骨架系统的微管或纵形粗纤维及肌动蛋白，导致肌动蛋白等不能完成精子变态过程中中心粒的迁移等作用，出现精子减少、精子活动力降低。

雷公藤多苷片各给药组均引起试验动物十二指肠黏膜上皮细胞的轻度损伤，而对空肠损伤的动物数较十二指肠损伤动物数少，损伤主要表现为十二指肠、空肠绒毛排列紊乱，部分倒伏，肠壁变薄，肠绒毛尖端少量细胞脱落，黏膜下层及肌层未见明显损伤。损伤表现在给药 7 d 已有部分动物出现十二指肠的变化；给药 15 d 出现变化的动物数达到最高值；给药 30 d 后，十二指肠损伤的动物数逐渐减少，可能与适应性恢复有关；恢复期仅见个别动物出现此类变化，可见十二指肠及空肠的损伤于恢复期可恢复。

三、雷公藤微囊长期毒性试验

雷公藤微囊主要成分是雷公藤总萜。5 mg · kg^{-1}、15 mg · kg^{-1}、35 mg · kg^{-1}灌胃给予大鼠，连续用药 90 d，对大鼠活动、饮食、体重、毛发色泽及粪便性状等无明显影响；35 mg · kg^{-1}组在用药 14 d 左右有一过性活动减少，摄食量下降，但 3 ～ 4 d 后恢复。血液学检查：15 mg · kg^{-1}、35 mg · kg^{-1}组中 RBC 明显升高，总胆红素（total bilirubin，TB）显著减少；35 mg · kg^{-1}组中葡萄糖（glucose，GLU）和 BUN 有显著增高，停药 2 周后恢复，其他指标未见明显变化。病理学检查：15 mg · kg^{-1}组仅见肺、肾有一定的细胞变性和炎症反应；35 mg · kg^{-1}组心脏、甲状腺及睾丸脏器系数显著增大；心、肝、肾、肺、支气管、胃肠、肾上腺、脑垂体、甲状腺、胸腺均有明显的病理损伤，停药 2 周有显著恢复。5 mg · kg^{-1}、10 mg · kg^{-1}、15 mg · kg^{-1}灌胃给予犬，连续用药 90 d。10 mg · kg^{-1}、15 mg · kg^{-1}用药后 3 ～ 4 d 时多数动物出现厌食症状，1 周后自行消失。血液学检查：10 mg · kg^{-1}组 ALB 与 TP 显著降低，ALP 显著升高，停药 2 周后基本恢复。病理学检查：10 mg·kg^{-1}组有明显的肝、肾损伤，主要表现为细胞变性和炎症反应；15 mg·kg^{-1}组心、肝、肾、脾、甲状腺、支气管、胃肠、肾上腺、脑垂体、大脑等脏器均有明显的损害，尤其肝、肾损伤最为严重。综上所述，小剂量5 g·kg^{-1}对大鼠、犬均无明显毒性，中剂量（大鼠15 mg·kg^{-1}、犬10 mg·kg^{-1}）有一定毒性，高剂量（大鼠35 mg·kg^{-1}、犬15 mg·kg^{-1}）对多脏器系统都产生明显毒性，毒性作用可逆，无延迟毒性作用[23]。

四、雷公藤甲素长期毒性作用及其时间节律性研究

以雷公藤40 μg·kg^{-1}剂量灌胃给予早上给药组及晚上给药组小鼠，连续用药12周。血液学检查：给药4周后，小鼠血液中WBC、LYM、MID、RBC、HGB较对照组有降低的趋势，但差异不显著，早上给药组与晚上给药组外周血象也无显著差异；给药12周后，各指标均产生显著差异，早上给药组WBC、LYM、MID、RBC、HGB各指标较晚上给药组下降更明显。病理学检查：给药4周后，各组动物体重及肝、肾、睾丸、脾、胸腺等脏器系数未见显著差异；给药12周后，肝、睾丸脏器系数显著下降，早上给药组较晚上给药组变化大。对小鼠肝功能、肾功能的影响：给药4周，对小鼠肝、肾功能均未见明显影响；连续给药12周，可见ALT、AST活性明显升高，Gr、UREA无显著变化。综上所述，雷公藤甲素40 μg·kg^{-1}给药12周，对小鼠有明显的生殖毒性和肝脏毒性，早上给药组较晚上给药组更明显[24]。

五、雷公藤总苷长期毒性试验

大鼠服食雷公藤总苷，每日总苷量30 mg·kg^{-1}、60 mg·kg^{-1}、120 mg·kg^{-1}，连服60 d，在30 d、60 d、90 d时检查血常规，实验结束时查肝功能、肾功能，取有关脏器称重并做病理切片。结果表明，服药组大鼠体重减轻，且与剂量相关，剂量越大减重越严重，雌鼠耐受性较雄鼠差。动物表现为厌食、衰弱、消瘦，个别出现稀便、衰竭、死亡，血常规及肝功能、肾功能未见异常，内脏病理切片除睾丸外皆未发现病变，主要器官仅见胸腺减重，余皆正常。犬每日服30 mg·kg^{-1}，连续14.5个月，个别犬食量减少，大多体重变化不大，肝功能、肾功能及心电图未见异常，除睾丸外各脏器均未见病理变化[25]。

六、雷公藤风湿药酒对大鼠的长期毒性试验

Wistar大鼠连续给药3个月，停药后观察2周，发现雷公藤风湿药酒对雄鼠体重无影响，雌鼠体重明显增长；对大鼠的主要脏器指数和血液学指标无影响；GGT、BUN显著性升高，停药后BUN仍未恢复；各剂量组均有不同程度的肝坏死和肾近曲小管上皮细胞轻、中度水肿，大剂量组生殖细胞数量轻度减少；恢复期病损情况明显好转[26]。

七、雷公藤提取物对大鼠心脏长期毒性的影响

将SD大鼠随机分为空白对照组和雷公藤提取物低、中、高剂量组（剂量分别为17 mg·kg^{-1}、34 mg·kg^{-1}、68 mg·kg^{-1}），每组60只。各组灌胃给药1次/天，连续

90 d，分别于给药前（0 d）及给药后 15 d、30 d、60 d、90 d 测定各组血钾、心电图及心功能指标，并采用 HE 染色法观察大鼠心肌组织的病理变化。结果显示，低剂量组与给药前或空白对照组比较，血钾、心电图及心功能各指标无明显变化；中剂量组给药后 60～90 d 出现血钾降低，心电图指标如 Q-T 间期、S-T 间期、QRS 间期延长，心率降低和 ST 段偏移，心功能指标如左室收缩压（left ventricular systolic pressure，LVSP）降低、左室舒张末压（left ventricular end diastolic pressure，LVEDP）升高、左室内压最大上升/下降速度（$\pm dp/dt_{max}$）降低（$P<0.05$）；高剂量组在给药后 15～30 d 上述指标已有明显变化（$P<0.05$）。HE 染色显示，给药后 90 d 低剂量组大鼠心肌未见明显病理变化，中、高剂量组大鼠心肌有明显损伤。结论：雷公藤提取物连续灌胃给药 90 d，17 $mg \cdot kg^{-1}$ 剂量组对大鼠心脏无明显毒性作用，34 $mg \cdot kg^{-1}$、68 $mg \cdot kg^{-1}$ 剂量组对大鼠心脏有毒性，且高剂量组的毒性作用更为明显[27]。

八、雷公藤衍生物××对大鼠长期毒性的实验病理研究

6 周龄 SD 大鼠 96 只，雌雄各半，随机分为对照组［体积分数为 0.2% 的羟丙基甲基纤维素（HPMC）］和低、中、高剂量组，每组 24 只。雌性大鼠的剂量分别为 1 $mg \cdot kg^{-1}$、2 $mg \cdot kg^{-1}$、4 $mg \cdot kg^{-1}$，雄性大鼠的剂量分别为 2 $mg \cdot kg^{-1}$、4 $mg \cdot kg^{-1}$、8 $mg \cdot kg^{-1}$。给药 1 次/天，连续 4 周。给药结束后，每组解剖大鼠 16 只，其余经 4 周恢复期后解剖。解剖时进行大体观察，称量心、肝、脾、肺、肾、肾上腺、胸腺、脑、子宫/附睾、卵巢/睾丸的质量并计算脏器系数，取脏器进行病理组织学检查。结果显示，雌性大鼠给药 4 周后，2 $mg \cdot kg^{-1}$、4 $mg \cdot kg^{-1}$ 组的大体观察见脾脏明显增大，且脾脏的绝对质量和脏器系数均比对照组增加（$P<0.01$），髓外造血比对照组明显增强，呈现明显的剂量－反应关系；4 $mg \cdot kg^{-1}$ 组胸腺的绝对质量和脏器系数均比对照组减小（$P<0.05$），但其病理组织学检查未见异常。经 4 周恢复期后，脾脏和胸腺均未见异常，其他脏器未见延迟毒性反应。雄性大鼠给药 4 周后，8 $mg \cdot kg^{-1}$ 组的大体观察见脾脏明显增大，且其绝对质量和脏器系数均比对照组增加（$P<0.01$）[28]。

九、雷公藤甲素对大鼠心肌毒性的实验病理学研究

雄性 SD 大鼠 20 只随机分为 2 组，包括正常对照组和雷公藤甲素 20 $\mu g \cdot kg^{-1}$ 组，连续灌胃 7 周后断头处死大鼠。用 HE 染色法和透射电镜法，从形态学方面探讨雷公藤甲素对大鼠心肌的病理损害和毒性机制。光镜下可见雷公藤甲素组大鼠左心室心肌间质扩张充血，有灶性出血；电镜下可见雷公藤甲素组心肌有水肿，少数线粒体肿胀，嵴突破坏，肌质网扩张。结论：心肌对雷公藤甲素具有较高的敏感性，较长期服用雷公藤甲素对大鼠心肌具有毒性作用[29]。

李凡等[30]灌胃给予大鼠雷公藤甲素后，用计算机辅助精子分析（computer assisted sperm analysis，CASA）系统评价左附睾尾精子动力学参数，结果显示附睾尾精子运动速度与线性方向均有改变。Ni 等[31]灌胃给予 SD 大鼠雷公藤甲素 8 周后，以 LC/MS 法检测睾丸中的雷公藤甲素，发现雷公藤甲素在睾丸中蓄积，睾丸和附睾质量明显降低；附睾尾精子数及精子活力几乎为零；曲细精管和附睾可见明显变化（表现为上皮细胞内

出现不同大小的液泡、生殖细胞变性脱落、小管萎缩）。这些现象证明，长期服用雷公藤甲素可以导致严重的雄性生殖毒性。Liu 等[32]灌胃给予大鼠雷公藤甲素 28 d 后，也发现雄性生殖毒性，表现为睾丸生精细胞坏死和剥离以及附睾管内成熟精子缺乏。Liu 等[33]灌胃给予雌性 SD 大鼠雷公藤甲素 90 d，观测雷公藤甲素的生殖毒性，结果发现，中、高剂量雷公藤甲素组大鼠的卵巢和子宫质量明显减轻，血清中 E2 和 P 水平明显降低，FSH 和 LH 水平明显升高。卵巢组织学显示发育卵泡减少，闭锁卵泡增加。这些数据表明，雷公藤甲素对卵巢有直接影响。

依据本文所述的实验研究材料可见，雷公藤的毒性作用主要为对免疫系统、血液与造血系统、生殖系统、消化系统、循环系统、肝、肾的影响，其中对生殖系统的毒性作用最为显著。雷公藤木质部水提物、雷公藤多苷片、雷公藤甲素长期毒性试验出现大鼠睾丸生精细胞坏死和剥离及附睾管内成熟精子缺乏，卵巢组织学显示发育卵泡减少、闭锁卵泡增加，在停药后不会逆转；雷公藤木质部水提物雌性大鼠血清 FSH、LH、E2、P 含量下调，雄性大鼠血清 T、LH、FSH 含量降低，雷公藤甲素中 E2 和 P 水平明显降低，FSH 和黄体激素 LH 水平明显升高。雷公藤木质部水提物、雷公藤多苷片、雷公藤微囊、雷公藤衍生物长期毒性试验均出现动物免疫器官（脾脏、胸腺）毒性，脾脏的变化尤其明显，脾淋巴组织受损、淋巴细胞数目减少，胸腺受损程度相对较轻，恢复期后呈逆转趋势。另有研究发现，雷公藤甲素毒性作用具有时间节律性，雷公藤毒性与糖皮质激素不同，对胸腺等免疫器官无明显影响。雷公藤甲素是雷公藤组分中免疫调节作用最强的单体，国内外已进行了一些雷公藤甲素免疫调节作用的相关研究，但大多是针对药理机制的研究，而对其分子水平上的免疫毒性作用机制并没有太多研究。因此，耿兴超等[34]灌胃给予大鼠雷公藤甲素连续 28 d，通过常规免疫毒性评价和基因芯片技术，研究雷公藤甲素对大鼠胸腺基因表达谱的影响，以探讨其免疫毒性的分子机制，结果发现通过下调相关基因的表达、抑制淋巴细胞的增殖可能是雷公藤甲素产生免疫毒性的主要机制。雷公藤木质部水提物、雷公藤多苷片、雷公藤甲素长期毒性试验研究发现，全血细胞、粒细胞的减少等骨髓抑制的毒性反应，与大量文献所报道雷公藤血液与造血系统毒性基本一致，但部分实验研究中血液与造血系统检测未出现阳性结果，估计与给药剂量及雷公藤制剂的剂型有关。消化系统消化的不良反应是雷公藤临床应用中发生频率最高的症候群，而且在正常的剂量范围内就会发生。雷公藤木质部水提物、雷公藤多苷片、雷公藤微囊长期毒性试验研究中动物消化系统出现明显的毒性反应，雷公藤木质部水提物、雷公藤多苷片在给药 15 d 时出现病变的动物数达到最高值，给药 30 d 后出现十二指肠损伤的动物数逐渐减少，停药后可恢复。雷公藤微囊长期毒性实验中 34 $mg \cdot kg^{-1}$、68 $mg \cdot kg^{-1}$组及雷公藤甲素心肌毒性实验中 20 $\mu g \cdot kg^{-1}$组大鼠心肌产生明显损伤；雷公藤木质部水提物长期毒性实验中大鼠心肌病检未见异常，但心脏明显增大，ALT、AST、LDH、CK 升高，不排除受试物对心脏存在一定的毒性作用。研究表明，心脏对雷公藤甲素具有较高的敏感性。有研究[35]证实雷公藤红素对斑马鱼胚胎具有心脏毒性作用，临床用药应严格控制雷公藤的用量及期限。临床上已有服用雷公藤制剂治疗皮肤病而致急性肾功能衰竭的报告，雷公藤中毒的尸检材料也发现肾脏损伤，说明肾毒性是雷公藤制剂的又一种副反应，长期毒性实验条件下，雷公藤微囊、雷公藤风湿药酒引起大

鼠肾脏不同程度的损伤，肾近曲小管上皮细胞轻、中度水肿等病理改变。孙蓉等[36]将雷公藤对大鼠肾毒性做了研究，发现雷公藤高、低剂量组对大鼠肾脏造成不同程度的肾脏形态学改变，主要是高剂量组皮质肾小管内有大量的均匀红染物质，肾小管上皮可见细胞肿胀，间质内淋巴细胞增多、血管扩张、部分肾小球囊扩张、毛细血管球缺血。低剂量组的管腔内红染物质明显少于高剂量组，肾小管上皮细胞肿胀及其他病变也不明显。雷公藤所致肝毒性在相关文献报道中居单味肝损伤中药的首位[37]，近年来已引起临床高度重视。在雷公藤微囊、雷公藤风湿药酒、雷公藤甲素长期毒性实验条件下，动物出现明显肝脏毒性，ALT、AST 活性明显升高，恢复期病损情况明显好转。雷公藤木质部水提物、雷公藤多苷片长期毒性试验研究结果显示，大鼠 TP、ALB、A/G 比值降低，ALT、AST 明显升高，肝脏的脏器系数增大，病检未见异常，不排除受试物对肝脏存在一定的毒性作用。雷公藤引起肝毒性的机制复杂，其毒理学基础也不完全清楚，目前研究认为，比较成熟的中毒机制有四种：一是与脂质过氧化反应有关；二是与免疫性损伤有关；三是与其引起肝细胞凋亡有关；四是与 P450 酶系代谢异常有关。

如本文所述，雷公藤化学成分复杂，药理作用广泛，有重要的临床应用价值。雷公藤制剂对消化系统、泌尿系统、生殖系统、血液系统、免疫系统、循环系统均有不同程度的毒性，大多数毒副作用与剂量有关，因此雷公藤制剂的应用剂量非常重要。雷公藤的毒性多数是可逆的，停药后可恢复。我们应当正确、客观地认识雷公藤制剂的毒性，今后对雷公藤的研究中，开展雷公藤制剂的减毒增效研究非常重要，要运用现代制剂技术，开发高效低毒的雷公藤制剂，不断提高雷公藤的安全性和临床应用价值。

第三节　雷公藤特殊毒理学研究

雷公藤的特殊毒性研究是基础研究的深入和发展，具有深远的意义。目前的生殖毒性与遗传毒性实验研究主要以雷公藤提取物、雷公藤多苷、雷公藤甲素为主。本节主要阐述雷公藤特殊毒性的研究进展，以期解释其损伤的特点是否具有潜在生殖毒性及遗传毒性，为临床应用提供参考与借鉴，确立监察的指标及严格控制使用人群等。

一、生殖系统毒性动物实验研究

（一）对雄性生殖系统的影响

雷公藤对男性生殖系统的影响在临床主要表现为引起男子精子数量减少、活动力降低、畸形精子增多[38]。

1. 雷公藤多苷

以 30 mg・kg^{-1}的雷公藤多苷灌胃给予小鼠，可致精子密度、活动力明显降低，畸形精子增多，睾丸脏器指数下降[39]。杨建一等[40]在研究中发现，雷公藤多苷 10 mg・kg^{-1}、20 mg・kg^{-1}、30 mg・kg^{-1}均可致精子畸形并对初级精母细胞产生损伤，以及致生殖细胞联会复合体损伤。多项研究显示[41]，雷公藤多苷造成雄性小鼠生殖功能障碍，雌性小鼠怀孕率明显下降，与生殖密切相关基因 Herc4、Ipo11 和 Mrto4 等表达异常，染色体微缺失相关基因 Dzip1 表达下调，生殖凋亡相关基因 Fas 表达上调，原癌基因 c-jun 表达上调，信号转导相关基因 Wnt4 表达上调。

（1）雷公藤多苷对雄性大鼠生殖系统毒性实验。

方法：药物组灌服雷公藤多苷，每日 20 mg · kg^{-1}，每周服药 6 天，8 周后剖杀，观察有关指标。剖杀时，按前文所述方法取附睾尾观察精子密度、活率及畸形率。同时取右侧睾丸及附睾切片，光镜下观察形态变化。

结果：用药组附睾尾精子计数显著减少，精子活率显著降低，畸形率显著上升，与对照组相比有明显差异，见表 4 – 6。睾丸及附睾切片的光镜检查发现，用药组睾丸曲细精管生精层次有不同程度减少，个别管腔内仅剩精原细胞与支持细胞，管腔内有损伤精子，但精原细胞、支持细胞与间质细胞形态无明显受损。附睾管内精子数减少，大多是畸形精子，但附睾管本身形态正常。对照组睾丸形态及附睾内精子均正常。

讨论与结论：雷公藤多苷可引起小鼠精子数目减少，活率降低，畸形率显著升高，表明雷公藤多苷对于雄性动物具有生殖系统毒性。

表 4 – 6　雷公藤多苷对附睾尾精子的影响

组别	密度	活率/%	畸形率/%
对照组	71.8 ± 23.4	76.3 ± 14.6	0.6 ± 1.07
给药组	6.3 ± 3.2*	1.2 ± 4.6*	75.8 ± 12.2*

注：对照组与给药组比较，* $P < 0.01$。

（2）雷公藤多苷对幼龄大鼠生殖系统毒性实验。

方法：动物分组和用药：新出生的健康昆明种雄性小鼠 30 只，3 ～ 4 日龄，体重 2 ～ 2.5 g，随机分成 5 组，每组 6 只。母鼠哺乳喂养。0 组：阴性对照组，灌服等量 1% 羧甲基纤维素钠。1 组（抗生育剂量组）：灌服雷公藤多苷混悬液 10 mg · kg^{-1}。2 组（中间剂量组）：灌服雷公藤多苷混悬液 20 mg · kg^{-1}。3 组（治疗剂量组）：灌服雷公藤多苷混悬液 30 mg · kg^{-1}。每天灌服，连续 4 d。制备睾丸细胞悬液，用数码相机拍摄观察等量的细胞用于进行彗星分析软件（Comet Assay Software Project，CASP）图像分析并做比较。分析软件项目指标包括头部和尾部的 DNA 量、头部和尾部的 DNA（%）、头部半径、尾长、彗星全长、尾矩和 Olive 尾矩等。

结果：各剂量组各类分析指标与阴性和阳性对照组的差异都有统计学意义。从平均尾长来看，抗生育剂量组与中间剂量组间差异有统计学意义，其他剂量组间差异无统计学意义；从平均尾长/彗星全长比值和尾 DNA 含量来说，中间剂量组与治疗剂量组间差异无统计学意义，其他试验组间差异有统计学意义；从尾距和 Olive 尾距值可以看出，抗生育剂量组和治疗剂量组间差异无统计学意义，其他剂量组间差异有统计学意义。

讨论与结论：①雷公藤导致的生殖细胞 DNA 损伤研究。通过本研究中雷公藤对于 7 ～ 8 日龄雄性小鼠 A 型精原细胞和支持细胞的即时损伤的情况看来，3 个剂量组都发生了 DNA 损伤甚至全部高于阴性对照组。抗生育剂量的研究结论与刘启兰等[42]的研究

不符。本研究对3～4日龄雄性小鼠采用雷公藤多苷抗生育剂量（10 mg·kg^{-1}灌服4 d）却产生了诱变作用。从较好反映DNA损伤的指标尾距和Olive尾距值来看，中间剂量组损伤最大，与前面所做的体重增长情况相联系，推理该剂量组机体的代偿能力也最大，即其对DNA损伤的可复性最高。雷公藤所致的DNA损伤机制需要进一步的研究，因为在观察DNA损伤时看到许多的凋亡细胞，而且诸多的抗炎和抗肿瘤研究都认为雷公藤可以诱发凋亡，故推理雷公藤所致的DNA损伤也是由于其诱发凋亡所致。②雷公藤引起的生殖细胞凋亡。吴建元等[12]的研究表明，雷公藤通过一系列途径诱导Bax和Fasl基因的表达，促进睾丸组织生精细胞和精子细胞的凋亡是其生殖毒性的主要原因之一。核转录因子(NF)-κB被诱导急性反应的因素激活后转至细胞核与DNA结合而发挥转录调节活性，其上调表达可导致靶基因的大量激活，包括细胞因子、趋化因子及结构蛋白，引起多种病理过程，相反，其过度持久的抑制也将导致细胞生长的抑制和凋亡及免疫状态的异常。NF-κB对细胞功能具有双重调节作用，既可促进细胞再生并对细胞凋亡有抑制作用，也可通过激活巨噬细胞和中性粒细胞参与炎症过程。结果表明，雷公藤可显著抑制NF-κB的表达，导致睾丸组织凋亡相关基因表达上调，引起组织凋亡，提示预防睾丸组织凋亡将有助于降低雷公藤的生殖毒性。周宏等[43]对胚胎及生后不同发育时期大鼠睾丸生殖细胞的凋亡进行研究，发现大鼠胚胎第13.5 d原始生殖细胞即有较高的凋亡率，出生后第7 d精原细胞分裂增生，伴有较高的凋亡率，出生后第14 d精母细胞凋亡率最高，推测可能是因为这个年龄期的小鼠本身也处于细胞分裂增生期，其正常睾丸细胞可能也有较高的凋亡率，故DNA损伤程度高于成熟期小鼠的睾丸细胞，但是也不排除羧甲基纤维素钠可能造成的DNA损伤。对精原细胞的损伤可能导致作用不可逆的遗传物质的变异，但是对于这个年龄小鼠的DNA损伤是否会产生不可逆的变异，需要进一步对DNA损伤中凋亡细胞所占的比例以及用药后发育至成熟视其生殖细胞的变化恢复情况和生育力进行观察而定。对于其诱导生殖细胞凋亡的机制如吴建元等[12]所述，但对于DNA损伤的其他方面的机制还需进一步的研究。另外，雷公藤还可通过不同的机制抑制某些细胞凋亡而产生对该细胞的保护作用。

2. 雷公藤甲素

张良等[30,40]在实验中发现，雷公藤甲素可导致雄性动物睾丸萎缩，脏器系数降低，各级生精细胞变性、坏死，数量减少，雷公藤甲素还可导致附睾尾功能损伤，可下调生殖相关基因，雷公藤甲素在大鼠体内吸收迅速而消除缓慢，在睾丸中有蓄积作用。

方法：雷公藤甲素以100 μg·kg^{-1}、50 μg·kg^{-1}和25 μg·kg^{-1}连续50 d对雄性SD大鼠灌胃染毒，50 d后将大鼠处死，立即取出双侧附睾进行称重，计算附睾系数。取右侧附睾，用冷生理盐水制成10%的附睾匀浆，以1 000 g离心力离心10 min，取上清液，再用生理盐水稀释成1%的组织匀浆，待测。唾液酸含量的测定采用5－甲基苯二酚法，蛋白含量的测定采用考马斯亮蓝法，肉毒碱测定采用酶联免疫吸附法。采用Klinefelter扩散法采集精子，分离左侧附睾尾，放入盛有37 ℃预温的Earle's培养液的培养皿中，沿附睾尾纵切，让精子游离，将含精子的培养皿于37 ℃培养箱扩散15 min。收集运动良好的精子，吸取10 μL精子悬液至Micro精子计数板，采用20倍的反相物镜选择10个视野，每个视野观察2 000个精子。采用CASA仪测定精子曲线速度（curvilinear velocity，VCL，μm·s^{-1}）、直线速度（straight-line velocity，VSL，μm·s^{-1}）、平均路径速度（average path velocity，VAP，μm·s^{-1}）、侧摆幅度（amplitude of lateral head displacement，ALH，μm）、鞭打频率（beat cross frequency，BCF，Hz）、直线性（percentage linearity，LIN，%）、前向性（percentage straightness，STR，%）等精子动力学参数。

结果：①对附睾脏器系数及组织匀浆生化指标的影响。各实验组大鼠未观察到明显活动抑制、饮食或行为异常。各染毒组大鼠体重均低于对照组，且随着剂量的增加，体重有下降的趋势。雷公藤甲素组唾液酸含量减少。雷公藤甲素高剂量组附睾脏器系数和肉毒碱含量降低，结果见表4-7。②对附睾尾精子运动能力与运动方向的影响。雷公藤甲素高剂量组VCL、VAP、ALH、BCF降低，VSL、LIN、STR降低，表明精子活动能力降低，结果见表4-8。

表4-7 雷公藤甲素对大鼠附睾脏器系数及唾液酸、肉毒碱含量的影响（$n=10$，$\bar{x}\pm s$）

项目	对照组	低剂量组	中剂量组	高剂量组
体重/g	361.71±19.37	348.85±28.47	339.00±34.06	337.61±36.13
附睾脏器系数/(mg·g^{-1})	0.19±0.03	0.17±0.03	0.16±0.02	0.15±0.04*
唾液酸含量/(mg·g^{-1} Pro)	1.88±0.41	1.69±0.49	1.67±0.18	1.45±0.28*
肉毒碱含量/(μg·mL^{-1})	24.09±4.03	23.10±5.13	19.44±2.46*	15.21±3.06**

注：与对照组比较，* $P<0.05$，** $P<0.01$。

表4-8 雷公藤甲素对大鼠附睾尾精子运动能力与运动方向的影响（$n=10$，$\bar{x}\pm s$）

项目	对照组	低剂量组	中剂量组	高剂量组
VCL/(μm·s^{-1})	84.04±7.20	82.58±8.49	81.64±5.39	77.22±6.39*
VSL/(μm·s^{-1})	34.01±5.40	32.63±3.06	29.03±3.59*	26.89±5.29**
VAP/(μm·s^{-1})	49.35±5.82	47.69±5.61	46.72±7.95	43.58±4.08*
ALH/μm	7.19±1.47	6.74±1.33	6.44±1.06	5.69±1.61*
BCF/Hz	5.52±1.33	5.17±1.42	4.60±1.28	4.04±0.96*
LIN/%	40.38±4.71	39.61±2.03	35.48±2.94**	34.74±5.29**
STR/%	69.09±9.25	68.71±4.00	62.70±5.35*	61.40±8.00*

注：与对照组比较，* $P<0.05$，** $P<0.01$。

讨论与结论：1967年，Orgebin的研究[44]结果显示，睾丸中产生的精子虽然从形态结构变化与核染色体的遗传角度来看已基本完善，但还不具有运动能力，只有在附睾管转运过程中才能获得最终成熟。本实验结果显示，雷公藤甲素低剂量组的唾液酸含量、肉毒碱含量、附睾脏器系数与对照组相比，无明显差异，但随着剂量的增加，雷公藤甲素对附睾功能的损害逐渐显现；中剂量组唾液酸含量明显降低；高剂量组不仅唾液酸、肉毒碱等功能性指标含量降低，并且出现了器质性改变——附睾脏器系数下降。唾液酸主要由附睾上皮低柱状无纤毛细胞和主细胞分泌，因其结构中含有的羧基能抑制精子间

相互凝集，唾液酸糖蛋白可以遮盖精子膜表面的特异性抗原，使其免遭免疫活性细胞的识别和吞噬，对维持精子特别是顶体区的细胞膜的稳定性和完整性有重要作用。中、高剂量雷公藤甲素组唾液酸含量降低提示雷公藤甲素可通过作用于附睾，引起附睾功能的下降，改变其内环境，再进一步阻止精子成熟。肉毒碱在精子线粒体的β-脂肪酸氧化过程中起着重要作用，它能携带脂肪酰基通过线粒体膜，反应产生的乙酰辅酶A参与ATP的形成，ATP是精子运动的重要能源。肉毒碱含量的下降说明雷公藤甲素能抑制附睾上皮对肉毒碱的摄取，从而妨碍附睾精子成熟过程中的能量代谢与精子运动的发育。

从生殖生物学角度而言，贮存在附睾尾的精子通过射精依次进入阴道、宫颈、子宫，最后到达输卵管并完成精卵结合，这个过程需要精子具有运动能力，特别是快速前向运动的能力。传统的精子运动分析由于分析者的主观性而缺乏精确和客观的定量指标。计算机辅助精子分析系统能精确定量分析精子动力学参数，包括精子的活力参数与运动学参数，从而更详细地了解精子的动力学状态。本实验结果显示，雷公藤甲素对精子运动的表现速度与直线性均有明显的抑制作用。虽然低剂量组与对照组相比，无明显差异，但随着剂量的增加，精子运动能力与运动方向的各项参数均受影响，提示雷公藤甲素生殖毒性具有剂量依赖性。VSL、LIN、STR 3项指标是了解雄性生殖毒性的重要参数，对剂量尤为敏感，中剂量组即明显降低，高剂量组3项参数均降低，VCL、VAP、ALH、BCF 4项参数值亦有不同程度的下降。

综上所述，雷公藤甲素对附睾精子的毒副作用是显而易见的，它通过对附睾功能的损害进而影响精子的运动能力。

（二）对雌性生殖系统的影响

雷公藤制剂对女性生殖系统的损伤最为严重，临床主要表现为月经量少、月经紊乱、闭经、性欲减退甚至卵巢功能早衰[45]。

1. 雷公藤多苷

吴克明等[45]以雷公藤多苷灌胃给予小鼠，可损伤雌性小鼠生殖功能，给药10周损伤明确，造成肾虚生殖功能低下状态。崔瑞琴等[46]研究发现雷公藤总苷可致雌性SD幼鼠卵巢组织病理改变，主要表现为卵巢颗粒细胞和卵母细胞损伤，且局部组织中smad4 mRNA、GDF-9 mRNA表达下降，而GDF-9 mRNA的表达下降对卵泡的发育、分化、成熟具有重要影响。

（1）雷公藤多苷对生殖系统毒性实验。

方法：设雷公藤多苷5个剂量组，分别为60 $mg \cdot kg^{-1}$（A组）、40 $mg \cdot kg^{-1}$（B组）、30 $mg \cdot kg^{-1}$（C组）、20 $mg \cdot kg^{-1}$（D组）、15 $mg \cdot kg^{-1}$（E组），连续给药。每组35只，其中15只连续每日阴道细胞学涂片观察给药后的动情周期，另20只根据动情周期改变情况分三批处死，检测血生殖激素水平及观察生殖器官组织形态学，各组做动情周期观察的小鼠与对照组小鼠最后均处死，检测血清E2、P水平，对子宫、卵巢进行病理组织学检查。

结果：①对小鼠动情周期的影响。给药5周时，各组部分小鼠动情周期延长，A、B组开始出现动情周期延长的时间较早，延长天数较长；给药7周时，各组小鼠动情周期均延长、不规则；给药10周时，各组小鼠动情周期紊乱，剂量较大组中部分小鼠动情周期消失。②对小鼠生殖激素的影响。给药5周、7周时各组E2、P水平较正常对照组无明显降低，给药10周时，各组E2水平降低，A、B组降低有统计学意义（$P<0.05$），各组P水平有降低趋势，P/E2有升高趋势，均无统计学意义（$P>0.05$）。③对小鼠卵巢、子宫指数的影响。给药7周时A组小鼠子宫指数降低，给药10周时A、B、C组明显降低（$P<0.01$，$P<0.05$）；给药10周时，卵巢指数有降低趋势，但无统计学意义（$P>0.05$）。④对小鼠卵巢组织结构的影响。正常对照组卵巢组织结构正常，可见各级生长卵泡、成熟卵泡及黄体。成熟卵泡中可见卵丘、卵泡液及卵细胞，卵泡液丰富，颗粒细胞层次多；黄体发育好。处死的第三批小鼠卵巢较正常对照组略偏小，可见生长卵泡、成熟卵泡及黄体，成熟卵泡数、黄体数较少，卵泡较小，颗粒细胞层次较少，黄体偏小。⑤对小鼠子宫组织结构的影响。正常对照组小鼠的子宫管径均匀，内膜被覆高柱状上皮，浆内有核下空泡；腺体丰富，腺体呈圆形、椭圆形，腺体上皮呈高柱状。第一、第二批小鼠部分子宫管径较细，内膜被覆黏膜上皮为立方或柱状细胞，黏膜上皮皱褶较少，宫腔为不规则裂隙状，部分腺体数量减少。各组子宫肌层形态正常，厚薄不均。第三批小鼠子宫管径细，内膜上皮薄，腺体含量少，子宫肌层较正常对照组薄，肌纤维排列较稀疏。

讨论与结论：①对雌性小鼠生殖内分泌的影响。实验结果显示，给药7周后雷公藤多苷对小鼠动情周期抑制明确，并随给药时间延长而加重，给药10周时最明显。给药10周时，A、B组E2明显降低，各组P/E2值均较正常对照组有升高趋势，说明雷公藤多苷造成雌激素、孕激素整体水平失调。雷公藤多苷给药一定时间后表现出生殖毒性，推测雷公藤多苷抑制卵巢内分泌功能，使生殖激素呈现降低、失调状态。②对雌性小鼠子宫、卵巢的影响。给药7周后小鼠子宫指数降低，内膜、肌层变薄，内膜腺体含量减少，肌纤维稀疏，说明雷公藤多苷对子宫组织结构有损伤，随用药时间延长逐渐加重，用药10周时最明显。推测雷公藤多苷对子宫的损伤可能由于卵巢分泌性激素失调而影响子宫所致，也不排除其对子宫有直接损伤。给药10周时，卵巢指数无明显降低，卵泡数、黄体数减少，A、B、C组尤明显，颗粒细胞层次减少，黄体较小。卵泡发育成熟受多种因素调控，在下丘脑－垂体－卵巢轴及卵巢局部微环境的共同调节下，卵泡细胞合成甾体激素，聚集于卵泡液中，卵泡内的激素微环境反过来又是决定卵泡发育的关键因素。推测雷公藤多苷造成小鼠体内生殖激素水平降低、失调，使卵泡发育成熟所需的激素微环境受干扰，从而影响卵泡发育、成熟，故出现成熟卵泡及黄体数量减少。临床报道育龄期女性服用雷公藤制剂一定时间（多为3～6月）后出现月经紊乱、闭经并伴低雌激素症状、生殖器官萎缩等现象，其中闭经的发生率达17%～70%，均提示卵巢功能受抑，卵泡不能发育成熟及排卵，并引起生殖器官器质性改变。本实验结果显示，小鼠卵巢卵泡、黄体数量减少，E2降低、P/E2比值失调，但仍有卵泡发育成熟及排卵，卵巢指数无明显降低，推测雷公藤多苷对小鼠卵巢功能的损伤较器质性损伤出现早且相对较明显。从毒性反应来看，小鼠对15～60 $mg \cdot kg^{-1}$的剂量能耐受，这为药物的临床使用剂量提供了一定参考。

雷公藤多苷所致雌性小鼠生殖功能损伤当责之于其致肾精、肾气受损。肾中精气亏虚，则卵巢分泌生殖激素失调，不能产生规律动情周期，胞宫失却濡养，可致功能低下

和质量减轻等改变。本实验结果显示，小鼠动情周期紊乱、生殖激素水平降低或失调、子宫质量减轻及组织形态学改变等均表明雷公藤多苷对小鼠肾精、肾气有损伤，给药10周损伤明确，造成肾虚，生殖功能低下。

（2）雷公藤多苷生殖毒性实验。

方法：将30只雄性小鼠随机分成3组，即空白对照组、雷公藤多苷组、停药组，每组10只。空白对照组：灌胃1%羟甲基纤维素钠溶液。雷公藤多苷组：灌胃雷公藤多苷混悬液30 mg·kg^{-1}，共20 d，雌雄合笼7 d。停药组：灌胃雷公藤多苷混悬液30 mg·kg^{-1}，共20 d，雌雄合笼7 d，第28 d起停止灌胃雷公藤多苷混悬液，改为灌胃1%羟甲基纤维素钠溶液。均每日1次。各组灌胃20 d后与雌鼠以1∶2比例合笼7 d，第28 d起将雌雄小鼠分笼，雄鼠继续灌胃20 d；于第48天起再次与雌鼠以1∶2比例合笼7 d，7 d后分笼。两次合笼后2周内，观察雌鼠受孕情况，并计算受孕率。合笼前采集雄性小鼠空腹全血，尽快离心分离血清，检测雄鼠睾酮水平的变化。血清中睾酮含量的测定采用液相平衡竞争放射免疫分析法（radio immuno assay，RIA）。

结果：①各组合笼后不同时间段雌鼠受孕率的变化。空白对照组两次合笼的受孕率分别为30%、40%，雷公藤多苷组的受孕率分别为10%、5%，可见雌鼠受孕率明显下降，且呈时间依赖性。停药组第2次合笼后受孕率明显提高，与雷公藤多苷组比较亦有显著差异（$P<0.01$），结果见表4－9。②各组雄性小鼠睾酮变化。第20天时，雷公藤多苷组、停药组睾酮水平均明显降低，与空白组比较有显著性差异（$P<0.05$）。第48天时，雷公藤多苷组睾酮水平继续降低，与第20天比较有显著差异（$P<0.05$）；停药组第48 d有明显升高（$P<0.05$），与雷公藤多苷组比较有显著差异（$P<0.01$），结果见表4－10。

表4－9　各组不同时间段雌鼠受孕率比较

组别	n（雄/雌）/只	第1次合笼（第20 d）		第2次合笼（第48 d）	
		受孕数/只	受孕率/%	受孕数/只	受孕率/%
空白组	10/20	6	30	8	40
雷公藤多苷组	10/20	2	10**	1	5**
停药组	10/20	2	10**	6	30△△

注：与空白组比较，** $P<0.01$；与雷公藤多苷组比较，△△$P<0.01$。

表4－10　各组雄性小鼠睾酮变化比较（$\bar{x}\pm s$，nmol·L^{-1}）

组别	n/只	睾酮（T）	
		第20 d	第48 d
空白组	10	0.156±0.033	0.161±0.035
雷公藤多苷组	10	0.108±0.021*	0.079±0.022▲
停药组	10	0.109±0.020*	0.161±0.029△△

注：与空白组比较，* $P<0.05$；与第20 d雷公藤多苷组比较，▲$P<0.05$；与第48 d雷公藤多苷组比较，△△$P<0.01$。

讨论与结论：雷公藤的长期毒性试验表明，雷公藤可引起雄性大鼠睾丸生殖上皮退行性变，附睾空虚，附睾内精子严重减少，附睾涂片显示附睾精子减少，畸形精子增多；可引起雌性大鼠性周期紊乱，子宫内膜增生，卵巢出现空泡样变。本研究发现，随着雷公藤多苷给药时间的延长，雄鼠睾酮水平明显减低，雌鼠受孕率亦呈明显下降趋势，表明雷公藤多苷对雄性小鼠的生殖毒性呈时间依赖性。停药组受孕率由10%上升到30%，说明停用后可自行恢复。可见，雷公藤的生殖毒性在短期内是可逆的，有自愈倾向，所以停药后激素水平恢复正常，受孕率也恢复至空白组水平。导致雷公藤生殖毒性的时间和高剂量依赖的原因主要是，药物毒性的累积效应和有效血药浓度的提高，停药后随着有效血药浓度的下降，雷公藤生殖毒性也随之慢慢恢复。因此，短期内应用雷公藤多苷产生的生殖毒性不用过分担心，长时间应用有待于大样本的临床循证医学试验验证。近年来研究者探讨雷公藤对雌性动物（鼠）生殖系统的影响，显示雷公藤对雌性动物的生殖损伤较对女性轻[47]。

2. 雷公藤提取物生殖毒性实验

陈蓉芳等[48]在雷公藤提取物对小鼠围生期的毒性实验中发现，在40 mg·kg^{-1}剂量下，未出现母体毒性，但活胎率和出生存活率降低，哺乳存活率无明显改变，未发现肉眼可见外观及内脏畸形，F1仔鼠在第4 d、14 d、21 d时体重明显降低，某些生理、神经反射指标发育延迟，但学习、记忆能力未见异常。F1仔鼠交配率和受孕率无明显改变，但在40 mg·kg^{-1}剂量下活胎率下降，吸收胎率增高，说明雷公藤提取物在该剂量下可透过胎盘对F2仔鼠的生长发育产生影响。研究认为雷公藤可透过胎盘和乳汁对子代产生影响，提示围生期及哺乳期妇女应谨慎服用该药。

二、遗传毒性

（一）雷公藤多苷对小鼠骨髓细胞微核率的影响实验

方法：NIH小鼠36只，体重18～22 g，每组6只，分为6组，分别为空白组、阳性对照组（以100 mg·kg^{-1}环磷酰胺灌胃），口服雷公藤多苷M 50 mg·kg^{-1}、25 mg·kg^{-1}和雷公藤多苷T 400、200 mg·kg^{-1}组。于给药后48 h处死，取胸骨做骨髓涂片，干燥、固定、Giemsa染色，每只动物镜检计数1 000个多染红细胞（PCEs），计算其含微核的细胞数，以‰表示。

结果：空白对照组微核细胞率为1.33‰±0.5‰；雷公藤多苷M组微核细胞率高剂量为1.5‰±0.8‰，低剂量为0.83‰±0.8‰；雷公藤多苷T组，高剂量为2.5‰±1.4‰，低剂量为1.66‰±0.8‰。经t检验，雷公藤多苷M组、T组和空白对照组无显著差异（$P>0.05$）。环磷酰胺组为49.3‰±24.7‰，差异显著。

讨论与结论：雷公藤是有毒植物。据报道，雷公藤醋酸乙酯提取物有诱发染色体畸变和诱发骨髓含微核的PCE增加的作用。钟昌奇等[49]给予大鼠雷公藤多苷每天108 mg·kg^{-1}，每周6次，连续8周后，测定骨髓含微核的PCE数，发现雷公藤多苷对于大鼠的微核出现率与对照组相比，无统计学差异。本实验结果表明，一次大剂量的雷公藤多苷对小鼠骨髓PCE的微核出现率亦无明显影响。可以认为，雷公藤多苷仅含有微量具毒性的二萜类成分，可能不是一种化学诱变剂。本实验结果为雷公藤多苷临床使

用提供了遗传安全性资料。

（二）雷公藤甲素对小鼠骨髓细胞微核率的影响实验

田逸君等[50]使用小鼠骨髓微核试验，设 180 $\mu g \cdot kg^{-1}$、360 $\mu g \cdot kg^{-1}$、720 $\mu g \cdot kg^{-1}$ 3 个剂量组，在 720 $\mu g \cdot kg^{-1}$ 剂量时，雷公藤甲素有诱发骨髓嗜多染红细胞微核率增高的效应，提示雷公藤甲素对人体可能具有潜在遗传毒性。体外遗传毒性试验方面，通过检测 TK6 细胞体外多遗传终点组合试验体系初步评价[51]，显示雷公藤甲素未见具有诱导 TK6 细胞 DNA 损伤、染色体异常和基因突变的作用，雷公藤甲素体外不具有遗传毒性。多项实验研究及临床不良反应显示，雷公藤制剂对血液系统及骨髓均可造成损伤，有可能与雷公藤的主要有效成分雷公藤甲素影响细胞的增殖相关，提示其对生殖毒性和对生殖细胞具有潜在的致突变性，有待于做进一步的深入研究，雷公藤制剂在临床使用时应注意用药剂量及时间，以避免对患者造成遗传毒性的影响。

第四节　雷公藤毒性机制研究

雷公藤制剂在临床使用时出现的不良反应中，消化系统损害是最主要、最严重的不良反应，其次为生殖系统，还包括免疫系统毒性、肝毒性、肾脏毒性、血液和造血系统毒性、心血管损害等。本节主要论述雷公藤的胃肠道、生殖系统、免疫系统及肝脏毒性机制的研究进展，以期对雷公藤在临床上的应用提供指导和依据。

一、胃肠道毒性机制研究

（一）雷公藤木质部提取物胃肠道毒性机制研究

1. 方法

（1）胃排空及肠推进试验。选取检疫合格的 SD 大鼠，按体重和性别随机均衡地分为 4 组，即阴性对照组、雷公藤提取物低剂量（0. 051 2 $g \cdot kg^{-1}$，按体表面积折算，约为人临床用量的 4 倍）组、高剂量（0. 128 $g \cdot kg^{-1}$，按体表面积折算，约为人临床用量的 10 倍）组、阳性对照消旋山莨菪碱（10. 8 $mg \cdot kg^{-1}$，按体表面积折算，约为人临床用量的 4 倍）组，每组 10 只，雌雄各半。分组后，各试验组从试验第一天起开始灌胃给药，每天 1 次，连续经口给予 14 d，阳性对照药给药 3 d，以葡聚糖蓝 2000 为指示剂，末次给药前 1 d 禁食不禁水 12 h，给药 30 min 后每组动物灌服 2% 的葡聚糖蓝 2000 每只 1 mL，30 min 后戊无巴比妥钠麻醉剖腹取全胃肠，自幽门括约肌处取胃，沿胃大弯侧剪开，将胃内色素残留物充分洗于 5 mL 超纯水中，以 3 500 转/分离心 15 min，取上清滤液，用 722A 型分光光度计在 620 nm 处测定吸光度(A)，以超纯水调零，记录吸光度，其值代表胃内色素残留量，求出与对照组均值的百分比即为各组样本的胃内色素相对残留量。打开腹腔分离小肠，除小肠外沿髂骨顶垂直横断使小肠分成二段，然后小心分离肠系膜，将小肠拉直同时测量自幽门起到葡聚糖蓝运行最远端的长度（A），幽门到回盲端的长度（B），A/B 即为胃肠推进率（%）。

（2）胃酸检测试验。选取检疫合格的 SD 大鼠，按体重和性别随机均衡地分为 4 组，即阴性对照组、雷公藤提取物低剂量（0.051 2 g · kg^{-1}，按体表面积折算，约为人临床用量的 4 倍）组、高剂量（0.128 g · kg^{-1}，按体表面积折算，约为人临床用量的 10 倍）组、阳性对照阿司匹林肠溶片（108 mg · kg^{-1}，按体表面积折算，约为人临床用量的 4 倍）组。各试验组从试验第 1 天起开始灌胃给药，每天 1 次，连续经口给予 14 d，阳性对照药给药 3 d，末次给药前禁食 24 h，末次给药后 2 h，给予 10% 水合氯醛，按 3 mL · kg^{-1} 体重腹腔注射麻醉，结扎幽门，5 h 后，结扎贲门，取出全胃，在胃大弯处侧切一小口，倾出胃内容物，于双层纱布滤过，收集胃液于刻度离心管中，记录胃液量。然后观察胃黏膜有无充血、溃疡等症状。胃液以 1 500 r/min 离心 10 min，取上清液，用 pH 计测定胃酸的 pH。取胃液 1 mL，用酚酞作指示剂，以 0.01 mol · L^{-1} 氢氧化钠滴至初见红色为止，即为总酸终点，计算每小时胃酸排出量。

按 $N_1 \times V_1 = N_2 \times V_2$ 计算：0.02 × 总酸度终点量（mL）/滴定所取胃液量（mL）= 总酸度（mol · L^{-1}）。

（3）胃蛋白酶检测试验。选取检疫合格的 SD 大鼠，按体重和性别随机均衡地分为 4 组，即阴性对照组、雷公藤提取物低剂量（0.051 2 g · kg^{-1}，按体表面积折算，约为人临床用量的 4 倍）组、高剂量（0.128 g · kg^{-1}，按体表面积折算，约为人临床用量的 10 倍）组、阳性对照阿司匹林肠溶片（108 mg · kg^{-1}，按体表面积折算，约为人临床用量的 4 倍）组。各试验组从试验第 1 天开始灌胃给药，每天 1 次，连续经口给予 14 d，阳性对照药给药 3 d，末次给药后 2 h，给予 10% 水合氯醛溶液，按 3 mL · kg^{-1} 体重腹腔注射麻醉，结扎幽门，5 h 后，结扎贲门，取出全胃，收集胃液，3 000 转/分离心 10 min，取上清液 0.5 mL 作为胃液以备测定。胃蛋白酶的测定参照胃蛋白酶检测说明书进行。

（4）质子泵检测试验。选取检疫合格的 SD 大鼠，按体重和性别随机均衡地分为 4 组，即阴性对照组、雷公藤提取物低剂量（0.051 2 g · kg^{-1}，按体表面积折算，约为人临床用量的 4 倍）组、高剂量（0.128 g · kg^{-1}，按体表面积折算，约为人临床用量的 10 倍）组、阳性对照阿司匹林肠溶片（108 mg · kg^{-1}，按体表面积折算，约为人临床用量的 4 倍）组。各试验组从试验第 1 天开始灌胃给药，每天 1 次，连续经口给予 14 d，阳性药给药 3 d，末次给药前禁食 24 h，末次给药后 2 h，10% 水合氯醛，按 3 mL · kg^{-1} 体重腹腔注射麻醉，结扎幽门，5 h 后，结扎贲门，取出全胃，准确称取胃黏膜组织的重量，用生理盐水制成 10% 的匀浆，以 2 500 转/分离心 10 min，再用生理盐水按 1∶4 稀释成 2% 的匀浆。采用 H^+-K^+-ATP 酶试剂盒检测胃黏膜上皮细胞 H^+-K^+-ATP 酶的含量。测定：①按蛋白测定试剂盒测定蛋白总量。②按 H^+-K^+-ATP 酶试剂盒操作步骤操作，检测 H^+-K^+-ATP 酶的含量。试验期间观察动物外观体征、行为活动、腺体分泌、呼吸和粪便性状，每天给药前后进行观察，及时做好记录。发现死亡或濒死动物，及时解剖检查，每周测定 1 次摄食量和体重。胃酸、胃蛋白酶测定动物每组留 2 只动物进行胃肠道病理组织学检查（1♂，1♀）。

2. 结果

1）对胃排空及肠推进的影响。雷公藤中、高剂量组大鼠胃内色素残留率增加，与阴性空白对照组相比，具有显著性差异（$P<0.05$），对肠运动影响不明显。阳性药山莨菪碱能显著抑制大鼠的胃排空及肠推进。结果见表4－11。

表4－11　对大鼠胃排空和肠推进的影响（$\bar{x}\pm s$）

组别	胃排空（A）	肠推进/%
阴性对照组	0.09±0.06	0.73±0.06
雷公藤低剂量组	0.21±0.13*	0.71±0.06
雷公藤高剂量组	0.23±0.20*	0.74±0.06
山莨菪碱组	0.18±0.12*	0.65±0.08*

注：与阴性对照组相比，* $P<0.05$。

2）对胃分泌功能的影响。

（1）胃酸。雷公藤高剂量组胃液量显著增加，与阴性对照组相比，有显著性差异（$P<0.05$）；胃液pH减小，与阴性对照组相比，有显著性差异（$P<0.05$）；中和胃酸所需NaOH量显著增加，与阴性对照组相比，有显著性差异（$P<0.05$）。阳性药阿司匹林肠溶片组胃液量显著增加，与阴性对照组相比，有显著性差异（$P<0.05$）；胃液pH减小，与阴性对照组相比，有显著性差异（$P<0.05$）；中和胃酸所需NaOH量显著增加，与阴性对照组相比，有显著性差异（$P<0.05$）。结果见表4－12。

表4－12　对大鼠胃酸的影响（$\bar{x}\pm s$）

组别	胃液量/mL	胃液pH	NaOH中和量/mL
阴性对照组	0.92±0.43	2.08±0.34	5.02±1.59
雷公藤低剂量组	0.97±0.94	1.83±0.55	5.38±1.51
雷公藤高剂量组	2.04±0.70*	1.62±0.30*	6.62±1.88
阿司匹林肠溶片组	2.86±1.73**	1.48±0.21**	7.27±1.70*

注：与阴性对照组相比，* $P<0.05$，** $P<0.01$。

（2）胃蛋白酶。雷公藤低、高剂量组胃蛋白酶活力升高，但与阴性对照组相比，无显著性差异（$P>0.05$），具有升高的作用趋势。结果见表4－13。

表4－13　对大鼠胃蛋白酶的影响（$\bar{x}\pm s$）

组别	胃蛋白酶/U
阴性对照组	11.08±5.59
雷公藤低剂量组	14.22±10.82
雷公藤高剂量组	17.55±8.34
阿司匹林肠溶片组	18.04±12.49

注：与阴性对照组相比，* $P<0.05$，** $P<0.01$。

（3）H^+-K^+-ATP 酶。雷公藤高、低剂量组胃 H^+-K^+-ATP 酶含量升高，与阴性对照组相比，有显著性差异（$P<0.05$）。阳性药阿司匹林肠溶片组胃 H^+-K^+-ATP 酶含量升高，与对照组相比，有显著性差异（$P<0.05$）。结果见表 4－14。

表 4－14　对大鼠 H^+-K^+-ATP 酶的影响（$\bar{x} \pm s$）

组别	H^+-K^+-ATP 酶含量/（μmol · h^{-1}）
阴性对照组	8.37 ± 0.80
雷公藤低剂量组	10.66 ± 3.18 *
雷公藤高剂量组	12.32 ± 2.12 **
阿司匹林肠溶片组	10.43 ± 2.37 *

注：与阴性对照组相比，* $P<0.05$，** $P<0.01$。

3）病理组织学结果。雷公藤高剂量组 1/2 例动物胃局部黏膜浅层上皮细胞坏死；空肠局部黏膜层上皮细胞坏死；回肠局部黏膜上皮细胞坏死；直肠局部黏膜层水肿坏死。阿司匹林肠溶片组 1/2 例动物胃局部黏膜下层水肿充血；结肠局部黏膜上皮细胞坏死；1/2 例动物胃局部黏膜上皮细胞坏死，黏膜下层水肿充血。

3. 讨论与结论

病理组织学结果提示雷公藤对胃肠道有损伤作用。胃肠道功能分为运动功能和分泌功能，胃排空和肠推进试验是检测胃肠道运动功能的经典试验，在本试验中，雷公藤低、高剂量均能抑制胃排空，但抑制肠推进作用不明显。至于雷公藤对胃肠道运动影响的机制，还需进一步探索。

胃是消化道中最膨大的部分，经口腔和食管进入胃的食物，在胃内暂时贮存。胃黏膜中有大量的消化腺，主要分泌胃酸、胃蛋白酶原和黏液，对食物进行初步的消化。胃表面除了分泌黏液的黏液腺，还有两种非常重要的管状腺体，即泌酸腺和幽门腺。泌酸腺分泌盐酸、胃蛋白酶、内因子和黏液。幽门腺主要分泌黏液，保护幽门部黏膜。泌酸腺由 3 种细胞组成：①颈黏液细胞，主要分泌黏液和少量胃蛋白酶原；②主细胞，分泌大量胃蛋白酶原；③壁细胞，也称泌酸细胞，分泌盐酸和内因子。

壁细胞分泌 H^+ 是逆着巨大浓度梯度进行的主动运输，需要消耗大量能量。H^+ 的分泌是依靠壁细胞顶端膜上的质子泵（H^+-K^+-ATP 酶）实现的。质子泵位于壁细胞顶端膜内陷形成的分泌小管膜上，是一种转运蛋白，有转运 H^+ 和催化 ATP 水解的功能，所以质子泵是一种 H^+-K^+-ATP 酶。胃蛋白酶原不具有活性，只有在 HCl 作用下，从酶原分子中水解掉一个小分子的肽后，才转变成有活性的胃蛋白酶。因此，胃酸、胃蛋白酶及质子泵在胃的消化生理功能活动中都有比较重要的作用。

在本试验中，雷公藤能够促进胃液的分泌，胃液 pH 值降低，胃酸增加，提示雷公藤具有影响胃分泌的作用。雷公藤影响 H^+-K^+-ATP 酶的含量，使 H^+-K^+-ATP 酶含量增加，在 H^+-K^+-ATP 酶和胃内 HCl 均分泌增加的情况下，胃蛋白酶活力有增加的趋势。综上所述，雷公藤可使胃液分泌增加，胃 HCl 分泌增加，H^+-K^+-ATP 酶含量增加，从而影响胃蛋白酶的活性。

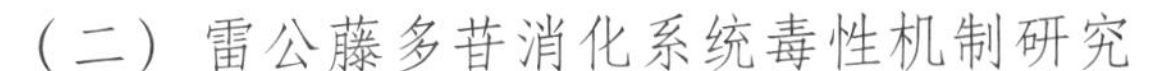

（二）雷公藤多苷消化系统毒性机制研究

杨静娴等[52]以 30 mg・kg^{-1}雷公藤多苷连续给药 30 d，动物的胃黏膜、空肠黏膜没有明显病理改变，对胃液的酸度及胃液成分无明显影响，但对小肠推进有显著抑制作用。上述实验结果与雷公藤提取物的研究结果有异，可能与实验所用剂量为治疗量，且占成分、剂型不同而作用机制复杂多样相关。

二、生殖系统毒性机制研究

（一）雷公藤提取物生殖系统毒性机制研究

1. 方法

1）剂量设计。设 4 个剂量组，分别是阴性对照组、雷公藤提取物低剂量（1.8 g・kg^{-1}）组、雷公藤提取物中剂量（7.2 g・kg^{-1}）组、雷公藤提取物高剂量（18.0 g・kg^{-1}）组，分别相当于人临床用量每人（20 g/d）按体表面积折算的 1 倍、4 倍、10 倍。连续给药 60 d。

2）观察时间点设置。观察时间点分别设置在给药 30 d、60 d 及停药 30 d（即实验第 90 天），剖解各剂量组动物 20 只，雌雄各半，检测各项指标。

3）实验方法。试验期间每天观察动物的一般状况，定期称量大鼠体重，给药期间每天早上对雌性大鼠进行阴道涂片，观察动情周期变化。在设定的剖解时间点解剖动物，取血清测定大鼠生殖激素的含量，称量睾丸、附睾、卵巢、子宫的质量，计算脏器指数并固定进行 HE 染色，光镜下观察组织病理学变化。取雄性动物一侧附睾尾进行涂片，观察精子形态，计算未成熟精子率和精子畸形率。检测大鼠下丘脑、垂体、睾丸（卵巢）等不同组织中激素受体表达情况。

4）观察指标及检测方法。

（1）一般状况观察。每天观察动物的外观体征、行为活动、腺体分泌、呼吸、粪便性状等。

（2）体重。每周称量 1 次体重。

（3）动情周期。从给药第一天开始，对雌性动物每天上午 9:00—10:00 进行阴道涂片。具体方法为：采用头部较小且经过湿热灭菌后的棉签，以生理盐水浸湿，伸入动物的阴道 1～3 cm 处轻轻转动，然后取出棉签，在洁净载玻片的中央区域涂片。涂片晾干后采用 95% 乙醇固定约 15 min，然后吹干。接着用瑞氏染液染 20～30 min，然后流水冲洗，晾干，最后在 100 倍光镜下镜检，记录观察结果。

（4）脏器指数。动物禁食 16～20 h，用 20% 乌来糖以 0.75 mL・100 g^{-1}体重进行皮下注射麻醉，腹主动脉取血后，取出睾丸、附睾、子宫、卵巢，剔除脂肪后称量，计算脏脑系数：

$$\text{脏脑系数} = \frac{\text{脏器质量}}{\text{脑质量}} \times 100\%$$

（5）附睾尾精子形态。雄性大鼠 20% 乌来糖按 0.75 mL・100 g^{-1}皮下注射麻醉，腹主动脉采血后取出单侧附睾尾剔除脂肪并修饰干净，在附睾尾球状部位剪断，往洁净的载玻片上滴一滴生理盐水，用镊子夹住剪断的附睾尾一段，将其断面反复涂抹于载玻片上，干燥后，放入伊红染液中浸泡约 1 min，然后再放入 95% 乙醇中清洗掉多余的伊红染液，干燥后于 400 倍光镜下采图。每只动物采图 5 张，观察精子形态，随机计数 200 个精子，计算畸形精子所占的比例：

$$未成熟精子率 = (未成熟精子数/总精子数) \times 100\%$$

$$畸形精子率 = (畸形精子数/总精子数) \times 100\%$$

（6）组织病理学检查。动物禁食 16～20 h，用 20% 乌来糖以 0.75 $mL \cdot 100\ g^{-1}$ 体重进行皮下注射麻醉，腹主动脉取血后，雄性动物取出睾丸、附睾，雌性动物取出卵巢、子宫，然后剔除脂肪，称重后放入 10% 中性福尔马林中固定 2～3 d，取出，流水冲洗 3～5 h，放入自动脱水机中进行组织脱水，然后进行石蜡包埋、切片，经烘干后，进行 HE 染色，镜下观察脏器组织病理学变化。

（7）激素受体表达。检测阴性对照组和雷公藤提取物高剂量组动物 30 d、60 d、90 d的激素受体表达情况并进行组间差异比较。雄性动物检测下丘脑、垂体、睾丸中 AR 的表达；雌性动物检测下丘脑、垂体、卵巢中 ER-α 的表达。以上组织均采用甲醛固定后制备的石蜡切片，用免疫组织化学的方法进行检测。

检测原理：本试剂盒采用了链霉亲和素生物素过氧化物酶复合物法（strept avidin-biotin complex，SABC）法，根据抗原抗体反应显色原理，先让组织切片或细胞标本中的抗原先和一抗多克隆抗体（rabbit or goat）结合，再利用一抗与抗生素蛋白－生物素标记的辣根过氧化物酶（horseradish peroxidase，HRP）混合物结合，最后通过二氨基联苯胺（diamino benzidine，DAB）显色来显示细胞或组织中待测的化学成分，在光学显微镜下可清晰看见细胞内发生的抗原抗体反应产物，从而在细胞玻片或组织切片上原位确定某些化学成分的分布和含量。本实验的反应产物即阳性颗粒或阳性区域呈棕黄色，采图后用 IPP 6.0 软件对实验结果进行分析，计算阳性颗粒或阳性区域的 IOD 值，判断阳性反应的强弱。

5）生殖激素水平。检测阴性对照组和雷公藤提取物低、中、高剂量组动物 30 d 的血清激素含量并进行组间差异比较。雄性动物检测促性腺激素释放激素（GnRH）、黄体生成素（LH）、卵泡刺激素（FSH）和睾酮（T）水平。雌性动物检测促性腺激素释放激素（GnRH）、黄体生成素（LH）、卵泡刺激素（FSH）、雌二醇（E2）和黄体酮（P）水平。

2. 结果

1）一般状况。异常状况均发生于雷公藤提取物高剂量组的雌性动物。发现有 3 只动物在给药期 41～69 d 先后出现眼球发白、躬背、竖毛、四肢无力、肢体疲软的症状至最终死亡，其余动物均未见异常。

2）雷公藤提取物对大鼠体重的影响。与阴性对照组比较，给药雷公藤提取物高剂量组雄性大鼠的体重从第 3 周至第 6 周明显减轻（$P < 0.05$ 或 $P < 0.01$）。与阴性对照组比较，雷公藤提取物高剂量组雌性大鼠的体重从第 1 周至第 9 周，均明显减轻，且具有极显著性差异（$P < 0.01$）。

3）雷公藤提取物对大鼠脏器指数的影响。由表 4－15 可得，雌性大鼠给药 30 d 雷公藤提取物高剂量组的卵巢和给药 90 d 雷公藤提取物低剂量组的子宫的脏器系数明显低于阴性对照组（$P<0.05$）。雄性大鼠给药 30 d 雷公藤提取物中剂量组睾丸脏器系数明显减小（$P<0.01$）。给药 60 d 雷公藤提取物各剂量组睾丸的脏器系数均明显减小，具有极显著性差异（$P<0.01$），且呈一定的剂量关系，在停药 30 d 后未见恢复。雄性大鼠的附睾各解剖时间点的脏器系数均小于阴性对照组（$P<0.05$ 或 $P<0.01$），且呈一定的剂量关系。

表 4－15　雷公藤提取物对大鼠脏器系数的影响（$\bar{x}\pm s$，$n=10$）

实验时间	不同脏器	阴性对照组	雷公藤提取物低剂量组	雷公藤提取物中剂量组	雷公藤提取物高剂量组
30 d	卵巢	0.054 ± 0.012	0.049 ± 0.014	0.048 ± 0.007	0.042 ± 0.008 *
	子宫	0.314 ± 0.050	0.336 ± 0.111	0.325 ± 0.086	0.315 ± 0.063
	睾丸	1.576 ± 0.242	1.451 ± 0.179	0.669 ± 0.132 **	1.517 ± 0.286
	附睾	0.474 ± 0.051	0.480 ± 0.066	0.386 ± 0.065 **	0.402 ± 0.041 **
60 d	卵巢	0.051 ± 0.011	0.052 ± 0.010	0.049 ± 0.010	0.042 ± 0.011
	子宫	0.334 ± 0.127	0.364 ± 0.078	0.371 ± 0.088	0.258 ± 0.100
	睾丸	1.642 ± 0.208	1.142 ± 0.264 **	0.794 ± 0.216 **	0.547 ± 0.047 **
	附睾	0.630 ± 0.092	0.502 ± 0.108 *	0.420 ± 0.102 **	0.408 ± 0.109 **
90 d	卵巢	0.051 ± 0.013	0.051 ± 0.011	0.052 ± 0.012	0.045 ± 0.012
	子宫	0.442 ± 0.106	0.336 ± 0.072 *	0.387 ± 0.068	0.366 ± 0.092
	睾丸	1.655 ± 0.115	1.020 ± 0.388 **	0.664 ± 0.096 **	0.799 ± 0.218 **
	附睾	0.706 ± 0.085	0.609 ± 0.127	0.491 ± 0.078 **	0.437 ± 0.075 **

注：与阴性对照组比较，* $P<0.05$，** $P<0.01$。

4）雷公藤提取物对雌性大鼠动情周期的影响。观察发现给药组大鼠动情周期紊乱，具体表现为各期不连续、不规律，动情后期缺失。与阴性对照组比较，雷公藤提取物高剂量组雌性大鼠的动情期明显延长（$P<0.05$），如表 4－16 所示。

表 4－16　雷公藤提取物对雌性大鼠动情周期的影响（$\bar{x}\pm s$，$n=10$）

单位：d

组别	动情前期	动情期	动情后期	动情间期
阴性对照组	14.4 ± 2.1	16.6 ± 1.9	10.0 ± 2.9	18.7 ± 3.2
雷公藤提取物低剂量组	13.7 ± 2.1	17.4 ± 2.5	10.1 ± 2.8	18.5 ± 3.1
雷公藤提取物中剂量组	15.3 ± 2.2	16.8 ± 1.5	9.2 ± 1.3	18.6 ± 2.5
雷公藤提取物高剂量组	13.9 ± 2.0	19.3 ± 3.2 *	7.8 ± 2.1	18.0 ± 1.8

注：与阴性对照组比较，* $P<0.05$。

5）雷公藤提取物对雄性大鼠附睾尾精子的影响。

（1）未成熟精子率。给药组附睾尾内未成熟精子呈圆形，红染。由表 4－17 可得阴性对照组动物的未成熟精子率均为零，说明阴性对照组动物的精子发育良好。与阴性对照组比较，雷公藤提取物各剂量组雄性大鼠附睾尾内未成熟精子率在 60 d、90 d 时均明显升高（$P<0.05$ 或 $P<0.01$）。

表 4－17　雷公藤提取物对雄性大鼠附睾尾未成熟精子率的影响（$\bar{x}\pm s$，$n=10$）

实验时间/d	阴性对照组	雷公藤提取物低剂量组	雷公藤提取物中剂量组	雷公藤提取物高剂量组
30	0.0 ±0.0	0.1 ±0.2	0.1 ±0.1	0.1 ±0.1
60	0.0 ±0.0	0.3 ±0.2**	0.4 ±0.2**	0.5 ±0.3**
90	0.0 ±0.0	0.1 ±0.1*	0.4 ±0.2**	0.4 ±0.2**

注：与阴性对照组比较，* $P<0.05$，** $P<0.01$。

（2）畸形精子率。附睾尾内畸形精子的形态主要有断头、圆头、折叠和头部不定型四种。由表 4－18 可得，雷公藤提取物低剂量组雄性大鼠附睾尾精子畸形率在实验 60 d、90 d 时均大于阴性对照组，且具有极显著性差异（$P<0.01$）。雷公藤提取物中、高剂量组雄性大鼠附睾尾精子畸形率在各观察时间点均显著升高（$P<0.05$ 或 $P<0.01$）。

表 4－18　雷公藤提取物对雄性大鼠附睾尾精子畸形率的影响（$\bar{x}\pm s$，$n=10$）

实验时间/d	阴性对照组	雷公藤提取物低剂量组	雷公藤提取物中剂量组	雷公藤提取物高剂量组
30	0.6 ±0.3	0.8 ±0.3	0.9 ±0.1*	0.9 ±0.1*
60	0.3 ±0.1	0.7 ±0.2**	0.6 ±0.2**	0.5 ±0.3*
90	0.2 ±0.1	0.8 ±0.1**	0.6 ±0.2**	0.6 ±0.2**

注：与阴性对照组比较，* $P<0.05$，** $P<0.01$。

6）雷公藤提取物对大鼠组织病理学的影响。

（1）实验 30 d。

（a）雄性动物。阴性对照组雄性动物下丘脑胶质细胞、椎体细胞、神经元细胞形态结构正常，未见胶质小结及噬神经元现象；未见血管扩张及淋巴细胞围绕等变化。垂体神经部和腺垂体分界清晰，远侧部细胞形态、排列正常。给药的各剂量组动物的下丘脑和垂体组织结构正常，无异常变化。睾丸被膜完整，曲细精管结构正常，各级生精细胞清晰可见，数量未见减少。附睾结构完整，附睾管上皮细胞正常，管内可见大量成熟精子。低剂量组少数动物睾丸曲细精管上精细胞数量减少甚至消失，壁层变薄，管腔变小，形态不规则，曲细精管轻度萎缩。中、高剂量组动物睾丸中萎缩的曲精细管数量增多，管腔形态不规则程度加重。低、中、高剂量组附睾管腔均缩小，管腔内未见成熟带尾精子细胞，仅见一些圆形、大小不一的细胞，或短小、形态不完整的精子，且病理变化成一定的剂量关系，如图 4－13、图 4－14 所示。

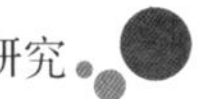

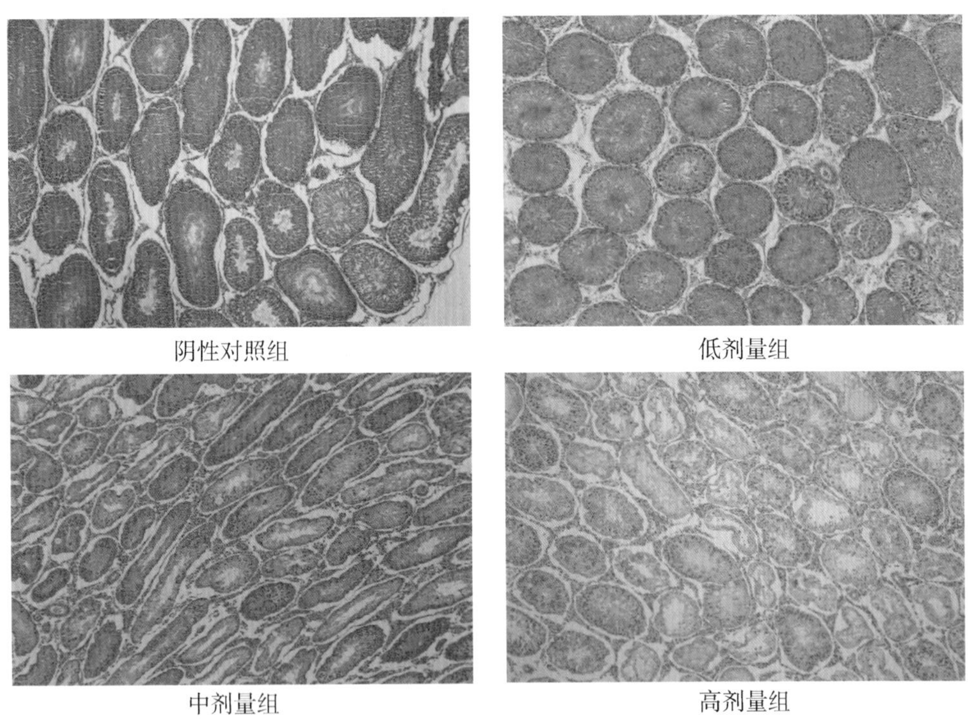

图4－13　雷公藤提取物对雄性大鼠睾丸病理形态学的影响（HE×100）

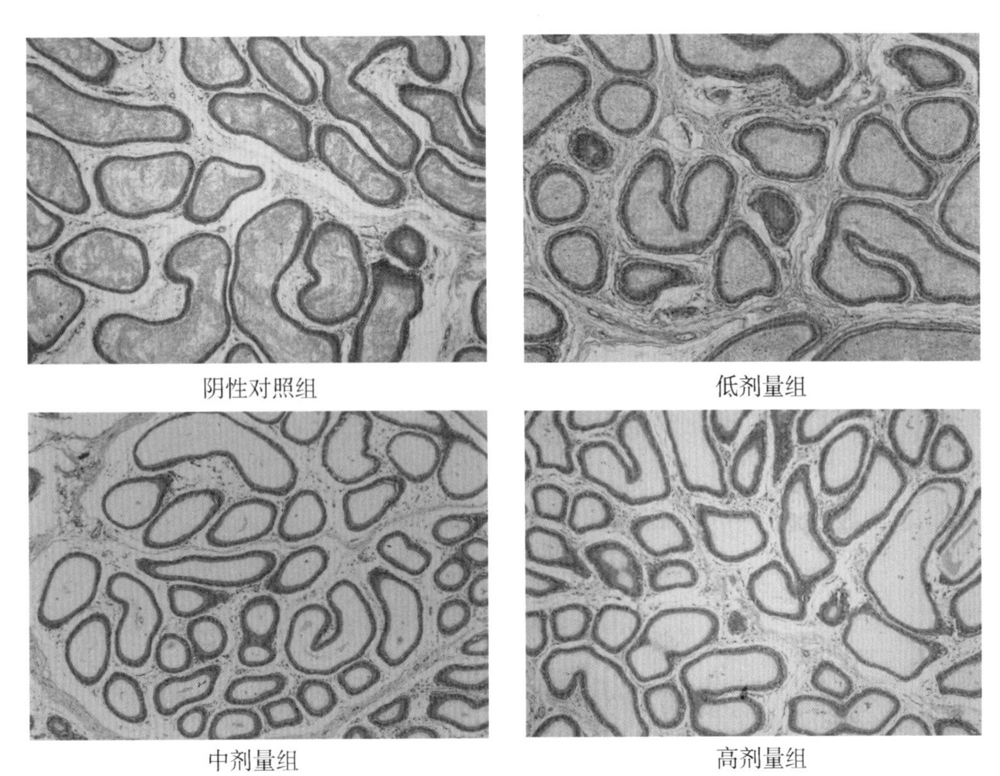

图4－14　雷公藤提取物对雄性大鼠附睾病理形态学的影响（HE×100）

（b）雌性动物。阴性对照组雌性动物下丘脑胶质细胞、椎体细胞、神经元细胞形态结构正常，未见胶质小结及噬神经元现象；未见血管扩张及淋巴细胞围绕等变化。垂体神经部和腺垂体分界清晰，远侧部细胞形态、排列正常。给药各剂量组动物的下丘脑和垂体组织结构正常，无异常变化。卵巢各级卵母细胞均发育良好，形态结构正常。子宫的子宫壁完好，黏膜层结构完整。低剂量组少数动物的卵巢中闭锁卵泡的数量稍增多，子宫内膜上皮细胞增生，内膜向管腔伸出较多突起，细胞层数增加，内膜下细胞分布密集，少量纤维组织增生，内膜皱褶明显；中、高剂量组动物卵巢闭锁卵泡增多，子宫上皮细胞增生，内膜向管腔突起，细胞层数增加，纤维组织增生，内膜皱褶等较低剂量组更为明显，并且卵巢内发育中各级卵母细胞数量明显减少，高剂量组病变动物例数增多及病变程度进一步加重，说明以上病理变化均有一定的剂量关系，如图 4－15、图 4－16 所示。

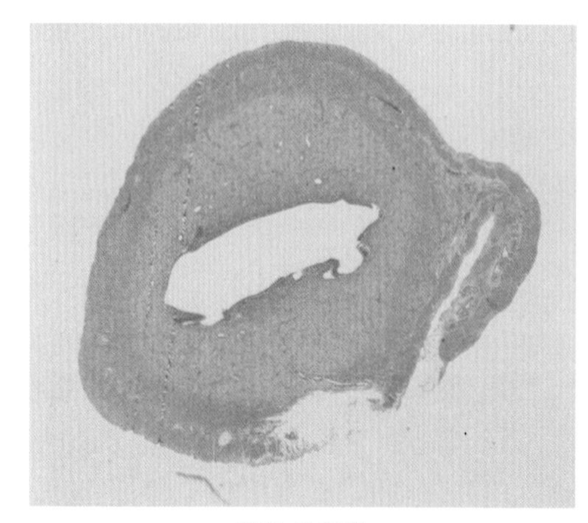

阴性对照组

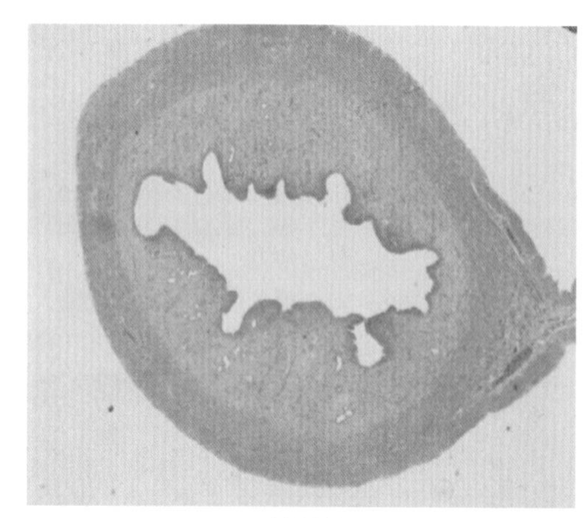

低剂量组

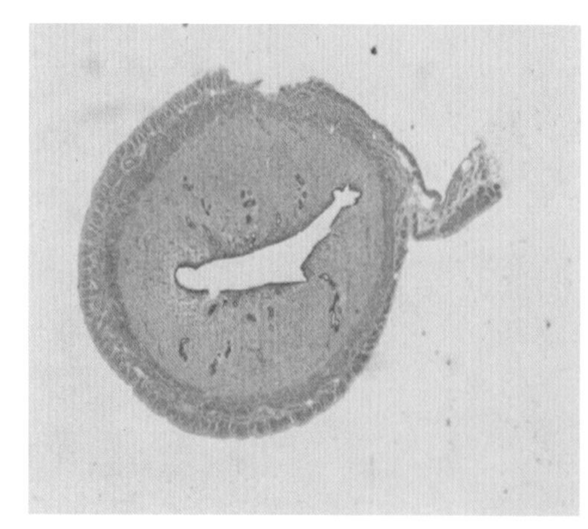

中剂量组

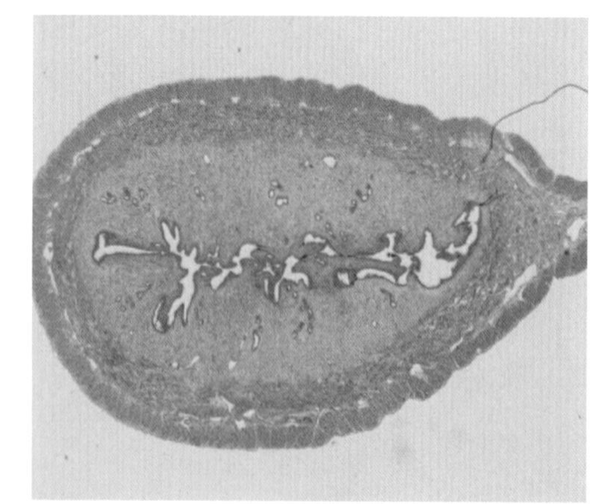

高剂量组

图 4－15　雷公藤提取物对雌性大鼠子宫病理形态学的影响（HE ×40）

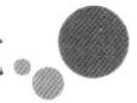

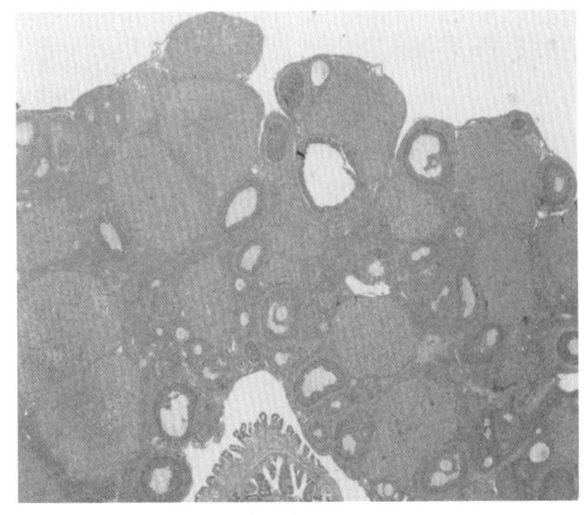

阴性对照组

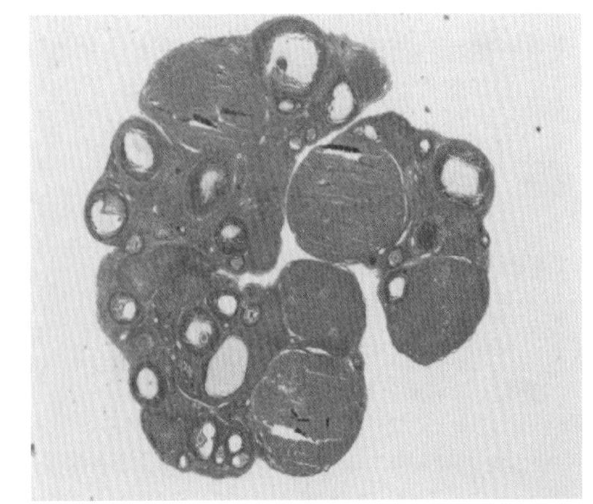

低剂量组

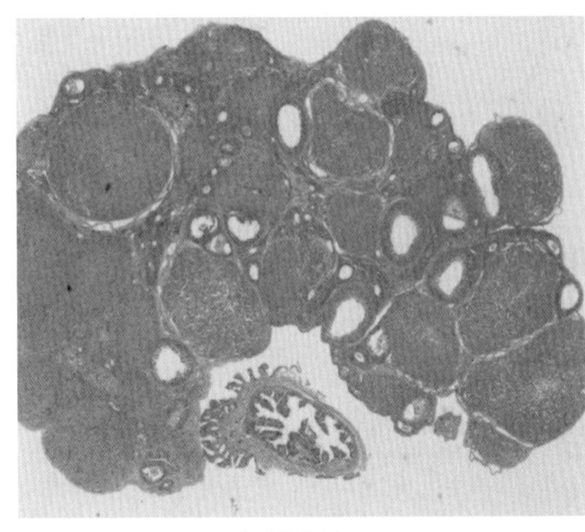

中剂量组

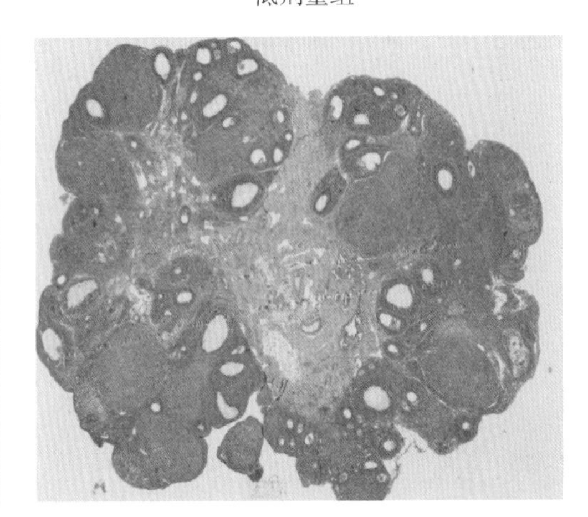

高剂量组

图4－16　雷公藤提取物对雌性大鼠卵巢病理形态学的影响（HE ×40）

（2）实验60 d。

（a）雄性动物。阴性对照组雄性动物下丘脑胶质细胞、椎体细胞、神经元细胞形态结构正常，未见胶质小结及噬神经元现象；未见血管扩张及淋巴细胞围绕等变化。垂体神经部和腺垂体分界清晰，远侧部细胞形态、排列正常。给药各剂量组动物的下丘脑和垂体组织结构正常，无异常变化。睾丸被膜完整，曲细精管结构正常，各级生精细胞清晰可见，数量未见减少。附睾结构完整，附睾管上皮细胞正常，管内可见大量成熟精子。低剂量组所有动物的曲细精管生精细胞数量减少甚至消失，壁层变薄，管腔变小，形态不规则，睾丸体积明显缩小，呈萎缩性变化。大多数附睾管腔明显缩小，管腔空虚，仅个别动物的管腔内可见一些圆形、大小不一的细胞。中剂量组所有动物曲细精管内生精细胞数量减少，曲细精管内生精细胞减少或消失，管腔形态不规则，睾丸体积较低剂量组明显缩小，曲细精管萎缩程度较严重。所有附睾管腔内空虚，仅个别附睾内可见一些圆形、大小不一的细胞，或短小、形态不完整的精子。高剂量组动物生精细胞数量减少、消失，曲细精管形态不规则，萎缩等现象较中剂量组更为严重，所有动物的附睾管腔均明显缩小，管腔空虚，未见成熟精子细胞，说明以上病理变化均有一定的剂量关系，如图4－17、图4－18所示。

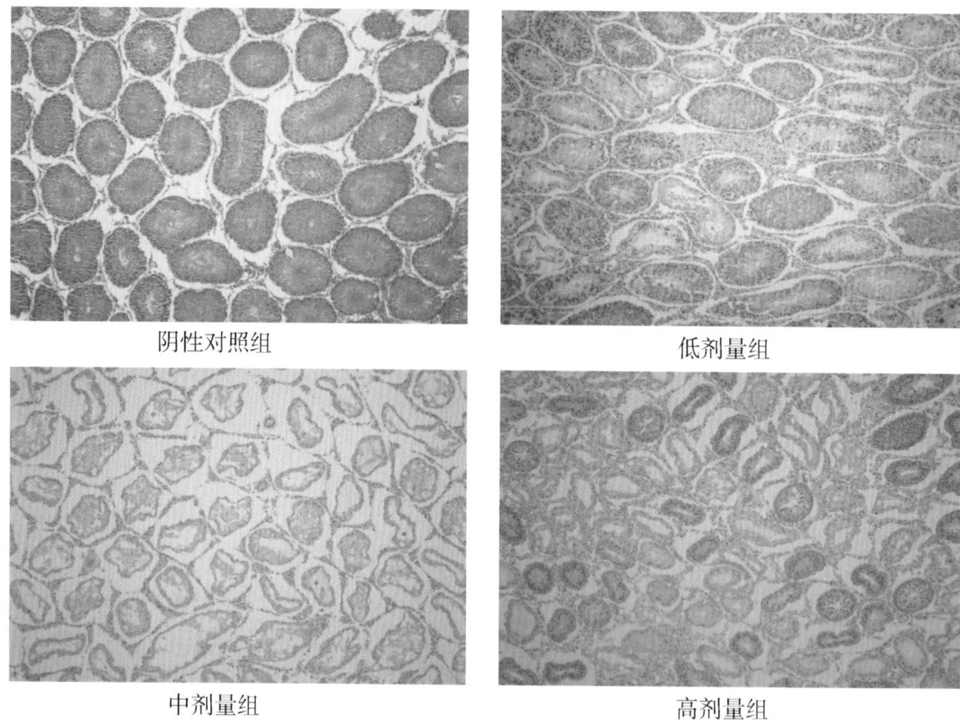

图4－17　雷公藤提取物对雄性大鼠睾丸病理形态学的影响（HE ×100）

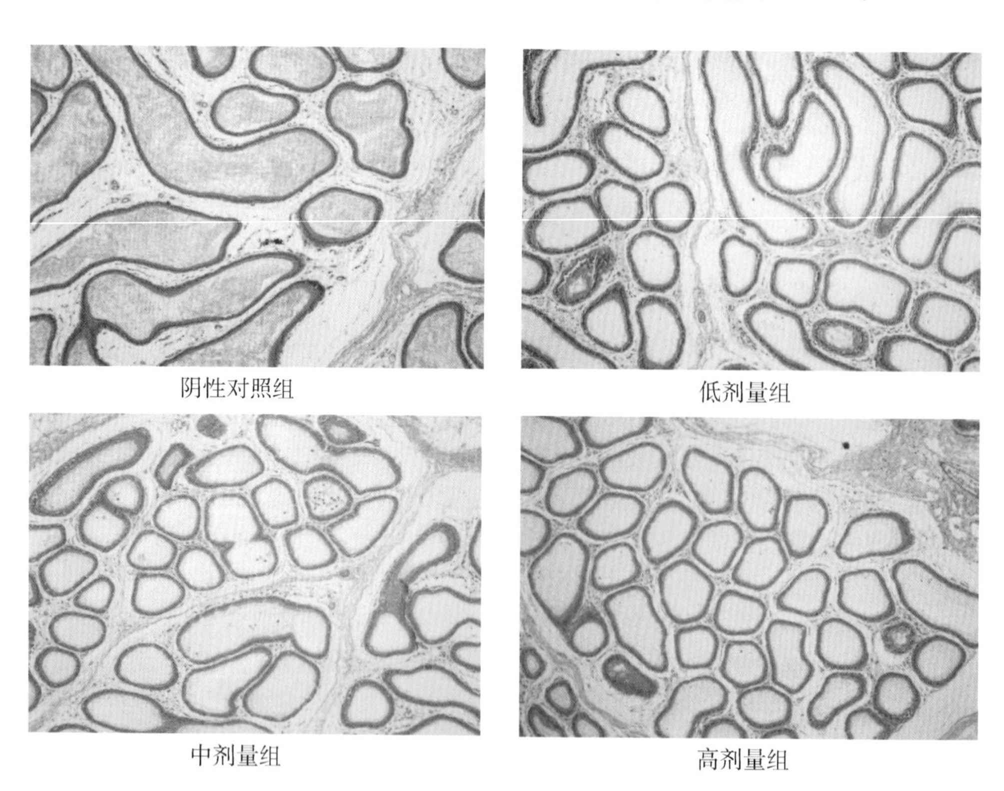

图4－18　雷公藤提取物对雄性大鼠附睾病理形态学的影响（HE ×100）

（b）雌性动物。阴性对照组雌性动物下丘脑胶质细胞、椎体细胞、神经元细胞形态结构正常，未见胶质小结及噬神经元现象；未见血管扩张及淋巴细胞围绕等变化。垂体神经部和腺垂体分界清晰，远侧部细胞形态、排列正常。给药各剂量组动物的下丘脑和垂体组织结构正常，无异常变化。卵巢各级卵母细胞均发育良好，形态结构正常，内膜未见炎性变化，间质未见炎细胞浸润，血管未见充血。子宫壁完好，黏膜层结构完整。低剂量组少数动物卵巢中闭锁卵泡的数量稍增多，子宫内膜下细胞数量增多，少量纤维组织增生，内膜形成皱褶明显；中剂量组卵巢闭锁卵泡较低剂量组多，子宫内膜下细胞分布密集，纤维组织增生，内膜皱褶明显，卵巢内发育中各级卵母细胞数量明显减少；高剂量组较中剂量组卵巢闭锁卵泡明显增多，卵巢内发育中各级卵母细胞数量明显减少，子宫内膜皱褶更为明显，结果如图 4－19、图 4－20 所示。

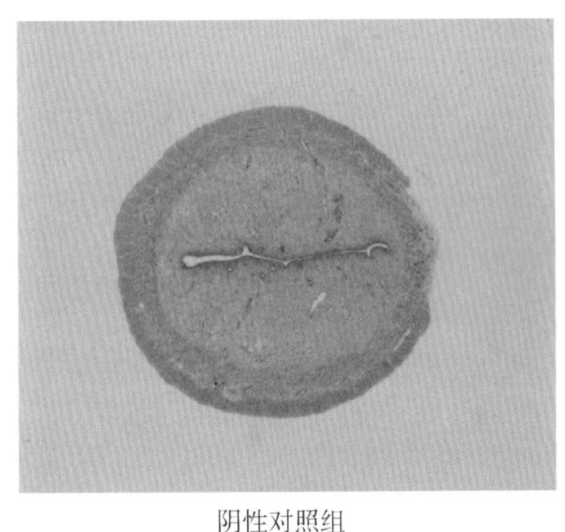

阴性对照组

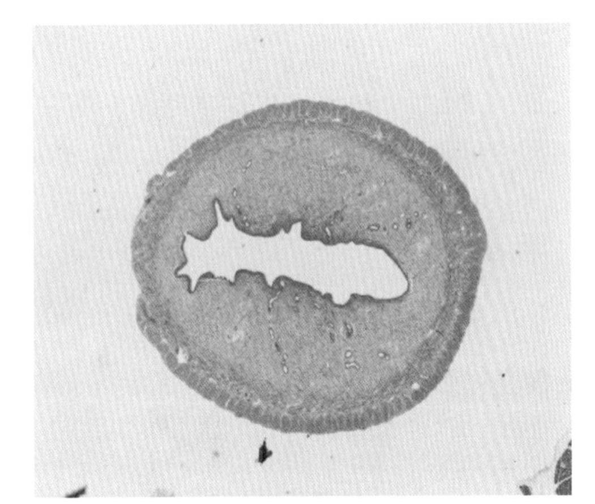

低剂量组

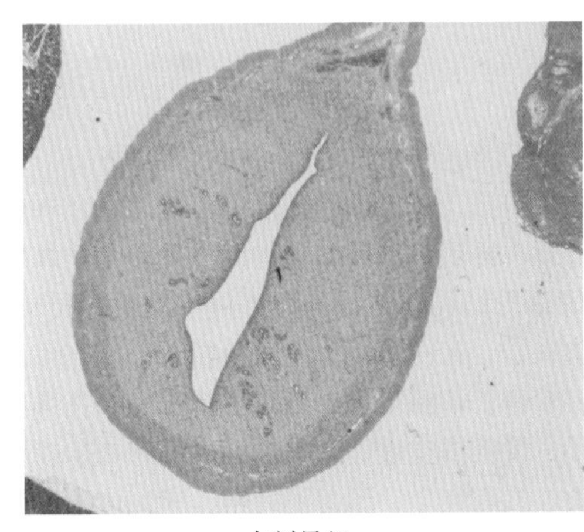

中剂量组

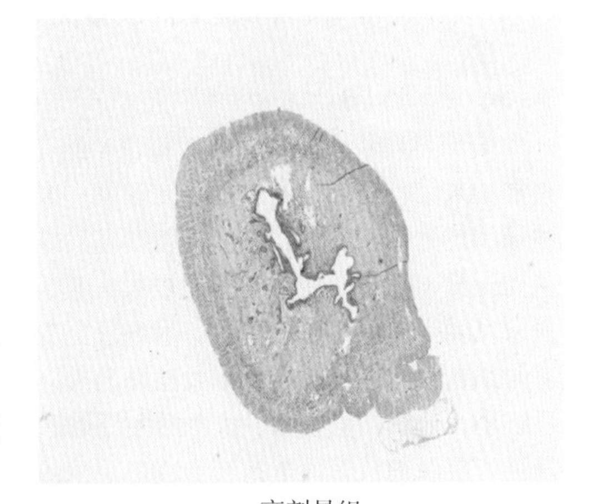

高剂量组

图 4－19　雷公藤提取物对雌性大鼠子宫病理形态学的影响（HE ×40）

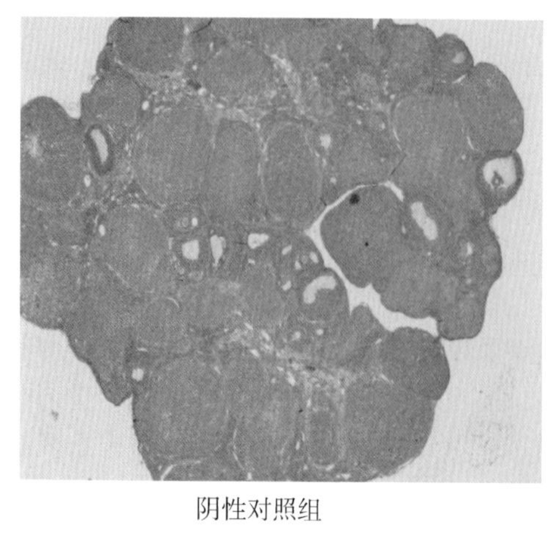

阴性对照组

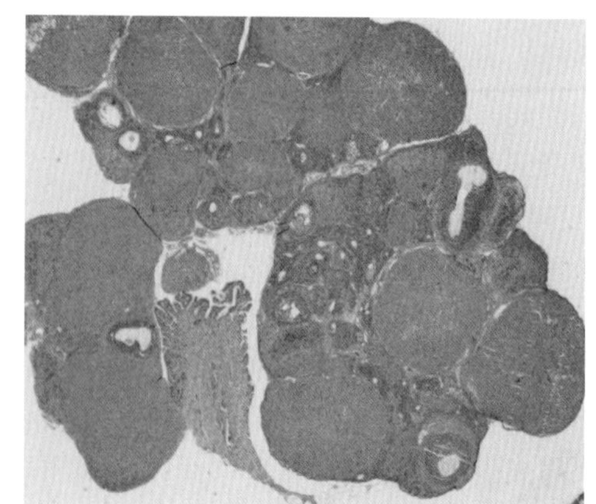

低剂量组

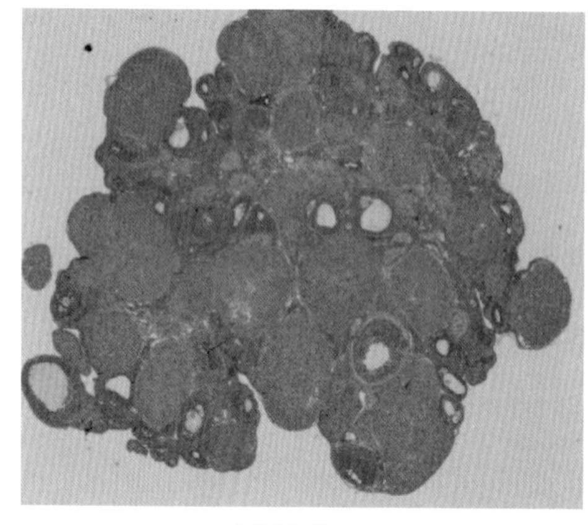

中剂量组

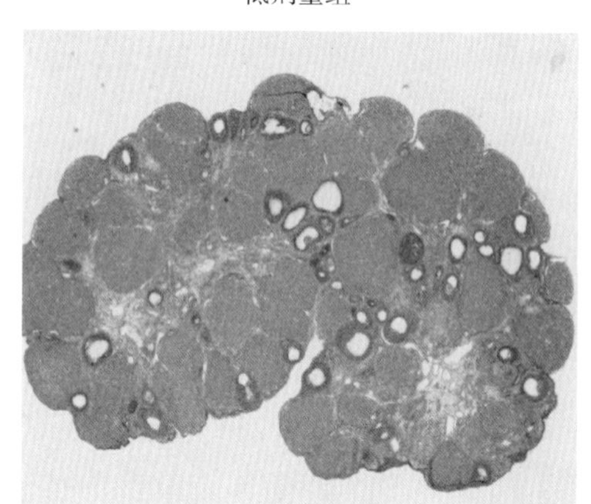

高剂量组

图4－20　雷公藤提取物对雌性大鼠卵巢病理形态学的影响（HE×40）

（3）实验90 d。

（a）雄性动物。阴性对照组雄性动物下丘脑胶质细胞、椎体细胞、神经元细胞形态结构正常，未见胶质小结及噬神经元现象；未见血管扩张及淋巴细胞围绕等变化。垂体神经部和腺垂体分界清晰，远侧部细胞形态、排列正常。给药各剂量组动物的下丘脑和垂体组织结构正常，无异常变化。睾丸被膜完整，曲细精管结构正常，各级生精细胞清晰可见，数量未见减少。附睾结构完整，附睾管上皮细胞正常，管内可见大量成熟精子。低剂量组所有曲细精管生精细胞数量减少甚至消失，壁层变薄，管腔变小，形态不规则，睾丸体积明显缩小，曲细精管萎缩。大部分附睾管腔狭小，管腔内空虚，未见精子及细胞成分。中剂量组所有曲细精管内生精细胞数量减少或消失，管腔狭小，形态不规则，睾丸体积明显缩小，曲细精管萎缩。所有附睾管腔狭小空虚，管腔内未见成熟精子及细胞结构。高剂量组所有睾丸大多数或所有曲细精管内生精细胞数量减少或消失，管腔狭小，形态不规则，睾丸体积明显缩小，曲细精管萎缩程度较中剂量组更为严重。所有附睾管腔明显狭小空虚，管腔内未见成熟精子及细胞结构。以上病理变化均有一定的剂量关系，表明雷公藤提取物对睾丸、附睾的毒性作用较明显，所产生的损伤为不可逆性变化，结果如图4－21、图4－22所示。

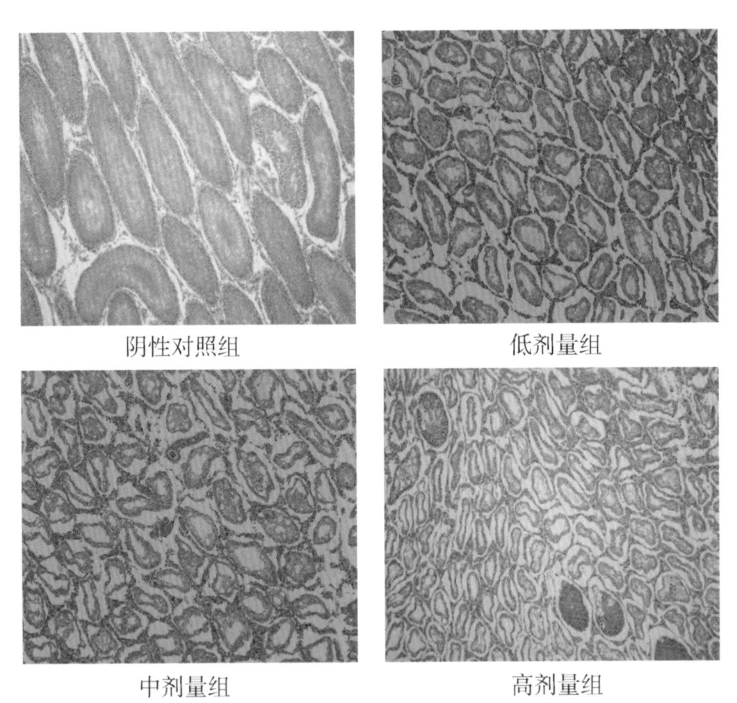

图 4－21　雷公藤提取物对雄性大鼠睾丸病理形态学的影响（HE ×100）

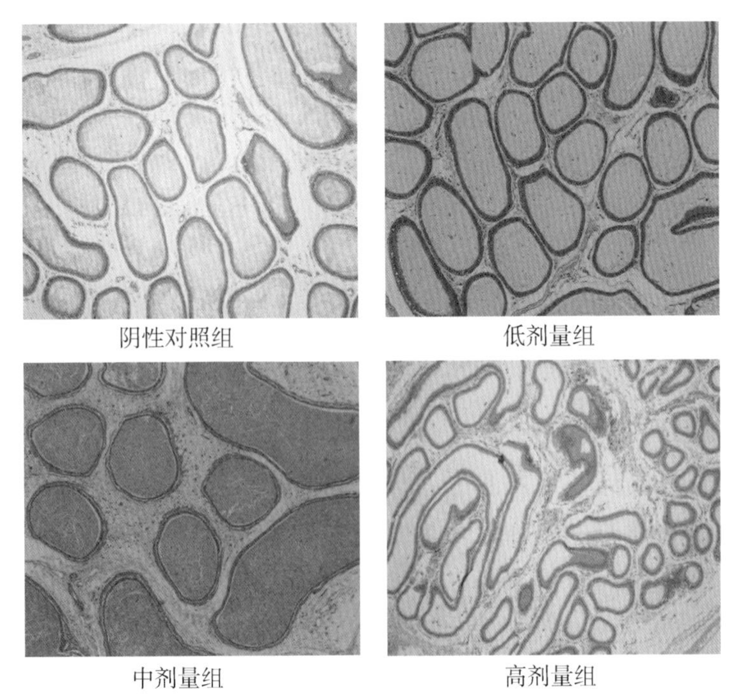

图 4－22　雷公藤提取物对雄性大鼠附睾病理形态学的影响（HE ×100）

（b）雌性动物。阴性对照组雌性动物下丘脑胶质细胞、椎体细胞、神经元细胞形态结构正常，未见胶质小结及噬神经元现象；未见血管扩张及淋巴细胞围绕等变化。垂体神经部和腺垂体分界清晰，远侧部细胞形态、排列正常。子宫壁完好，黏膜层结构完整。卵巢各级卵母细胞均发育良好，形态结构正常。给药各剂量组动物的下丘脑和垂体组织结构正常，无异常变化。低剂量组少数动物卵巢中闭锁卵泡的数量稍增多，卵巢内发育中各级卵母细胞数量减少，子宫内膜上皮细胞增生，细胞层数增加，向管腔伸出较多突起。中、高剂量组发生闭锁卵泡动物数较低剂量组多，且闭锁卵泡数明显增多，半数动物出现卵巢内发育中各级卵母细胞数量明显减少，黄体数量亦可见减少。少数动物子宫内膜上皮细胞增生，细胞层数增加，向管腔内伸出较多突起，子宫内膜下细胞分布密集，纤维组织增生，形成较多皱褶。以上病理变化均有一定的剂量关系，表明雷公藤提取物对子宫、卵巢的毒性作用较明显，所产生的损伤为不可逆性变化，结果如图4－23、图4－24所示。

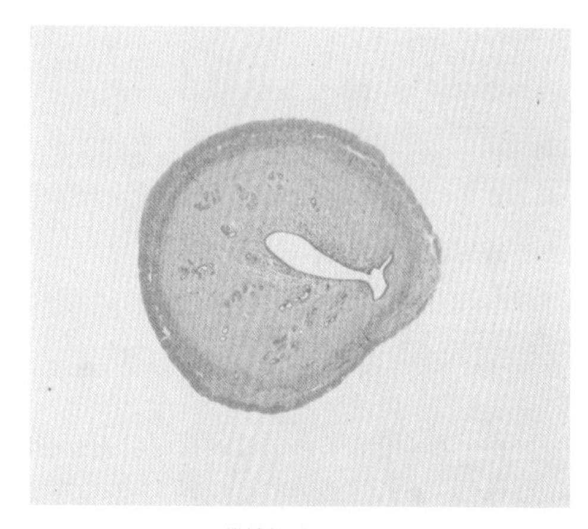

阴性对照组

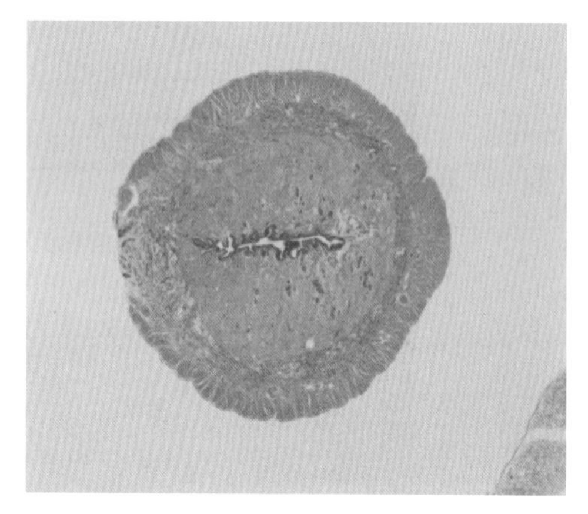

低剂量组

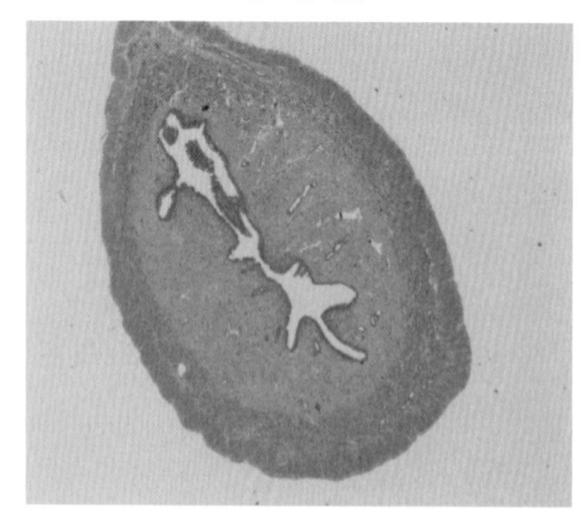

中剂量组

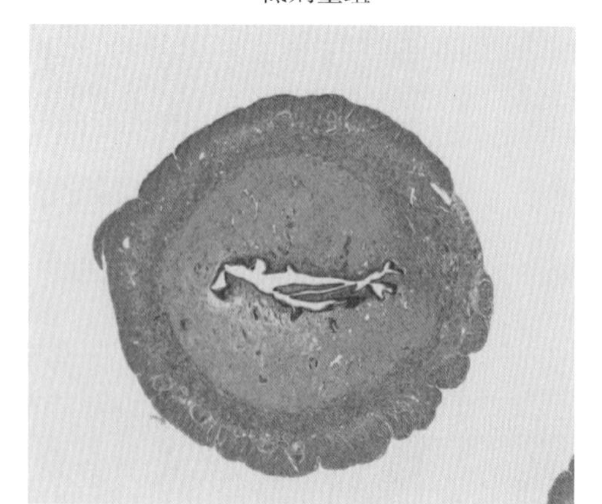

高剂量组

图4－23　雷公藤提取物对雌性大鼠子宫病理形态学的影响（HE ×40）

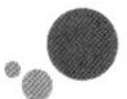

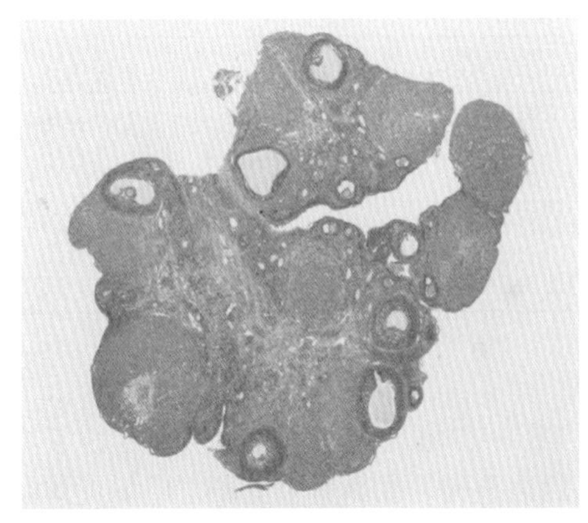

阴性对照组

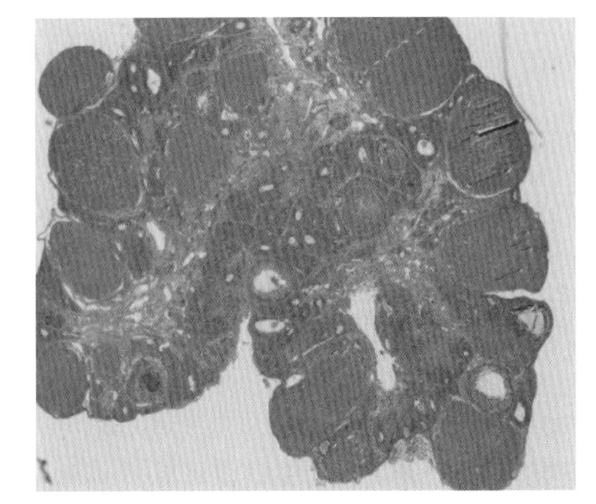

低剂量组

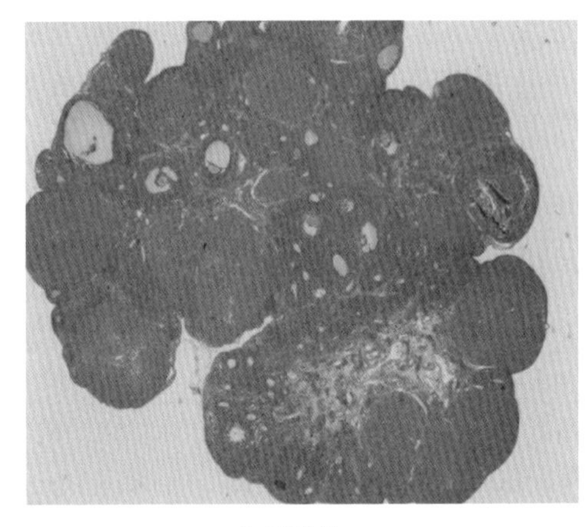

中剂量组

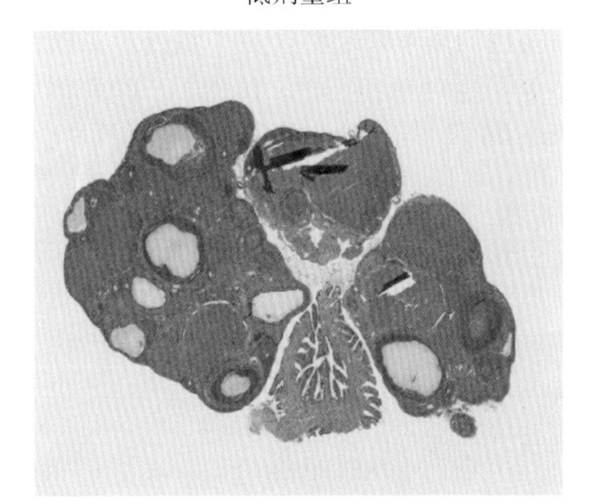

高剂量组

图 4－24　雷公藤提取物对雌性大鼠卵巢病理形态学的影响（HE ×40）

7）雷公藤提取物对激素受体表达的影响。

（1）雄激素受体表达。由表 4－19 可得，AR 在雄性大鼠下丘脑中主要定位于神经细胞胞浆，在垂体中主要定位于腺垂体远侧部的细胞核，在睾丸中主要定位于间质细胞核、支持细胞和管周细胞的胞核，阳性颗粒呈棕黄色。与阴性对照组比较，雄性大鼠下丘脑和附睾中 AR 表达无显著性差异。90 d 垂体中 AR 的表达显著下降（$P<0.01$）。睾丸中的 AR 的表达在各观察时间点均明显下降（$P<0.05$ 或 $P<0.01$）。

表 4－19　雷公藤提取物对雄性大鼠 AR 表达的影响（$\bar{x}\pm s$，$n=10$）

组织	组别	30 d	60 d	90 d
下丘脑	阴性对照组	1 938 ± 448	1 952 ± 483	1 823 ± 226
	雷公藤提取物高剂量组	2 120 ± 900	1 511 ± 254	1 708 ± 495
垂体	阴性对照组	1 137 ± 437	1 484 ± 308	1 365 ± 236
	雷公藤提取物高剂量组	1 178 ± 313	1 270 ± 241	722 ± 257**

续表 4－19

组织	组别	30 d	60 d	90 d
睾丸	阴性对照组	3 392 ± 395	2 862 ± 1 064	2 254 ± 360
	雷公藤提取物高剂量组	2 249 ± 871 *	174 ± 176 *	142 ± 203 **
附睾尾	阴性对照组	5 244 ± 1 328	7 979 ± 2 514	10 449 ± 423
	雷公藤提取物高剂量组	6 732 ± 382	8 056 ± 2 423	11 880 ± 3 722

注：与阴性对照组比较，* $P<0.05$，** $P<0.01$。

（2）雌激素受体表达。由表 4－20 可得，ER-α 在雌性大鼠下丘脑主要定位于小胶质细胞核，在垂体中主要定位于腺垂体远侧部的细胞核，在卵巢中主要定位于黄体的颗粒细胞核及间质细胞核，阳性颗粒均呈棕黄色。ER-α 在雌性大鼠下丘脑、垂体、卵巢中的表达均呈下降趋势，其中雷公藤提取物高剂量组下丘脑中 ER-α 的表达在 90 d 时明显小于阴性对照组（$P<0.01$），在垂体中 ER-α 的表达在各观察时间点均明显下调（$P<0.05$ 或 $P<0.01$），而子宫中 ER-α 的表达未见明显改变。

表 4－20　雷公藤提取物对雌性大鼠 ER-α 表达的影响（$\bar{x} \pm s$，$n=10$）

组织	组别	30 d	60 d	90 d
下丘脑	阴性对照组	4 501 ± 2 863	4 293 ± 422	5 043 ± 1 153
	雷公藤提取物高剂量组	3 492 ± 2 219	2 836 ± 1 122	1 465 ± 550 **
垂体	阴性对照组	15 194 ± 2 920	11 627 ± 463	9 972 ± 2 013
	雷公藤提取物高剂量组	8 897 ± 4 444 *	4 103 ± 585 **	3 067 ± 1 206 *
卵巢	阴性对照组	27 643 ± 10 787	8 973 ± 6 261	6 972 ± 6 263
	雷公藤提取物高剂量组	13 054 ± 10 561	1 476 ± 63	6 721 ± 378
子宫	阴性对照组	36 170 ± 17 112	6 472 ± 2 541	10 091 ± 2 320
	雷公藤提取物高剂量组	33 421 ± 19 584	7 914 ± 1 871	8 680 ± 4 092

注：与阴性对照组比较，* $P<0.05$，** $P<0.01$。

8）雷公藤提取物对生殖激素的影响。由表 4－21 可得，与阴性对照组比较，雄性大鼠给药 30 d 雷公藤提取物各剂量组血清 T 和 LH 含量均明显下降（$P<0.05$ 或 $P<0.01$），且呈一定的剂量关系。雷公藤提取物中剂量组 FSH 含量和雷公藤提取物各剂量组 LH 含量与阴性对照组比较均明显下降（$P<0.05$）。GnRH 含量无显著性变化。由表 4－22 可得，在雌性动物中，雷公藤提取物各剂量组 FSH、LH、E2、P 含量与阴性对照组比较均明显下降（$P<0.05$ 或 $P<0.01$）。

表 4－21　雷公藤提取物对雄性 SD 大鼠血清生殖激素的影响（$\bar{x} \pm s$，$n=10$）

实验天数	组别	GnRH/(mIU·mL^{-1})	FSH/(IU·L^{-1})	LH/(mIU·mL^{-1})	T/(pg·mL^{-1})
30 d	阴性对照组	14.981±2.951	1.312±0.622	13.017±2.247	154.698±12.323
	雷公藤提取物低剂量组	14.013±1.098	0.736±0.280	5.793±0.681*	129.423±19.152*
	雷公藤提取物中剂量组	13.834±1.980	0.436±0.172*	6.736±0.679*	94.258±26.045**
	雷公藤提取物高剂量组	15.057±2.540	0.767±0.100	9.669±0.836*	58.434±20.402**

注：与阴性对照组比较，* $P<0.05$，** $P<0.01$。

表 4－22　雷公藤提取物对雌性大鼠生殖激素的影响（$\bar{x} \pm s$，$n=10$）

实验天数	组别	GnRH/(mIU·mL^{-1})	FSH/(IU·L^{-1})	LH/(mIU·mL^{-1})	E2/(pm·mL^{-1})	PROG/(ng·mL^{-1})
30 d	阴性对照组	14.344±2.322	1.578±0.269	9.678±2.086	31.076±5.132	4.303±0.986
	雷公藤提取物低剂量组	12.331±2.613	0.667±0.261**	7.298±1.780*	16.517±6.865**	1.621±0.674**
	雷公藤提取物中剂量组	15.338±1.444	0.512±0.231**	7.562±0.907*	16.913±5.300**	0.518±0.367**
	雷公藤提取物高剂量组	14.497±1.760	0.719±0.389**	7.851±0.788**	11.192±3.071**	1.111±0.612**

注：与阴性对照组比较，* $P<0.05$，** $P<0.01$。

3. 讨论与结论

1）生殖脏器组织形态学改变。雷公藤提取物生殖系统毒性反应首先表现在能导致雄性大鼠的睾丸、附睾和雌性大鼠的卵巢、子宫发生明显的组织形态学上的变化。且病变程度随着给药时间的延长均有所加重，且病变动物数例数增加，并在停药 30 d 后并未得到完全恢复，属不可逆性损伤。

（1）雄性大鼠。用药组雄性大鼠解剖之后肉眼可见睾丸和附睾体积明显变小，组织病理学观察变化主要表现为睾丸生精细胞减少、消失，生精小管管腔狭小，形态不规则；附睾管腔缩小，管腔内空虚。

（2）雌性大鼠。用药组雌性大鼠生殖脏器组织病理学变化主要表现为卵巢内闭锁卵泡的数量增多，各级卵母细胞减少，子宫上皮细胞增生，向管腔内伸出较多突起，内膜纤维组织增生，形成较多的褶皱。

2）动情周期。在女性中，卵巢在周期性分泌雌激素和孕激素的作用下，子宫内膜呈现周期性脱落出血现象，成为月经。在一个月经周期中，子宫内膜随卵巢的周期性变化也出现周期性的变化。啮齿动物没有月经，但有与此相似的动情周期。啮齿动物的动情周期主要分为动情前期、动情期、动情后期和动情间期。一个正常的动情周期为4～5 d，随着体内激素分泌的变化，不同期的阴道内脱落的细胞类型各不相同，最主要的影响因素是雌激素。在动情前期，雌激素分泌开始升高，但是血液中雌激素含量还较低，对阴道上皮的刺激也少，所以阴道上皮细胞增殖速度缓慢，脱落到阴道腔中的细胞较小，常呈椭圆形或近圆形。动情期，血液中雌激素含量达到高峰，雌激素可刺激阴道上皮增厚，上皮细胞迅速发育，体积变得大而扁平，常呈大方块，多边形，有钝角，细胞彼此连接疏松，易于脱落。在雌激素的作用下，上皮细胞合成和聚集大量的糖原，随表层细胞的脱落，糖原在阴道杆菌作用下分解为乳酸，使阴道保持酸性，可防止病菌的入侵。动情间期，雌激素含量很低，黄体酮含量较高，角化上皮细胞很少，上皮变薄，白细胞浸润，防止由于糖原减少而引起的微生物繁殖感染，这时就以白细胞为主了。动情后期仅是动情间期的过渡，所以3种细胞都有。动情周期的这四个阶段是一个连续的逐渐变化的周期性过程，所以阴道腔脱落的细胞也是逐渐转变的。动情周期的正常与否能反映卵巢是否有正常的周期性变化及体内激素分泌的情况。

本实验阴道涂片中可清晰看见各期不同形态的细胞，主要为有核上皮细胞、角化上皮细胞、中性粒细胞三种。观察结果显示，给药期间大鼠动情各期都有间断性的缺失或延长现象，整个动情周期呈现不规律、紊乱的状态。数据结果表明，雷公藤提取物高剂量组大鼠的动情期天数在给药期间明显增多，有延长趋势。

3）未成熟精子与畸形精子。附睾可用于评估雄性生殖过程的状态，可检测附睾组织学的完整性，但最有意义的是测量贮藏在附睾尾的精子数量、精子活力和精子形态。附睾是精子功能最终发育成熟的场所，精子从附睾头移动到附睾尾，在这个过程中获得运动能量，功能逐渐达到成熟。一个成熟的大鼠精子分头、体、尾三部分，是精原细胞经过一系列的发育及形态学上转变的最终结果。在精子发生和形成过程中，经常会出现错误而形成畸形精子，正常大鼠的精子畸形率小于2.0%。光镜下可见双头或双核、大头、小头、不规则形头、无尾、双尾、断尾的精子，电镜下可见无顶体及线粒体鞘等结构异常的精子。

在实验中我们发现，给药组大鼠的附睾尾中散在分布许多红染、呈圆形的颗粒，不具备成熟精子的结构特征，判断其为未成熟的精子。未成熟精子率的升高说明精子在发育过程中受到一定的损伤或干扰从而无法发育成熟，说明雷公藤提取物对精子的发育能产生一定的影响。在附睾涂片中，我们可观察到畸形精子的形态主要有断头、圆头、头部不定型、折叠四种。精子不同形态的畸变机制不一致，如圆头和头部不定型的畸形精子，其畸变机制与精子顶体异常和精子核异常有关，断头精子是由于睾丸精子发生过程中颈部发育异常所致等。雷公藤提取物导致精子畸变揭示了其对生殖细胞潜在的致突变性。

4）雷公藤提取物生殖系统毒性机制。

（1）下丘脑－垂体－性腺轴（HPG）激素调控机制。下丘脑－垂体－性腺轴是一

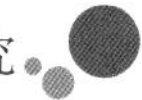

个既有层次，相互之间又有联系的系统内分泌构架，它的基本组成包括表达 GnRH 的下丘脑神经元亚群、垂体前叶素的促性腺细胞和性腺，是调控激素分泌稳态的调节环路。HPG 轴中存在正反馈与负反馈两种调控机制，其分泌的生殖激素调节生殖器官的发育成熟和生殖的全过程，维持生殖细胞的生成直到动物体妊娠和哺乳过程，在维护个体生命绵延和种系繁衍中具有关键性作用。在 HPG 轴的激素调节中，下丘脑以脉冲式释放 GnRH，它是激活 HPG 调控功能的开始。GnRH 通过垂体门静脉进入垂体前叶，与促性腺激素物质表面的 GnRH 受体结合，从而激发 FSH 和 LH 的合成与释放。在雌、雄性动物中，以上这个过程基本相同，只是在下级性腺的调控和反馈机制方面有所差异。性腺在 HPG 轴环路中属于终末靶器官，其功能受到上级内分泌的调控，但也能负反馈作用于下丘脑及垂体。性腺是 HPG 轴调控机制由抽象到具体的最终表现形式。性腺的发育和正常功能的维持离不开性腺类固醇激素的正常分泌。因此根据性别的不同，可将 HPG 轴分成下丘脑 - 垂体 - 睾丸轴和下丘脑 - 垂体 - 卵巢轴。

在雄性动物中，下丘脑分泌的 GnRH 刺激垂体分泌 FSH 和 LH。LH 作用于睾丸使其产生睾酮（T），作用于支持细胞使其产生雄激素结合蛋白和抑制素。当血中 T 浓度达到一定水平后，能以负反馈方式作用于下丘脑和垂体，分别抑制 GnRH 和 LH 的分泌。当 FSH 和 LH 分泌达到一定水平后，又可负反馈性地抑制下丘脑分泌 GnRH。本实验激素检测结果显示，雷公藤提取物能显著降低雄性大鼠血清 FSH、LH 和 T 的含量，而下丘脑分泌的 GnRH 含量未见明显改变，因此，我们可以推测雷公藤提取物影响了下丘脑 - 垂体 - 睾丸轴中垂体及睾丸的激素分泌。由于雷公藤提取物能明显降低血清 LH 含量，使得睾丸间质细胞得不到足够的 LH 刺激，因此造成 T 分泌的减少。而 FSH 含量的降低则直接阻碍精原细胞的正常增殖。精子在形成过程中经历两次减数分裂，第一次减数分裂的起始并不需要 T 的参与，但第一次减数分裂的完成和以后的精子生成过程则需要 T 和 FSH 的参与。因此，T 分泌减少仅仅是影响了精子的第二次减数分裂及之后精子形成的过程，即从次级精母细胞→精子细胞→精子的过程。而 FSH 含量的减少，则影响到精子生成的全过程。以上激素分泌的减少均能阻碍精子的正常发育，诱导精子发生畸形变化，因此在光镜下不仅可观察到附睾尾精子涂片中出现许多未成熟精子、畸形精子、睾丸曲细精管内各级生精细胞减少及生精组织的病变，而且通过肉眼也能很明显观察到组织的萎缩现象。

与雄性动物一样，雌性动物下丘脑分泌的 GnRH 刺激垂体分泌 FSH 和 LH。其中，FSH 能刺激卵巢颗粒细胞中芳香化酶的表达，对于机体而言，芳香化酶是体内合成雌激素的重要酶。而 LH 则能促进卵泡的成熟和排卵，刺激卵泡内膜细胞及黄体分别产生 E2 和黄体酮（P）。当血液中 E2 和 P 的水平升高时，能以负反馈的作用方式抑制垂体及下丘脑的激素分泌，同样，当 FSH 和 LH 分泌达到一定水平后，又可负反馈性地抑制下丘脑分泌 GnRH。本实验结果显示雷公藤提取物能显著降低动物血清中 FSH、LH、E2 和 P 的含量，而未见影响下丘脑 GnRH 的含量。推测雷公藤提取物影响了下丘脑 - 垂体 - 卵巢轴中垂体及卵巢的激素分泌。雷公藤提取物能明显降低 FSH 含量，使卵巢卵泡颗粒细胞的增生及卵泡的生长受到影响。LH 能促进黄体的形成，黄体颗粒细胞具有强大的合成及分泌 E2 和 P 的功能。雷公藤提取物降低 LH 含量会导致 E2 和 P 的分泌也相应地减少。E2 是体内生物活性最强的内源性雌激素，能促进细胞蛋白质的合成和细胞的分裂与生长从而促进这些靶器官的生长发育，并维持其正常功能。雷公藤提取物导致 E2 含量的减少影响了卵泡内颗粒细胞及卵泡的生长发育。P 为雌性哺乳动物另一种发挥着重要生理功能的激素，P 主要作用于子宫内膜，能促使在雌激素作用下增生的子宫内膜进一步增厚，并发生分泌期的变化，保障孕卵的着床和维持妊娠。因此，推测雷公藤提取物降低 P 含量会对子宫的正常功能造成一定的影响，同时与大鼠动情周期紊乱有关。

（2）激素与卵泡闭锁的关系。在卵巢的组织病理学观察中，我们发现给药组的卵巢内闭锁卵泡明显增多。卵巢卵泡闭锁受许多凋亡基因、细胞因子的调控，但下丘脑－垂体－卵巢轴中的激素分泌在卵泡闭锁的过程中也起着十分重要的作用。其中下丘脑分泌的 GnRH 对卵泡的生长既有促进作用也有抑制作用。促进作用主要体现在 GnRH 促进 FSH 和 LH 的合成与分泌，从而调节卵泡的生长。同时，GnRH 又可以通过结合颗粒细胞上的受体直接诱导颗粒细胞凋亡而导致卵巢卵泡闭锁。而 LH 除了能促进卵泡的生长外，还是颗粒细胞的“保护伞”，它能阻止由于 GnRH 启动的颗粒细胞凋亡所引起的卵泡闭锁。FSH 则能促进卵泡的发育、卵泡细胞的分化及抑制卵泡的闭锁。FSH 分泌量不足会导致生长中的卵泡闭锁。有研究证明，FSH 是抑制颗粒细胞凋亡的最主要保护因子。在卵泡成熟过程中，若失去 FSH 和 LH 的保护作用，卵泡闭锁现象会加剧。除此之外，雌激素可以抑制小卵泡和腔前卵泡的闭锁并可促进大卵泡的成熟，P 能抑制颗粒细胞凋亡从而抑制卵泡闭锁。

本实验中，雌性大鼠卵巢组织闭锁卵泡增多可能与雷公藤提取物降低大鼠血清中 FSH、LH、E2 和 P 的含量有关。如上所述，FSH、LH、E2 和 P 均为促进卵泡细胞生长、保护颗粒细胞、抑制凋亡、抑制卵泡闭锁的保护激素。雷公藤提取物降低 FSH 的含量，影响卵泡的发育和分化，促进颗粒细胞的凋亡。LH 含量的减少，使其阻止 GnRH 启动的颗粒细胞凋亡的效应减弱；FSH 和 LH 分泌的减少会直接影响卵巢分泌 E2 和 P 的能力，E2 和 P 的减少又进一步影响了卵泡的成熟并加剧颗粒细胞的凋亡，这些激素的降低共同促进了卵泡的闭锁。

（3）激素与动情周期的关系。大鼠动情周期是其生殖过程中的重要环节，可分为动情前期、动情期、动情后期和动情间期，主要受下丘脑－垂体－卵巢轴的激素调控，其中 GnRH、FSH、LH、E2 和 P 是调控雌性大鼠动情周期的主要激素，它们在动情周期中的变化情况各不相同。GnRH 在动情前期大量分泌，形成 GnRH 的分泌高峰。LH 和 FSH 的分泌和释放主要受 GnRH 的调控，因此两者的释放均在动情前期晚期达到最高峰，形成 LH、FSH 峰，而在动情期和动情后期分泌较少。虽然 LH、FSH 同属于受 GnRH 调控的腺垂体激素，但是一般认为 FSH 的分泌量开始升高先于 LH。动情周期中 E2 也呈周期性变化。大鼠血液中 E2 水平在动情前期波动最为明显，动情期达到分泌高峰，动情后期逐渐减少，动情间期含量最低。血清中 P 的变化规律与 E2 相似。由此可知，体内 E2 和 P 含量降低可以导致动情期的缩短，但实验结果显示给药组大鼠的动情期天数增加及延长，其原因可能与 FSH、LH、E2 和 P 含量的同时降低，激素调控机制失常有关，从而出现动情期延长、动情期缺失、紊乱等异常现象。

（4）激素受体。在下丘脑－垂体－性腺轴中，每种激素都存在着与其相对应的受

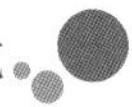

体，如 GnRH 受体（GnRHR）、FSH 受体（FSHR）、LH 受体（LHR）、雄激素受体（AR）、雌激素受体（ER）、黄体酮受体（PR）等，受体的表达情况直接影响着激素的生理效应。激素对靶细胞的调节作用大致经历以下四个连续的基本环节：①受体识别。靶细胞受体先从体液众多化学物质中识别携带特定调节信息的激素。②信号转导。激素与靶细胞的特异性受体结合后，启动细胞内信号转导途径。③细胞反应。终末信号改变细胞的固有功能，产生生物调节效应。④激素作用效应的终止。因此，即使激素水平正常，但激素受体缺乏，激素无法发挥其作用，也可以导致生殖系统功能障碍。有研究表明，在雄性动物中，缺乏 FSHR 对性腺造成的损害程度要比缺乏 FSH 大，会导致睾丸间质细胞核血清睾酮水平急剧减少。由此可见，激素受体在生理学上的重要性。本实验主要通过研究 T 和 E2 对应的受体，即 AR 和 ER-α，在动物用药后的表达变化情况，由此对 HPG 轴中受体的变化进行初步的探讨。

（a）雄激素受体（AR）。AR 是一种配体依赖型的反式转录调节蛋白，属于核受体超家族成员。AR 包含不同的结构域，而不同的结构域具有不同的功能。AR 在哺乳类动物体内分布非常广泛，例如，心脏、肝脏、肾上腺、肾脏、骨骼肌、平滑肌、垂体前叶、前列腺、脑、雌性生殖器官、下丘脑等。AR 是介导雄激素发挥作用的必须物质，有研究发现，雄性动物 AR 的基因突变或缺失会造成生殖器官发育畸形甚至不育。

本实验通过免疫组化的方法，检测出 AR 主要定位于雄性大鼠下丘脑神经细胞胞浆，垂体腺垂体细胞核，睾丸的间质细胞、支持细胞和管周细胞核。即下丘脑 AR 位于胞浆，而垂体及睾丸 AR 位于胞核，与文献报道相符。AR 在细胞内的定位仍是学术界一个存在争议性的问题。大部分的观点认为 AR 仅存在于靶细胞核内，但刘利敏等[53]通过原位杂交的方法，从基因水平检测了田鼠下丘脑部分脑区的 AR 分布，结果显示 AR 位于胞浆，主要为圈状、椭圆和不规则形状。而何凤琴等在蛋白质水平研究发现 AR 位于细胞核，主要为点状、杆状和不规则形状，在个别细胞内也位于胞浆和突起内，这与我们的实验结果也相符。实验结果显示，雷公藤提取物在一定程度上下调雄性大鼠垂体及睾丸中 AR 的表达。垂体中 AR 表达在 30 d 时无明显变化，60 d 时出现下降的趋势，到 90 d 时表达显著下降，推测雷公藤提取物对垂体 AR 表达有远期的影响。垂体中 AR 的减少使 T 对垂体的负反馈作用减弱。雷公藤提取物降低睾丸中 AR 的表达，减弱了 T 的生理效应，进而加剧了睾丸的生精障碍，严重影响了睾丸的正常发育。因此雷公藤提取物所致雄性生殖系统毒性的机制除了与激素分泌降低有关，也可能与垂体 AR、睾丸 AR 表达下调有关。

（b）雌激素受体 α（ER-α）。ER-α 是雌激素受体中一种较为典型的亚型。1986 年，法国的 Chambon 克隆出 ER-α，作为一种性激素受体，ER-α 在雌性动物卵巢的发育及卵子的成熟过程中起着重要的介导作用。ER-α 主要位于细胞核，分布于子宫、卵巢、乳腺、睾丸、附睾、垂体、肾、肾上腺、阴道、骨等器官。免疫组织化学和单克隆抗体技术已证实，ER 在哺乳动物卵巢的颗粒细胞和黄体细胞中较丰富。ER 有两种调节基因的途径：一种是经典途径，它通过 DNA 结合区与雌激素受体应答元件（ERE）结合完成；另一种是非经典途径，即通过与其他转录因子之间的相互作用来完成一系列的信号通路。有学者认为，非 ERE 依赖性 ER-α 信号通路参与雌激素的负反馈调节，而 ERE

依赖性的 ER-α 信号通路则对雌激素的正反馈调节十分重要。通过基因敲除小鼠实验发现，敲除雌性小鼠 ER-α 不影响原始卵泡的富集及其初始期的生长，但是这些卵泡都不能正常排卵，小鼠表现为不育。雌激素受体缺乏会导致雌激素无法发挥其生理作用，产生一系列雌激素缺乏所表现出来的性腺功能异常症状，如性激素分泌减少、卵泡发育不良、排卵受阻等。

本实验主要探讨雷公藤提取物对雌性动物下丘脑、垂体和卵巢中 ER-α 表达的影响。结果检测出 ER-α 主要位于下丘脑的神经细胞和小胶质细胞，腺垂体细胞，卵巢间质细胞和黄体细胞内颗粒细胞中，而且均位于细胞核。据文献报道，ER 能影响垂体前叶细胞组成，并有介导雌激素促进垂体前叶细胞增殖和刺激激素分泌的作用。实验结果显示，雷公藤提取物在一定程度上能抑制雌性大鼠下丘脑、垂体、卵巢中 ER-α 的表达。由于 ER-α 在下丘脑和垂体中表达下调，因此直接减弱了 E2 对下丘脑和垂体的正反馈刺激作用。而卵巢内 ER-α 表达的减弱，则大大削减 E2 的生理效应，进而影响了各级卵泡的正常发育及子宫内膜的正常生长。

5）雷公藤对生殖系统毒性机制研究进展。许永亮[54]、黄郑隽等[14]发现，雷公藤甲素造成雄性动物酸性磷酸酶（acid phosphatase，ACP）、活性抑制素 B、唾液酸含量降低；对睾丸组织具有脂质过氧化作用，阻碍睾丸组织的有氧代谢和细胞对能量的利用；据刘小燕等[39]综述，雷公藤制剂抑制了睾丸组织 Bcl-2 蛋白的表达，从而导致生殖细胞凋亡。以上显示了雷公藤制剂产生雄性生殖毒性的部分机制。雌性 SD 幼鼠服用雷公藤多苷后，卵巢的局部组织中 smad4 mRNA、GDF-9 mRNA 表达下降，尤其是 GDF-9 mRNA 的表达下降，从而对卵泡的发育、分化、成熟产生重要影响。据袁玉丽等[55]综述，检测发现雷公藤多苷导致睾丸组织中与生殖相关基因 Herc4、Ipo11 和 Mrto4 明显下调，并引致 Bcl-2 基因表达降低和 Bax 基因表达升高，诱导凋亡基因表达使子宫内膜细胞过度凋亡。据刘小燕等[39]综述，雷公藤制剂通过降低 PI3K/AKT 信号通路中重要信号分子的活性，使大鼠卵巢血管内皮生长因子、受体 Flk-1 表达下降，造成卵巢损伤，从而降低卵巢功能。

三、免疫系统毒性机制研究

（一）雷公藤提取物 SD 大鼠 60 d 给药毒性试验

1. 方法

（1）剂量设计。设 4 个剂量组，分别是阴性对照组、雷公藤提取物低剂量（1.8 $g\cdot kg^{-1}$）组、雷公藤提取物中剂量（7.2 $g\cdot kg^{-1}$）组、雷公藤提取物高剂量（18.0 $g\cdot kg^{-1}$）组，分别相当于人临床用量每人（20 g/d）按体表面积折算的 1 倍、4 倍、10 倍。连续给药 60 d。

（2）观察时间点设置。观察时间点分别设置在给药 30 d、60 d 及停药 30 d（即实验第 90 天），剖解各剂量组动物 20 只，雌雄各半，检测各项指标。

（3）实验方法及检测指标。试验期间每天观察动物的一般状况，定期称量大鼠体重。在设定的剖解时间点解剖动物，取血清测定大鼠白细胞、单核细胞、淋巴细胞、中性粒细胞、嗜酸性细胞、嗜碱性细胞数量，检测血清总蛋白、白蛋白（ALB）、球蛋白

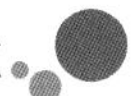

(GLB)、白蛋白/球蛋白（A/G），称量胸腺、脾脏的质量，计算脏器指数并固定进行HE 染色，光镜下观察组织病理学变化。取脾脏匀浆，检测 CD 3、CD 4、CD 8的改变。

2. 结果

（1）对 SD 大鼠器官质量及系数的影响。给药 30 d 雄性 SD 大鼠体重低、中剂量组显著低于对照组（$P<0.01$），雌性 SD 大鼠胸腺系数高剂量组低于对照组（$P<0.05$），脾系数高剂量组高于对照组（$P<0.05$）。给药60 d 雌性 SD 大鼠体重高剂量组显著低于对照组（$P<0.01$），胸腺系数高剂量组显著低于对照组（$P<0.01$），脾系数高剂量组高于对照组（$P<0.05$）。恢复期雌性 SD 大鼠胸腺系数高剂量组显著高于对照组（$P<0.01$），脾系数高剂量组显著高于对照组（$P<0.01$）。其余指标未见明显差异。综上可知，雌、雄 SD 大鼠的体重各给药组与对照组相比均有所降低，且有一些具有统计学意义（$P<0.05$ 或 $P<0.01$）；雌性 SD 大鼠的胸腺系数高剂量组与对照组相比明显降低（$P<0.05$ 或 $P<0.01$），雄性 SD 大鼠变化不明显；雌性 SD 大鼠的脾系数高剂量组与对照组相比有所升高（$P<0.05$），雄性 SD 大鼠变化不明显。结果见表 4－23、表 4－24。

表 4－23　雷公藤提取物对雄性 SD 大鼠器官质量及系数的影响（$\bar{x}\pm s$，$n=5$）

组别	给药天数	体重/g	胸腺系数	脾系数
空白对照组	给药 30 d	429 ± 11	0.122 ± 0.038	0.180 ± 0.029
	给药 60 d	489 ± 41	0.067 ± 0.019	0.155 ± 0.009
	恢复期	584 ± 43	0.045 ± 0.026	0.132 ± 0.022
雷公藤低剂量组	给药 30 d	404 ± 7**	0.124 ± 0.014	0.170 ± 0.024
	给药 60 d	466 ± 67	0.076 ± 0.017	0.141 ± 0.013
	恢复期	577 ± 52	0.053 ± 0.020	0.137 ± 0.014
雷公藤中剂量组	给药 30 d	383 ± 21**	0.119 ± 0.015	0.159 ± 0.031
	给药 60 d	485 ± 31	0.089 ± 0.015	0.158 ± 0.024
	恢复期	606 ± 69	0.059 ± 0.010	0.147 ± 0.014
雷公藤高剂量组	给药 30 d	392 ± 46	0.107 ± 0.016	0.144 ± 0.029
	给药 60 d	492 ± 39	0.081 ± 0.021	0.146 ± 0.022
	恢复期	563 ± 49	0.061 ± 0.009	0.127 ± 0.039

注：与空白对照组相比，** $P<0.01$。

表 4－24　雷公藤提取物对雌性 SD 大鼠器官质量及系数的影响（$\bar{x}\pm s$，$n=5$）

组别	给药天数	体重/g	胸腺系数	脾系数
空白对照组	给药 30 d	262 ± 15	0.132 ± 0.020	0.159 ± 0.028
	给药 60 d	306 ± 21	0.124 ± 0.031	0.154 ± 0.023
	恢复期	347 ± 28	0.082 ± 0.016	0.129 ± 0.022

续表 4－24

组别	给药天数	体重/g	胸腺系数	脾系数
雷公藤低剂量组	给药 30 d	262 ± 20	0.164 ± 0.035	0.166 ± 0.022
	给药 60 d	318 ± 32	0.119 ± 0.035	0.158 ± 0.014
	恢复期	329 ± 27	0.087 ± 0.015	0.147 ± 0.021
雷公藤中剂量组	给药 30 d	251 ± 30	0.174 ± 0.063	0.246 ± 0.154
	给药 60 d	304 ± 24	0.126 ± 0.017	0.186 ± 0.027
	恢复期	343 ± 37	0.089 ± 0.016	0.125 ± 0.018
雷公藤高剂量组	给药 30 d	252 ± 10	0.10 ± 0.021*	0.526 ± 0.223*
	给药 60 d	257 ± 10**	0.048 ± 0.024**	0.411 ± 0.115*
	恢复期	306 ± 59	0.126 ± 0.016**	0.218 ± 0.018**

注：与空白对照组相比，* $P<0.05$，** $P<0.01$。

（2）对 SD 大鼠血液学的影响。给药 30 d 雄性 SD 大鼠 NEUT 高剂量组低于对照组（$P<0.05$），LYMPH 高剂量组高于对照组（$P<0.05$）；雌性 SD 大鼠 NEUT 高剂量组低于对照组（$P<0.05$），LYMPH 高剂量组高于对照组（$P<0.05$），MONO 高剂量组高于对照组（$P<0.05$）。给药 60 d 雌性 SD 大鼠 WBC 剂量组高于对照组（$P<0.05$），LYMPH 高剂量组高于对照组（$P<0.05$）。恢复期雌性 SD 大鼠 WBC 低、高剂量组高于对照组（$P<0.05$），NEUT 低剂量组低于对照组（$P<0.05$），LYMPH 低剂量组高于对照组（$P<0.05$）。其余指标未见明显差异。综上可知，给药期内，雌、雄 SD 大鼠的白细胞未见明显变化，但是可以看到一定的下降趋势；雌、雄 SD 大鼠的中性粒细胞率高剂量组与对照组相比明显降低（$P<0.05$）；淋巴细胞率高剂量组与对照组相比明显升高（$P<0.05$）；雌性 SD 大鼠的单核细胞率高剂量组与对照组相比明显升高，雄性大鼠变化不明显。结果见表 4－25、表 4－26。

表 4－25　雷公藤提取物对雄性 SD 大鼠血液学的影响（$\bar{x}\pm s$，$n=5$）

组别	给药天数	WBC/10^9L^{-1}	NEUT/%	LYMPH/%	MONO/%
空白对照组	给药 30 d	4.63 ± 1.56	26.3 ± 6.4	70.6 ± 6.3	1.1 ± 0.8
	给药 60 d	5.25 ± 3.11	26.2 ± 12.6	69.8 ± 13.0	1.5 ± 0.5
	恢复期	5.03 ± 0.98	40.6 ± 10.5	55.4 ± 8.7	1.3 ± 0.5
雷公藤低剂量组	给药 30 d	3.81 ± 0.75	27.9 ± 9.2	65.3 ± 11.9	1.6 ± 1.0
	给药 60 d	4.94 ± 1.44	41.4 ± 12.7	53.6 ± 9.4	1.2 ± 0.5
	恢复期	4.69 ± 1.49	30.7 ± 12.1	64.2 ± 10.7	1.9 ± 1.2
雷公藤中剂量组	给药 30 d	3.26 ± 1.19	29.2 ± 18.8	63.2 ± 15.3	1.3 ± 0.9
	给药 60 d	4.49 ± 1.19	31.4 ± 9.9	63.4 ± 9.7	1.5 ± 0.7
	恢复期	4.26 ± 1.37	28.3 ± 7.6	66.9 ± 7.0	1.8 ± 1.3

续表 4－25

组别	给药天数	WBC/10^9L^{-1}	NEUT/%	LYMPH/%	MONO/%
雷公藤高剂量组	给药 30 d	3.36 ± 1.65	14.7 ± 8.4*	82.4 ± 7.4*	1.3 ± 0.7
	给药 60 d	5.25 ± 2.48	33.2 ± 7.9	63.5 ± 6.9	1.1 ± 0.6
	恢复期	4.04 ± 1.16	34.6 ± 5.7	59.2 ± 5.4	1.7 ± 1.1

注：与空白对照组相比，* $P<0.05$。

表 4－26　雷公藤提取物对雌性 SD 大鼠血液学的影响（$\bar{x} \pm s$，$n=5$）

组别	给药天数	WBC/10^9L^{-1}	NEUT/%	LYMPH/%	MONO/%
空白对照组	给药 30 d	3.34 ± 1.75	19.9 ± 12.5	76.6 ± 12.8	1.0 ± 0.4
	给药 60 d	2.62 ± 1.23	18.4 ± 11.5	77.2 ± 12.5	1.3 ± 0.7
	恢复期	2.00 ± 0.55	24.4 ± 9.5	71.1 ± 8.5	1.8 ± 0.6
雷公藤低剂量组	给药 30 d	3.04 ± 1.84	25.3 ± 12.4	70.7 ± 11.7	1.1 ± 0.5
	给药 60 d	2.06 ± 0.80	26.1 ± 7.1	68.9 ± 7.8	1.5 ± 0.4
	恢复期	2.86 ± 0.42*	13.0 ± 3.1*	81.8 ± 3.7*	1.6 ± 0.6
雷公藤中剂量组	给药 30 d	3.71 ± 1.69	14.2 ± 9.5	81.6 ± 10.6	1.3 ± 0.3
	给药 60 d	6.25 ± 2.51*	15.9 ± 7.6	81.5 ± 7.7	1.3 ± 0.3
	恢复期	2.25 ± 0.64	22.6 ± 8.7	72.8 ± 8.5	1.9 ± 0.5
雷公藤高剂量组	给药 30 d	4.08 ± 1.12	12.1 ± 1.3*	95.2 ± 1.0*	2.2 ± 0.6**
	给药 60 d	4.69 ± 1.68	21.3 ± 0.6	97.7 ± 0.4*	0.8 ± 0.3
	恢复期	3.16 ± 0.16*	18.9 ± 5.6	78.0 ± 4.3	1.4 ± 0.9

注：与空白对照组相比，* $P<0.05$，** $P<0.01$。

（3）对 SD 大鼠临床化学指标的影响。给药 30 d 雌性 SD 大鼠 A/G 低剂量组显著低于对照组（$P<0.01$），中、高剂量组低于对照组（$P<0.05$）。给药 60 d 雄性 SD 大鼠 ALB 中剂量组低于对照组（$P<0.05$），A/G 中剂量组显著低于对照组（$P<0.01$）；雌性 SD 大鼠 GLB 中剂量组低于对照组（$P<0.05$）。恢复期雌性 SD 大鼠 GLB 高剂量组高于对照组（$P<0.05$），A/G 高剂量组显著低于对照组（$P<0.01$）。其余指标未见明显差异。综上可知，给药期内，雌性 SD 大鼠的 A/G 各给药组均有下降（$P<0.05$ 或 $P<0.01$）；雌性 SD 大鼠的 GLB 中剂量组与对照组相比有所下降（$P<0.05$），雄性大鼠变化不明显。结果见表 4－27、表 4－28。

表 4 -27 对雄性 SD 大鼠临床化学指标的影响（$\bar{x} \pm s$，$n=5$）

组别	给药天数	ALB/(g·L^{-1})	GLB/(g·L^{-1})	A/G
空白对照组	给药 30 d	23.7 ±0.8	29.0 ±1.2	0.8 ±0.1
	给药 60 d	23.7 ±1.3	28.6 ±3.0	0.8 ±0.1
	恢复期	22.8 ±0.9	31.5 ±0.9	0.7 ±0.0
雷公藤低剂量组	给药 30 d	23.5 ±1.2	28.9 ±1.5	0.8 ±0.1
	给药 60 d	24.4 ±1.8	30.8 ±0.8	0.8 ±0.1
	恢复期	23.9 ±1.0	31.6 ±0.7	0.8 ±0.0
雷公藤中剂量组	给药 30 d	22.9 ±0.6	28.5 ±1.1	0.8 ±0.0
	给药 60 d	22.1 ±0.6*	31.2 ±1.0	0.7 ±0.0**
	恢复期	23.4 ±0.8	30.6 ±1.2	0.8 ±0.0
雷公藤高剂量组	给药 30 d	22.7 ±0.7	28.4 ±1.7	0.8 ±0.1
	给药 60 d	23.6 ±0.9	30.0 ±1.3	0.8 ±0.0
	恢复期	22.9 ±1.0	30.9 ±1.8	0.7 ±0.0

注：与空白对照组相比，* $P<0.05$，** $P<0.01$。

表 4 -28 对雌性 SD 大鼠临床化学指标的影响（$\bar{x} \pm s$，$n=5$）

组别	给药天数	ALB/(g·L^{-1})	GLB/(g·L^{-1})	A/G
空白对照组	给药 30 d	29.0 ±2.8	30.2 ±1.9	1.0 ±0.1
	给药 60 d	29.9 ±3.0	33.0 ±1.5	0.9 ±0.1
	恢复期	29.9 ±2.4	31.6 ±1.4	0.9 ±0.0
雷公藤低剂量组	给药 30 d	26.8 ±0.7	31.0 ±1.2	0.9 ±0.0**
	给药 60 d	26.5 ±1.5	32.1 ±1.0	0.8 ±0.0
	恢复期	28.3 ±0.9	32.3 ±2.4	0.9 ±0.1
雷公藤中剂量组	给药 30 d	25.4 ±1.3*	28.8 ±1.3	0.9 ±0.0*
	给药 60 d	27.2 ±1.9	30.1 ±1.3*	0.9 ±0.1
	恢复期	30.8 ±1.2	32.1 ±1.9	1.0 ±0.0
雷公藤高剂量组	给药 30 d	24.2 ±0.8*	27.5 ±1.3*	0.9 ±0.0*
	给药 60 d	20.4 ±6.4	33.2 ±7.7	0.7 ±0.3
	恢复期	28.0 ±0.1	34.4 ±1.7*	0.8 ±0.0**

注：与空白对照组相比，* $P<0.05$，** $P<0.01$。

（4）对 SD 大鼠免疫表型的影响。由于在常规毒性试验中发现其对免疫系统的影响，故进行了对脾脏免疫表型影响的研究，观察雷公藤提取物对 SD 大鼠免疫表型的影响。免疫表型是附加免疫毒性试验中的一个考察指标，我们利用流式细胞术法对给药

30 d 的雌、雄 SD 大鼠进行了 T 细胞亚型的检测。结果发现，雌、雄 SD 大鼠的 $CD3^+$ $CD4^+$ 辅助/诱导 T 淋巴细胞和 $CD3^+CD8^+$ 抑制/细胞毒性 T 淋巴细胞数量在药物的作用下受到了一定程度的抑制，有剂量依赖性的降低，但并无统计学意义。其中，给药 30 d 雄性 SD 大鼠 $CD3^+CD8^+$ 高剂量组低于对照组（$P<0.05$）。其余指标未见明显差异。结果见表 4－29。

表 4－29 给药 30 d 对雌、雄 SD 大鼠免疫表型的影响（$\bar{x}\pm s$，$n=5$）

组别	性别	$CD3^+CD4^+$/%	$CD3^+CD8^+$/%	$CD3^+CD4^+/CD3^+CD8^+$/%
空白对照组	♂	21.4±3.1	30.0±1.3	0.7±0.1
	♀	17.8±2.4	21.0±6.3	0.9±0.2
雷公藤低剂量组	♂	21.6±4.1	23.9±7.8	1.0±0.4
	♀	16.8±6.2	20.4±6.2	0.9±0.3
雷公藤中剂量组	♂	19.8±2.7	27.3±9.8	0.8±0.2
	♀	28.6±7.4	26.8±2.9	1.1±0.2
雷公藤高剂量组	♂	19.4±3.0	25.5±1.7*	0.8±0.2
	♀	12.0±3.3	16.3±7.9	0.8±0.3

注：与空白对照组相比，* $P<0.05$。

（5）对 SD 大鼠病理组织学的影响。将 SD 大鼠连续给药 30 d、60 d 和停药 30 d 后，处死，剖取主要的免疫器官脾脏和胸腺，按常规方法做病理切片，显微镜观察发现部分试验动物脾白髓区比例增大，边缘区增宽，脾小体缩小，脾小体内淋巴细胞数量减少；另可见部分动物脾脏红髓区脾窦内淋巴细胞数量增多。随着给药时间延长，脾脏出现变化的动物数量有增长趋势，且与受试物有明显的剂量关系，剂量越高，出现变化的动物数越多。恢复期脾小体内淋巴细胞减少性变化有一定程度恢复，而脾脏红髓区淋巴细胞增多性变化有明显恢复。部分动物出现胸腺髓质区淋巴细胞数量稍增多，皮质与髓质界限不清，随着给药期延长，部分动物胸腺出现皮质部变薄，皮质部淋巴细胞数量减少，胸腺小叶缩小等变化。此类变化于给药 30 d 不明显，给药 60 d 可见部分动物出现此类变化，且与受试物有一定的剂量关系。恢复期动物胸腺未见明显变化，胸腺的病理变化恢复。

3. 讨论

依据 ICH 指导原则，所有新药（不包括 ICHS6 覆盖的生物技术药物和其他生物制品）都应进行潜在的免疫毒性评价，评价方法包括常规药物毒性试验和附加的免疫毒性试验。而常规药物毒性试验与免疫毒性相关的主要指标包括：血液学改变，如白细胞总数和绝对白细胞分类计数；临床生化指标的改变，如 GLB 和 A/G 的改变；大体解剖结果，尤其注意免疫器官重量和组织的改变，如脾脏、胸腺、淋巴结和骨髓等；病理组织学的变化，如脾脏和胸腺的组织病理学发生了变化则提示出现了潜在免疫系统毒性的靶器官；等等。

血液学的改变中，白细胞通常被称为免疫细胞，具有吞噬异物并产生抗体的作用，机体伤病的损伤治愈能力，抗御病原体入侵的能力，对疾病的免疫抵抗力等。如果有机体出现不适的情况，经常会通过白细胞数量的显著变化而表现出来。因而可以通过这种显著变化来推测大鼠免疫系统的功能状况。临床生化指标的改变中，白蛋白是在肝脏制造的，肝功能衰竭或肝硬化时，在白球比值中做分子的白蛋白产生就会减少，导致白球比值偏低。球蛋白是机体免疫器官制造的，当体内存在一些抗原（“敌人”）时，机体的免疫器官就要“增兵”来消灭“敌人”。此时免疫系统就会制造出过多的球蛋白，白球比值中的分母就会增大，这也是导致白球比值偏低的原因。本实验中，白球比值降低，球蛋白含量也有所降低，这可能是免疫功能低下或免疫功能受到抑制的影响。大体解剖免疫器官质量的改变和病理组织学的变化中，胸腺和脾脏属于外周免疫器官，它们的改变可以比较直观地反映出免疫系统的改变。免疫表型为附加免疫毒性试验中的一个考察指标，是针对特异性免疫功能的考察，其结果对我们判断免疫系统的功能状态也有非常显著的意义。

本实验依据ICH指导原则的要求，雷公藤提取物以0.128 $g \cdot kg^{-1}$、0.512 $g \cdot kg^{-1}$、1.280 $g \cdot kg^{-1}$（按千克体重折算为人临床拟用量的6.3倍、25.2倍、63倍，按体表面积折算为人临床拟用量的1倍、4倍、10倍）的剂量连续灌胃给药30 d、60 d，并有恢复期的观察90 d，对SD大鼠的体重及主要免疫器官的脏器系数、血液学、临床生化指标、组织病理学进行观察检测。

上述试验结果提示，连续口服30 d、60 d雷公藤提取物对SD大鼠的免疫系统有影响。另外，本试验结果也初步显示了SD大鼠的各项检测指标都在雷公藤提取物的作用下受到了不同程度的抑制，而这种作用属于非期望免疫抑制，按照ICH指导原则，这说明雷公藤提取物具有一定程度的免疫毒性。根据实验结果，推测雷公藤提取物引起免疫毒性的机制可能为由于抑制了一些细胞因子的释放，或直接作用于淋巴细胞，导致T淋巴细胞、NK细胞、巨噬细胞系统增殖活化受到抑制，没有发挥正常的细胞免疫功能，或导致B淋巴细胞增殖活化为浆细胞，产生抗体，合成免疫球蛋白的能力下降，体液免疫也受到抑制，因此，SD大鼠的免疫功能下降，引起一系列异常现象。

（二）SD大鼠14 d给药免疫球蛋白及细胞因子的改变

1. 方法

（1）剂量设计。设3个剂量组，分别是阴性对照组、雷公藤提取物低剂量（7.2 $g \cdot kg^{-1}$）组、雷公藤提取物高剂量（18.0 $g \cdot kg^{-1}$）组，分别相当于人临床用量每人(20 g/d)按体表面积折算的4倍、10倍。连续给药14 d。

（2）实验方法及检测指标。试验期间每天观察动物的一般状况，定期称量大鼠体重。14 d后解剖动物，取血清检测免疫球蛋白IgG、IgM的含量，并检测细胞因子IL-2、IL-4的含量。

2. 结果

（1）对免疫球蛋白的影响。低剂量组IgG显著降低，与阴性对照组相比，有显著性差异（$P<0.05$）。高剂量组IgG显著降低，与阴性对照组相比，有极显著性差异（$P<0.01$）。高剂量组IgM显著降低，与阴性对照组相比，有显著性差异（$P<0.05$）。结果见表4－30。

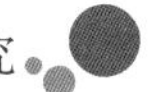

表4-30　雷公藤提取物对SD大鼠免疫球蛋白的影响（$\bar{x} \pm s$，$n=10$）

组别	IgG/(mg·mL⁻¹)	IgM/(μg·mL⁻¹)
阴性对照组	0.20±0.01	0.24±0.01
雷公藤低剂量组	0.17±0.02*	0.24±0.03
雷公藤高剂量组	0.16±0.02**	0.23±0.01*

注：与阴性对照组相比，* $P<0.05$，** $P<0.01$。

（2）对细胞因子的影响。低剂量组IL-2显著降低，与阴性对照组相比，有显著性差异（$P<0.05$）。高剂量组IL-2显著降低，与阴性对照组相比，有极显著性差异（$P<0.01$）。高剂量组IL-4显著降低，与阴性对照组相比，有显著性差异（$P<0.05$）。结果见表4-31。

表4-31　雷公藤提取物对SD大鼠细胞因子的影响（$\bar{x} \pm s$，$n=10$）

组别	IL-2/(pg·mL⁻¹)	IL-4/(pg·mL⁻¹)
阴性对照组	0.20±0.01	0.17±0.03
雷公藤低剂量组	0.18±0.02*	0.15±0.03
雷公藤高剂量组	0.18±0.02**	0.13±0.04*

注：与阴性对照组相比，* $P<0.05$，** $P<0.01$。

3. 讨论

人体血清免疫球蛋白的主要成分是IgG，它占免疫球蛋白总量的70%～75%，IgG是初级免疫免答中最持久、最重要的抗体，它仅以单体形式存在。大多数抗菌性、抗毒性和抗病毒的抗体属于IgG，在抗感染中起到主力军作用，能够促进单核巨噬细胞的吞噬作用（调理作用）、中和细菌毒素的毒性（中和毒素）、与病毒抗原结合使病毒失去感染宿主细胞的能力（中和病毒）。IgG在机体合成的年龄要晚于IgM，在出生后第3个月开始合成，3～5岁接近成年人水平。它是唯一能通过胎盘的Ig，在自然被动免疫中起重要作用。

IgM占血清免疫球蛋白总量的5%～10%，它是抗原刺激诱导体液免疫应答中最先产生的Ig。IgM不是细胞，但可结合补体，主要分布于血清中。由于IgM有较高的结合价，所以是高效能的抗生物抗体，其杀菌、溶菌、促吞噬和凝集作用比IgG高500～1 000倍，IgM在机体的早期防御中起着重要的作用。

通过这一检测，可以看到雷公藤作用于SD大鼠后，B淋巴细胞增殖分化为浆细胞，分泌抗体的能力下降，以此证明SD大鼠的体液免疫功能下降。

（三）对昆明种小鼠特异性免疫的影响（血清溶血素）

1. 方法

（1）组别及剂量的设计。实验共设定3组，即阴性对照组、雷公藤低剂量组、雷公藤高剂量组。雷公藤低剂量组、雷公藤高剂量组按体表面积折算法分别折算为人日用量的 3 倍和 6 倍。连续给用药 7 d。

（2）试验方法综述。选取检疫合格的昆明小鼠 30 只，按体重随机均衡分成 3 组，每组 10 只，雌雄各半。取雷公藤木质部水提物 0.56 $g \cdot kg^{-1}$、1.11 $g \cdot kg^{-1}$（分别相当于 7.8 $g \cdot kg^{-1}$、15.6 $g \cdot kg^{-1}$，按体表面积折算为人临床拟用量的 3 倍、6 倍），以 2.0 $mL \cdot 100\ g^{-1}$ 体重灌胃给药，每天 1 次，连续 7 d。

给药：分组后各试验组按分组要求进行灌胃，每天 1 次，连续 7 d，空白组给予等容积的蒸馏水。实验期间每天称量 1 次动物的体重，根据动物体重调整给药剂量。

致敏：所有实验组动物在第 4 天腹腔注射 5% 的鸡红细胞悬液致敏，每只 0.3 mL。

末期处理：末次给药后（第 7 d）称量动物体重，根据体重给药 1 h 后，眼眶静脉丛采血收集动物血液备用，脱臼处死动物，取脾脏和胰腺，用滤纸擦干表面的血液，称量脾脏和胰腺的湿重，计算各脏器指数；收集的血液以 3 000 r/min 离心 10 min，分离血清后用生理盐水 100 倍稀释，制备成 1% 的动物血清。取稀释血清 1 mL 于反应管中，再加入 5% 鸡红细胞悬液和 10% 补体（豚鼠血清）各 0.5 mL，混合，在 37 ℃恒温箱中保温 30 min 后，置 0 ℃冰箱 30 min 中止反应。离心，取上清液，于分光光度计 540 nm 处比色，测其吸光度。另设生理盐水作空白对照，取其上清液作为比色时调零。

5% 鸡红细胞的制备：在无菌条件下，由健康成年鸡翼静脉取血，置于有玻璃珠的无菌三角瓶中，向一个方向均匀用力摇动 10 min 以除去纤维蛋白，直至血液不会凝固，加入相当于鸡血体积 2 倍的保存液（Alsever 液），摇匀，置于 4 ℃冰箱备用。临用时取上述保存的鸡红细胞，用生理盐水洗涤 3 次。每次以 1 000 r/min 离心 5 min，弃去上清液，洗涤后用生理盐水稀释成 5% 浓度即可。

10% 补体的制备：抽取 3 只豚鼠动脉血置于无菌容器中，避免震动，于 4 ℃冰箱过夜，待血液凝固后，用吸管收集血清做好标记，置 −80 ℃冰箱保存。使用前用生理盐水稀释，配成浓度为 10% 的补体溶液。

保存液（Alsever 液）的配制：取无水葡萄糖 2.05 g、氯化钠 0.42 g、柠檬酸钠 0.8 g，加蒸馏水至 100 mL，充分摇匀后过滤除菌备用。

试验期间观察动物外观体征、行为活动、腺体分泌、呼吸和粪便性状，每天给药前后进行观察，及时做好记录，发现死亡或濒死动物，及时解剖检查，摄食量和体重在每周测定 1 次。

2. 结果

雷公藤低剂量组、高剂量组血清溶血素值降低，与阴性对照组相比，有极显著性差异（$P<0.01$）。结果见表 4 − 32。

表 4 − 32　对昆明种小鼠血清溶血素的影响（$\bar{x} \pm s$，$n=10$）

组别	*OD*
阴性对照组	0.09 ± 0.02
雷公藤低剂量组	0.07 ± 0.01**
雷公藤高剂量组	0.07 ± 0.01**

注：与阴性对照组相比，** $P<0.01$。

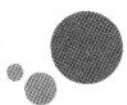

3. 讨论

鸡红细胞对鼠类是一种较强的抗原性异物，当其被注入小鼠腹腔后，小鼠淋巴细胞便产生相应的抗体，并释放至外周血。用鸡红细胞免疫动物后，血清中出现鸡红细胞抗体（溶血素），在补体参与下，与鸡红细胞一起孵育，可以发生溶血反应，释放血红蛋白。致敏动物血清中溶血素的含量可以通过溶血过程中释放的血红蛋白量来检测，由此可以定量地反映小鼠血清中溶血素的生成量。

实验结果呈阳性，证明了雷公藤对B淋巴细胞产生抗体的能力产生了抑制作用，体液免疫功能受到影响。

（四）对昆明种小鼠非特异性免疫的影响（碳粒廓清）

1. 方法

（1）组别及剂量的设计。实验共设定3组，即阴性对照组，雷公藤低剂量组、雷公藤高剂量组。雷公藤低剂量组、雷公藤高剂量组按体表面积折算法分别折算为人日用量的3倍和6倍。连续给药7 d。

（2）实验方法综述。选取检疫合格的昆明小鼠30只，按体重随机均衡分成3组，每组10只，雌雄各半。取雷公藤木质部水提物0.56 $g \cdot kg^{-1}$、1.11 $g \cdot kg^{-1}$（分别相当于7.8、15.6 $g \cdot kg^{-1}$，按体表面积折算为人临床拟用量的3倍、6倍）。以2.0 $mL \cdot 100\ g^{-1}$体重灌胃给药，每天1次，连续7 d。

给药：分组后各试验组按分组要求进行灌胃，每天1次，连续7 d，空白组给予等容积的蒸馏水。实验期间每天称量1次动物的体重，根据动物体重调整给药剂量。

末期处理：末次给药后约1 h，各实验组分别由尾静脉准确注入25%的印度墨汁10 $mL \cdot kg^{-1}$，然后于注射墨汁后第2 min和10 min分别用定量毛细玻璃管在各鼠右眼眶取血0.02 mL，取出的血液立即加入盛有0.1% Na_2CO_3液2 mL的试管中，取血完毕以0.02 mL正常小鼠血溶于2 mL 0.1% Na_2CO_3溶液校零，于722紫外分光光度计680 nm处测定吸光度（OD），第二次取血完毕后脱臼处死小鼠，摘取肝脏、脾脏、胸腺，称量湿重，并计算脏器系数。

按下式计算廓清指数K：

$$K = \frac{\lg OD_2 - \lg OD_{10}}{T_{10} - T_2},$$

式中OD_2、OD_{10}为2 min和10 min时的OD值，T为时间。

按下式计算肝脾网状内皮系统吞噬指数α：

$$\text{吞噬指数}\ \alpha = \frac{\text{体重}}{\text{肝脾重}} \times \sqrt[3]{K}。$$

2. 结果

雷公藤低剂量组、高剂量组廓清指数和吞噬指数均降低，与阴性对照组相比，有显著性差异（$P<0.05$或$P<0.01$））。结果见表4－33。

表 4-33　雷公藤提取物对昆明种小鼠碳粒廓清的影响（$\bar{x} \pm s$，$n=10$）

组别	廓清指数	吞噬指数
阴性对照组	0.032 ± 0.01	5.043 ± 0.759
雷公藤低剂量组	0.019 ± 0.013**	3.773 ± 1.169**
雷公藤高剂量组	0.023 ± 0.008*	4.083 ± 0.469**

注：与阴性对照组相比，* $P<0.05$，** $P<0.01$。

3. 讨论

单核巨噬细胞系统（网状内皮系统）是机体最重要的防御系统，它具有强大而迅速吞噬廓清异体颗粒或某些可溶性异物的能力，并能迅速清除体内自身产生的某些有害物质。当静脉注入特定大小的惰性碳后，它即可被肝、脾内的巨噬细胞及整个单核巨噬细胞系统的其他巨噬细胞迅速吞噬而从血液中廓清，因此，可借助测定血液中碳粒的消失速度来反映单核巨噬细胞系统吞噬异物的能力。

单核巨噬细胞系统在保持机体内环境恒定上是一个重要系统，因它能迅速清除多种致病物质，如病原微生物及其毒素，衰老、死亡或突变的细胞，凝血块与纤溶产物，补体碎片及抗原抗体复合物等，故在多种疾病的发生、发展或预后中起很重要作用。

通过这一实验，可以比较明确地反映单核巨噬细胞系统的功能，在雷公藤的作用下，小鼠廓清能力下降，单核巨噬细胞系统免疫功能受到抑制。

四、肝脏毒性机制研究进展

雷公藤肝毒性机制复杂，发生机制主要表现为：①免疫损伤。肝中 Kupffer 细胞的激活释放大量肿瘤坏死因子（TNF）、IL-18 和 NO 等，Fasl 的表达增强从而诱导氧化应激[56]。②诱导细胞凋亡。Bcl/Bax 蛋白比例增强、下调抗细胞凋亡 Bcl-2 蛋白水平、上调促细胞凋亡 Bax 蛋白水平，诱导细胞凋亡从而产生细胞毒性。③肝脏 P450 酶系代谢异常。体外研究显示[57]，雷公藤甲素在大鼠肝微粒体中代谢主要由 CYP3A 介导，其次由 CYP2C 和 CYP2B 介导。研究[58]报道，P450 酶系的遗传多态性使得少数特异性体质的患者服用雷公藤后可能会发生肝毒性；此外，年龄、性别和人种不同，P450 酶系对雷公藤的代谢能力不同，也会引起肝毒性。④脂质过氧化反应。在雷公藤代谢过程中产生大量代谢产物，耗竭了肝内 GSH，通过脂质过氧化反应，造成细胞膜的损害、ATP 的自稳性受到破坏，引起小鼠肝损伤。血清中的超氧化物歧化酶（SOD）及谷胱甘肽还原酶（GSH-Px）明显降低，匀浆中过氧化脂质（LPO）明显升高，提示雷公藤多苷可引起脂质过氧化反应从而导致肝毒性。有研究表明[59]，雷公藤多苷可以造成小鼠的超氧化物歧化酶（SOD）及谷胱甘肽还原酶（GSH-Px）明显降低，过氧化脂质（LPO）明显升高。

五、血液系统和骨髓毒性机制研究进展

雷公藤提取物长期毒性试验结果提示，大鼠出现了全血细胞、粒细胞减少等骨髓抑

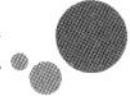

制的毒性反应，但关于毒性机制研究鲜有报道，高丽[60]研究发现雷公藤醇提物可明显抑制正常骨髓细胞增殖，具有时间和浓度依赖性，并能通过激活线粒体途径诱导细胞凋亡，且可能与骨髓造血微环境中细胞因子的含量下降有关。

六、肾脏毒性机制研究进展

王蓓[61]通过提取分离雷公藤的不同部位经口给予小鼠，发现雷公藤醇提物部位、正丁醇部位和乙酸乙酯部位对小鼠肾脏的损伤为急性肾损伤，其损伤作用与增加肾组织中 ROS 的表达、损伤肾小球影响血管紧张素Ⅱ的合成、促进细胞凋亡和脂质过氧化过程有关。杨帆[59]的研究结果显示，雷公藤甲素可致大鼠肾小管上皮细胞凋亡，同时可见 Bd-2 家族及 Fas/Fasl 在雷公藤甲素诱导的肾小管上皮细胞凋亡的过程中起到了重要作用。

七、心脏毒性机制研究进展

有研究表明[62]，以雷公藤多苷单次经口给药予大鼠及重复给药予大鼠和犬，动物均出现明显的心脏毒性，毒性机制可能为直接的细胞毒性，并可抑制快速延迟整流电流（IKr），导致 QT 间期延长。有文献报道[63,64]，雷公藤红素和 hERG 离子通道中央腔的俘获及对内质网应激的诱导机制有关。一项雷公藤提取物对大鼠心脏毒性研究结果显示，降低血清钾含量，可引起心电图及心功能异常变化，对心肌组织有明显损伤作用[65]。

参考文献

[1] 王楠楠，王爱武，林晓燕．3 种雷公藤制剂对大鼠急性毒性损伤的比较［J］．中国药物警戒，2012，9（8）：453－456.

[2] 丁虹，吴建元，童静，等．雷公藤甲素急性毒性及其机制研究［J］．中药材，2004，27：115－118.

[3] 雷晴，万屏．昆明山海棠与雷公藤急性毒性试验对比研究［J］．中国麻风皮肤病杂志，2009，25（4）：259－261.

[4] 李庶藩，王曙东，赵仲伸，等．雷公藤总萜片急性毒性试验［J］．金陵医院学报，1994，7（2）：203.

[5] 张学梅，廉莲．复方雷公藤多苷的毒性研究［J］．辽宁中医杂志，2005，32（7）：719－720.

[6] 刘霞，王军永，张佐．双向固体发酵后雷公藤菌质的急性毒性研究［J］．中医药学报，2011，39（2）：33－35.

[7] 郑家润．雷公藤总甙的毒性研究［J］．中国医学科学院学报，1983，5（2）：73.

[8] 吕鹏．雷公藤中毒原因探讨［J］．天津药学，2001，（13）6：49－50.

[9] 高丽，白赟，柴智，等．雷公藤毒性反应研究进展［J］．中国中医药信息杂志，2012，19（4）：107－110.

[10] 杨俊伟，陈朝红，刘栋，等．雷公藤内酯醇通过细胞凋亡阻止人 T 细胞增殖

[J]. 肾脏病与透析肾移植杂志，1997，6（3）：205.
[11] 顾江红，金爱红，龚智勇，等. 口服避孕药拮抗雷公藤多苷致SD大鼠性腺毒性作用的研究［J］. 国际生殖健康/计划生育杂志，2014，1（33）：11－13.
[12] 吴建元，肖玉玲，丁虹，等. 雷公藤片对小鼠睾丸组织的毒性作用及其分子机制研究［J］. 中药材，2005，28（3）：207－210.
[13] 黄迪，李颉，何立群，等. 雷公藤多苷对小鼠生精功能相关基因Herc4、Ipo11和Mrto4的影响［J］. 遗传，2009，31（9）：941－946.
[14] 黄郑隽，阙慧卿，彭华毅，等. 雷公藤内酯醇对雄性大鼠的生殖毒性及其机制研究［J］. 中国中药杂志，2015，40（23）：4655－4659.
[15] 张武，朱建华，关伟. 雷公藤甲素对大鼠心肌毒性的实验病理学研究［J］. 医学研究杂志，2010，（39）6：67－69.
[16] 孙振祥. 雷公藤免疫研究［J］. 中国实用医药，2011，2（6）：242－243.
[17] 孟丹，李冰菲，国立东，等. 雷公藤多苷对关节炎大鼠胸腺及血液TCRBV基因mRNA的表达影响［J］. 中药药理与临床，2016，32（6）：134－137.
[18] 冯群，孙蓉. 雷公藤多苷片抗炎作用及伴随肝毒性研究［J］. 中药新药与临床药理，2014，25（6）：713－716.
[19] 周艳丽，张磊，刘维. 总苷对雷公藤多苷片所致小鼠急性肝损伤保护作用的实验研究［J］. 天津中医药，2007，24（1）：61.
[20] 禄保平，苗明三，杨晓娜. 应用雷公藤多苷灌胃建立小鼠急性肝损伤模型的研究［J］. 中药药理与临床，2007，23（2）：75.
[21] 王曙东，陶建生. 雷公藤抗生育作用的研究［J］. 中成药，2004，26（11）：936.
[22] 王世阆. 卵巢疾病［M］. 北京：人民卫生出版社，2004：102－114.
[23] 宋必卫，赵维忠，陈志武，等. 雷公藤微囊长期毒性的研究［J］. 中国药理学通报，1996（3）：246－248.
[24] 童静，马瑶，吴建元，等. 雷公藤长期毒性作用及其时间节律性研究［J］. 中药材，2004，27（12）：993－995.
[25] 夏丽英. 现代中药毒理学［M］. 天津：天津科技翻译出版公司，2005：315－316.
[26] 杨军英，杨献光，刘锋瑞，等. 雷公藤风湿药酒对大鼠肝肾组织研态学及功能的影响［J］. 陕西中医，2010（11）：1545－1547.
[27] 李慧，白静，齐亚娟，等. 雷公藤提取物对大鼠心脏长期毒性的影响［J］. 中国实验方剂学杂志，2011，17（13）：205－209.
[28] 王辉，刘永珍，袁幸菊，等. 雷公藤衍生物××对大鼠长期毒性的实验病理研究［J］. 毒理学杂志，2005（S1），191－192.
[29] 张武，朱建华，关伟. 雷公藤甲素对大鼠心肌毒性的实验病理学研究［J］. 医学研究杂志，2010，39（6）：67－69.
[30] 李凡，彭弋峰，方祥，等. 雷公藤甲素对雄性大鼠附睾功能与精子动力学参数的影响［J］. 环境与健康杂志，2009，26（6）：498－500.
[31] NI B，JIANG Z，HUANG X，et al. Male reproductive toxicity and toxicokinetics of trip-

tolide in rats [J]. Arzneimittel-Forschung, 2008, 58 (12): 673 - 680.
[32] LIU L, JIANG Z, LIU J, et al. Sex differences in subacute toxicity and hepatic micro somal metabolism of triptolide in rats [J]. Toxicology, 2010, 271 (1 - 2): 57 - 63.
[33] LIU J, JIANG Z, LIU L, et al. Triptolide induces adverse effect on reproductive parameters of female Sprague-Dawley rats [J]. Drug and chemical toxicology, 2011, 34 (1): 1 - 7.
[34] 耿兴超，洪敏，宋莹，等. 基因芯片技术研究雷公藤甲素对 Wistar 大鼠基因表达谱的影响 [C] //首届中国药物毒理学年会暨国际药物非临床安全性评价研究论坛论文集，2011 年卷.
[35] 王思锋，刘可春，王希敏，等. 雷公藤红素对斑马鱼胚胎心脏毒性的初步研究 [J]. 中国药理学通报，2009，25 (5): 634 - 636.
[36] 孙蓉，吴旭东，刘建伟，等. 雷公藤、关木通、益母草对大鼠肾毒性的比较研究 [J]. 中药药理与临床，2005，21 (2): 26 - 281.
[37] 傅肖岩，劳邵贤. 重视中药所致肝损害 [J]. 中药新药与临床药理，2003，14 (2): 130.
[38] 郑一兵，夏瑶宾，郑殿民. 雷公藤生殖毒性研究现状 [J]. 内蒙古中医药，2011 (21): 126 - 128.
[39] 刘小燕，祁爱蓉，罗登贵，等. 雷公藤制剂生殖毒性及联用减毒研究进展 [J]. 中国中医药信息杂志，2018，25 (4): 133 - 135.
[40] 杨建一，高宝珍，李莉，等. 雷公藤生殖毒性临床及动物实验研究进展 [J]. 现代临床医学，2014，40 (6): 403 - 405.
[41] 高宝珍. 雷公藤多苷对雄性小鼠生殖毒性影响的研究 [D]. 太原：山西医科大学，2006.
[42] 刘启兰，许烨，钱绍祯. 雷公藤 T4、T7 单体对大鼠生精细胞染色体和微核的影响 [J]. 男性学杂志，1997，11 (2): 89 - 97.
[43] 周宏，周新华，吴巍，等. 胚胎及生后不同发育时期大鼠睾丸生殖细胞的凋亡 [J]. 中国组织化学与细胞化学杂志，2002，11 (2): 146 - 148.
[44] ORGEN-CRIST M C. Maturation des spermatogoides dans pididymechez le lapin: pouvoir fecondant et motility, embryonnaire chez des lapines inxieminee avec du sperme epididymaire [J]. Annls Biol Anim Biochem Biophys, 1967 (7): 373.
[45] 吴克明，谌婕，熊巍. 雷公藤多苷对雌性小鼠生殖功能影响的实验研究 [J]. 中医研究，2007，20 (4): 28 - 33.
[46] 崔瑞琴，丁樱. 菟丝子黄酮对雷公藤总甙所致生殖损伤雌鼠卵巢损伤表达的影响 [J]. 辽宁中医药大学学报，2009 (8): 246 - 247.
[47] 熊巍，谌婕. 雷公藤生殖毒性临床及动物实验研究进展 [J]. 现代临床医学，2014，40 (6): 403 - 405.
[48] 陈蓉芳，马玺里，朱玉平，等. 雷公藤提取物对小鼠围产期的毒性 [J]. 卫生毒理学杂志，2004，18 (4): 282 - 283.

[49] 钟昌奇，祁爱萍，刘启兰，等．雷公藤多苷对大鼠血常规及微核出现率的影响［J］．中国药学杂志，1988（1）：82－83.
[50] 田逸君，郑怡文，朱玉平，等．雷公藤内酯醇的遗传毒性评价［J］．药学实践杂志，2016，34（3）：215－218.
[51] 曹易懿，栗洋，宫丽崑，等．雷公藤甲素体外遗传毒性初步评价［C］//首届中国药物毒理学年会暨国际药物非临床安全性评价研究论坛论文集：2011 年卷：111－112.
[52] 杨静娴，韩国柱，徐红，等．五子四物瓜石汤对抗雷公藤多苷所致消化系统毒性的研究［J］．中药药理与临床，2002，18（2）：35－37.
[53] 刘利敏，雌激素受体 β（ERβ）对雌性棕色田鼠社会行为及其脑区 OTR 和 AVPV1αR 表达的影响［D］．西安：陕西师范大学，2008.
[54] 许永亮．雷公藤甲素抗生育作用研究进展［J］．Strait pharmaceutical journal，2015，27（11）：11－13.
[55] 袁玉丽，周学平．雷公藤生殖毒性研究进展［J］．中华中医药杂志，2013，28（10）：2997－3000.
[56] 付晓春，沈小莉，蒋平．雷公藤多苷药理作用及肝毒性机制研究［J］．医学信息，2020，33（5）：37－39.
[57] 薛翔，宫丽崑，戚新明，等．肝脏细胞色素 P450 酶对雷公藤甲素所致毒性的影响［C］//中国毒理学会第五次全国学术大会论文集：2009 年卷.
[58] 付晓春，沈小莉，蒋平．雷公藤多苷肝脏毒性研究进展［J］．现代中西医结合杂志，2019，28（36）：4102－4104.
[59] 杨帆．雷公藤甲素急性肾毒性作用机制及抗氧化剂维生素 C 对肾脏的保护作用的研究［D］．武汉：华中科技大学，2011.
[60] 高丽．中药复方含药血清对雷公藤致骨髓细胞凋亡的保护作用及其机制研究［D］．武汉：湖北中医药大学，2011.
[61] 王蓓．雷公藤肾损伤作用及损伤机制研究［D］．南京：南京中医药大学，2012.
[62] 李慧．雷公藤提取物的血清药物化学及其对大鼠心脏毒性的实验研究［D］．唐山：河北联合大学，2011.
[63] 陈中．雷公藤红素致心脏毒必的分子机制研究［D］．南京：南京师范大学，2012.
[64] 肖丽萍．雷公藤红素对心脏 hERG 离子通道的阻断及其分子机制研究［D］．临安：浙江农业大学，2015.
[65] 李华，邱云良，汤纳平，等．雷公藤的心脏毒性研究［C］//首届中国药物毒理学年会暨国际药物非临床安全性评价研究论坛论文集：2011 年卷：157－158.

（杨威　雷夏凌　郭健敏　叶祖光　戴锦龙　林晴晴　孟婷婷）

第五章　雷公藤减毒研究

现代药理及临床研究证实，雷公藤具有抗炎、抗生育、抗肿瘤及免疫调节等作用，广泛应用于红斑狼疮、类风湿性关节炎、强直性脊柱炎、过敏性紫癜、肾病综合征等疑难病症的治疗。随着雷公藤的临床应用越来越广，它的毒副作用也越来越受到人们的关注。雷公藤具有肝、肾、心、消化系统和生殖系统等多脏器毒性，是目前不良反应报道最多的中药之一[1]。雷公藤的严重毒副作用大大制约了其临床应用，故对其减毒增效方法的研究就显得非常重要。本章就近几十年来有关雷公藤的炮制研究进行综述，以期为雷公藤的炮制机制研究、新药开发及临床应用安全性和有效性的改善提供参考。

第一节　炮制减毒

有毒中药一直是中药炮制研究的重点。《神农本草经》云“有毒宜制”，《雷公炮炙论》是中药炮制学最早的专著之一，其记载的炮、炙、煨、炒、煅、炼、曝、水飞等常用的炮制方法沿用至今。炮制方法主要可分为水制、火制、水火共制和其他制法。

一、净制去毒

雷公藤的有毒成分主要存在于嫩芽、花和地下部分的根皮部；常规的净制方法为取原药材，除去残留的根皮，浸泡，洗净，润透，切厚片，干燥，筛去碎屑，产地加工成片者，除去杂质及碎屑[2]。安徽省的炮制规范强调了根皮一定要除尽[3]。净制的理论依据是根皮部位的毒性最强，而木质部的毒性较小。药理实验也证明雷公藤不同部位煎剂对小鼠的急性毒性大小顺序为根皮 > 全根 > 去皮根心[4]。

二、水制去毒

杨更亮等[5]通过用盐酸浸泡雷公藤或其浸膏，使其中毒性较大的雷公藤甲素转化为低毒的雷公藤氯内酯醇，从而无须分离纯化雷公藤甲素，并对炮制前后的雷公藤进行了相关药理实验研究，结果表明炮制后雷公藤毒性降低，具有明显的神经保护作用。陈锦忠[6]取雷公藤木质部用水浸泡约 2 天后，取出暴晒，反复约 6 次后可明显降低雷公藤的毒性。

三、火制去毒

雷公藤火制法主要有清炒、煅炭、煅烧、烘箱和微波煨制。清炒可降低雷公藤总生物碱和雷公藤红素的含量[7-9]，但不同文献研究清炒对雷公藤的减毒结果不太一致[9-12]，这可能与清炒工艺的差别有关，如炮制温度和时间等的差别。刘建群等[13]采用黄泥包裹烘箱加热煨制得到雷公藤煨制品；采用大鼠佐剂性关节炎模型和小鼠急性肝损伤模型评价雷公藤煨制品抗炎活性和急性毒性。结果表明雷公藤经过 150 ℃和 200 ℃烘箱加热煨制后，治疗佐剂性关节炎效果显著提高，且优于生药，肝毒性显著下降。采用微波炮制雷公藤，发现低功率微波炮制后其肝毒性有所增加，但高功率微波炮制后毒性比生药组低。这说明雷公藤微波炮制品毒性与炮制程度有关，提示雷公藤微波炮制要达到一定程度才能达到减毒效果[14]。另发现雷公藤经烘箱和微波煨制后，对雷公藤甲素的含量基本不影响，但发现了 4 个成分含量下降，1 个成分含量增加，同时还有新成分产生，因此推测烘箱和微波煨制的减毒作用可能与雷公藤成分比例变化有关。但同时也发现微波煨制同时降低了雷公藤的抗炎效果，高功率微波煨制甚至导致雷公藤抗炎作用消失，这可能与微波煨制温度过高有关[15]。煅炭均可降低雷公藤的肝毒性[16]，煅烧可降低急性毒性[6]。煅炭和煅烧对雷公藤的成分破坏较严重，可能影响其药效。

四、水火共制

雷公藤的水火共制研究较多，主要有蒸制、黄酒蒸、米醋蒸、黄酒炙、米醋炙、羊血炖和水煮法，还有用药汁制法，如甘草汁和莱菔子汁制。南丽红等[10,11]采用改良寇氏法测定雷公藤生品及不同炮制品的 LD_{50}；采用二甲苯致小鼠耳肿胀试验、角叉菜胶致大鼠足趾肿胀试验和大鼠棉球肉芽肿试验，观察并比较雷公藤生品及不同炮制品的抗炎作用。通过 LD_{50} 的测定结果筛选出毒性较低的雷公藤蒸制品、甘草炮制品、莱菔子炮制品进行抗炎实验研究，结果显示这三种炮制品对二甲苯所致小鼠耳肿胀、角叉菜胶致大鼠足趾肿胀及大鼠棉球肉芽肿的生成均有明显抑制作用，其中莱菔子炮制品的抗炎作用优于雷公藤生品。刘锡钧等[17]采用急性和亚急性毒性试验及鸡蛋清致大鼠足肿胀模型，比较雷公藤生品及其经羊血炖炮制品的毒性和抗炎效果。结果表明，雷公藤经羊血炖炮制后可以降低毒性，急性毒性试验表明羊血炖炮制品毒性较原生药降低了约 3 倍，亚急性毒性试验也表明毒性降低明显，且未见产生特殊的不良反应。羊血炖炮制后的雷公藤抗炎作用优于原生药。刘奇铎等[18]比较了雷公藤根芯、根皮及根皮不同时间水煮炮制品的急性毒性，发现根芯的毒性小于根皮，水煮炮制能明显降低根皮毒性，水煮时间越长，毒性相对越小。角叉菜胶致大鼠足肿胀模型表明，水煮炮制后，雷公藤根皮仍具有较强抗炎活性，但是随着水煮时间的延长，抗炎活性降低。薄层色谱研究表明，毒性、抗炎活性的下降与雷公藤内酯醇的含量下降有关。刘玉凤[19]研究发现，雷公藤莱菔子炮制品对关节炎（collagen-induced arthritis，CIA）模型大鼠有较好的治疗作用，其可能通过调控 Toll 样受体（toll-like receptors，TLRs）信号转导通路的表达来调节免疫应答

和减轻炎症反应，进而减轻滑膜组织损伤以达到治疗作用，效果与雷公藤生品作用相近。雷公藤生品经莱菔子汁炮制后在减毒的同时，尚具有保效作用。赵小梅等[20]研究发现，雷公藤甘草汁炮制品能明显降低 AST、ALT、CREA、UREA 等肝、肾功能生化指标及 IL-1β、IL-6、TNF-α 等炎症因子，且炮制后肝组织未见明显损伤，即甘草炮制雷公藤可有效降低雷公藤肝毒性，减轻雷公藤导致的肝损伤。陈绮娴[7]通过比较雷公藤生品及不同炮制品生物碱含量的变化发现，雷公藤各炮制品的生物碱的含量从高到低为醋炙 > 酒炙 > 蒸制；与生品的生物碱含量比较，酒炙和蒸制炮制品的生物碱含量明显下降。由上可推知，蒸制炮制法降低药物的毒性效果优于清炒炮制法、酒炙炮制法及醋炙炮制法。蒸制炮制法在传统的蒸发法基础上改进为高压蒸制，同时又结合了酒炙的方式，加入了黄酒。将酒炙与蒸制两种炮制方法合二为一，将两者的优点最大化，从而提高了炮制的质量，使得有毒中药中的毒性成分得到有效的降低。

五、其他制法

谢小梅等[21,22]应用“药用真菌新型（双向性）”方法，以雷公藤为药性基质，灵芝和槐耳为发酵菌种，在一定条件下进行固体发酵获得灵雷菌质（G30），用常规急性毒性试验、免疫学试验、自身免疫疾病动物模型试验等进行显示，G30 的毒性和药效学研究。结果显示，G30 的 LD_{50} 较雷公藤生药组显著提高，并且能抑制小鼠 T 淋巴细胞、B 淋巴细胞的增殖和血清溶血素的分泌；G30 能降低阿霉素诱导的肾炎大鼠的 24 h 尿蛋白量，同时改善肾炎大鼠的多项生化指标，且对各脏器的毒性要小于雷公藤生药；G30 能缓解佐剂性类风湿关节炎大鼠的足肿胀度，并改善大鼠的生存状况。张普照等[23,24]研究雷公藤双向固体发酵过程中化学成分的变化规律时发现在发酵 90 d 时，雷公藤总二萜发酵下降了 46%，而总生物碱含量仅下降约 13%，雷公藤甲素含量降低了 89.4%，而雷公藤去碱和雷公藤次碱含量降级幅度较小。即双向发酵过程中真菌对雷公藤生物碱含量影响较小，而对二萜类化合物含量影响较大。马伟光等[25]对雷公藤根部进行了整体固态生物转化研究，选择曲霉菌、根霉菌为转化菌种，以大豆粉和麦麸为微生物营养辅料，获得了两种不同的生物转化产物 TW1 和 TW2（分别是曲霉菌和根霉菌转化产物）。在小鼠棉球肉芽肿实验中，给药 8 d 后，生药组抑制率为 29.1%，TW1 组抑制率为 32.1%，TW2 组抑制率为 18%。而在急性毒性实验中，给药 14 d 后，生药组、TW1 组、TW2 组每组 10 只大鼠的死亡情况分别为 10 只、2 只和 6 只。实验结果显示，TW1 组的毒性要明显低于 TW2 组和生药组，TW2 组的毒性虽然高于 TW1 组，但低于生药组。对生物转化产物进行结构鉴定发现，其主要药理活性成分之一为雷公藤对醌 F（8，12-dienabieta-Ⅱ，14-dione-19-acid），而雷公藤的主要毒性物质雷公藤甲素和雷公藤红素却没有发现，这也是转化产物毒性降低的原因[26]。

第二节　配伍减毒

雷公藤及其制剂对自身免疫性疾病疗效独特、显著，但其毒副作用大，具有多脏器毒性，特别是肝毒性、肾毒性、生殖系统毒性等，是中毒事件及毒副作用报道最多的中草药之一，故对其减毒增效方法的研究就显得尤为重要。

一、配伍中药减毒

（一）配伍降低对肝脏的毒性

雷公藤所致的肝损伤为肝实质性损伤及肝实质细胞的损伤和坏死，具体表现为食欲不振、恶心、尿色加深、皮肤黄染、肝区叩击痛阳性等[27]。禄保平等[28]应用雷公藤多苷建立小鼠急性肝损伤模型的成功，进一步证实了雷公藤对肝脏的毒性。陈晓峰[29]报道临床上使用雷公藤多苷的同时配合复方甘草酸铵，可起到保肝作用，减轻雷公藤多苷片对肝脏的毒性。马致洁等[30]应用代谢组学技术手段探讨雷公藤配伍甘草减毒的作用机制时发现甘油磷脂代谢是雷公藤肝毒性及配伍甘草减毒的关键代谢通路。刘建群等[31]研究发现甘草可使雷公藤甲素和雷公藤内酯酮的体内代谢加快，减毒作用机制可能与此有关。李涯松等[32]研究雷公藤治疗类风湿关节炎时配伍甘草来对抗雷公藤毒副作用。从研究的120例类风湿关节炎患者的结果来看，配伍甘草使用雷公藤后，不仅疗效有所增强，而且对肝的损伤有所减轻，表明甘草对雷公藤的减毒作用确切，显示了两者配伍的“相畏”关系。

周艳丽等[33]报道研究白芍总苷对雷公藤多苷片所致小鼠急性肝损伤的保护作用。动物实验表明，使用白芍总苷联合雷公藤治疗类风湿关节炎，可明显延长雷公藤所致肝损伤发生时间，亦可改善ALT、AST水平，升高SOD含量，降低肝匀浆中丙二醛含量。故白芍总苷对雷公藤造成的肝损伤具有保护作用。并对其保肝机制进行进一步研究表明，白芍总苷对雷公藤所致肝损伤的保护作用与其对抗肝组织内氧自由基产生及诱发氧自由基消除密切相关。宋顺鹏等[34]使用白芍总苷治疗因雷公藤多苷引发的肝损伤小鼠，每日灌胃治疗1次，连续7 d。结果为白芍总苷能够降低小鼠的血清AST与ALT含量，且能够升高其SOD含量，减少丙二醛含量。可见，白芍总苷可治疗因雷公藤多苷所导致的肝损伤，且作用机制同氧自由基生成相关。

刘建群等[35,36]报道了凤尾草能够对雷公藤甲素所致的肝损伤有很好的保护作用，并且对雷公藤甲素的免疫抑制活性和抗炎镇痛作用基本无影响。

胡祖光等[37]首先选用何首乌、蛇床子、甘草3味组成的中药复方水提剂20 $g \cdot kg^{-1}$、40 $g \cdot kg^{-1}$来研究，得出20 $g \cdot kg^{-1}$水提液能更好地对抗雷公藤所致大鼠体重下降，胸腺、睾丸萎缩及肾上腺增大的毒性。后胡祖光等[38]用该中药复方水提剂1 $g \cdot kg^{-1}$、2 $g \cdot kg^{-1}$对抗雷公藤醋酸乙酯提取物所致大鼠肝丙氨酸氨基转移酶、谷氨酰转肽酶、

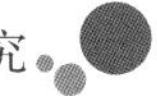

睾丸丙二醛的升高及肝糖原、血糖的降低作用，认为何首乌、甘草有改善肝功能、保护肝脏的作用。

彭勃等[39]研究了保肝解毒颗粒对雷公藤多苷片所致肝损伤的保护作用。结果显示保肝解毒颗粒可不同程度地减轻小鼠肝细胞凋亡程度，说明保肝解毒颗粒可对雷公藤多苷诱导的小鼠肝细胞凋亡产生抑制作用。

此外，配伍生地黄、熟地黄、枸杞子、何首乌、半枝莲、虎杖等可对抗肝、肾功能损害[40]。由此看出，在使用雷公藤的同时配伍护肝的中药，可减轻雷公藤所导致的肝损伤。

（二）配伍减轻对胃肠道的毒性

雷公藤，又称断肠草，胃肠道反应明显，表现为厌食、恶心、呕吐、腹胀、腹泻等症状，有时可出现消化道出血。秦秀兰等[41]报道，雷公藤与黄芪、白术、茯苓、炒谷芽、炒麦芽、延胡索、三七配伍也能对抗消化道副作用。张玉等[42]以适量的甘草、白及与雷公藤组成复方，考察甘草和白及对抗雷公藤毒性的作用，实验结果表明，复方组用药能减少其对胃肠黏膜的刺激作用。薛风华[43]使用适量白芍和甘草与雷公藤配伍为复方制剂治疗消化系统损伤的大鼠，结果显示其对雷公藤刺激胃肠黏膜具有抑制功效。杨静娴等[44]报道五子四物瓜石汤能够显著对抗雷公藤所致消化系统毒性作用，增加大鼠进食量，使其体重增长明显。王波等[45]选用半夏泻心汤加味来观察治疗服用雷公藤制剂后引起的呕吐反应，结果显示此方有很好的疗效且能很快地治愈呕吐，非常适合治疗服用雷公藤制剂后引起的呕吐，提示配伍雷公藤能很好对抗所出现的呕吐反应。陈其程等[46]报道，为避免雷公藤对消化道的不良反应，可同时服用调理脾胃之中药，如香砂六君子汤、藿香正气散加减应用。李守栋[47]研究艾灸对雷公藤甲素所致脏器毒副反应的拮抗作用，动物实验表明大鼠在使用雷公藤甲素后出现了一定的副反应，如饮食减少、大便变软、少动，用艾灸治疗后，虽然情况不如未给雷公藤甲素的对照组情况好，但艾灸的刺激确实缓解了雷公藤甲素的副作用，且其效果和刺激量有关，中等程度的刺激更有利于抵抗此消化道毒副作用。

（三）配伍对生殖系统的影响

1. 配伍对雄性生殖系统影响

雷公藤可致男性不育。实验证明，雷公藤对雄性小鼠的影响主要表现为附睾精子活率下降，精子畸形率提高，睾丸生精细胞及精子变性、坏死、数量减少[48]；血清睾酮、抑制素 B 水平下降。其作用机制可能与抑制生殖内分泌、干扰睾丸初级精母细胞内 DNA 的合成、下调生精基因表达、促进睾丸组织细胞凋亡相关[49]。

胡廉等[50]研究发现，野山楂根能提高雷公藤模型大鼠睾丸生精功能，修复精子的形态损伤，改善雄性生殖系统内分泌轴的调节，拮抗雷公藤的生殖损伤，使不育症模型大鼠的生育能力得到恢复。李颉等[51]研究发现肉苁蓉可以改善雷公藤对雄鼠生殖系统的抑制作用，提高雌鼠的怀孕率。肉苁蓉具有雄性激素作用和促性腺激素样作用，能发挥调节内分泌腺轴的功能，促进精子发生，使睾丸生精功能增强。从该研究中也可反映出肉苁蓉对雷公藤生殖毒性的拮抗作用。张昕贤等[52,53]选用补肾中药肉苁蓉、熟地黄煎液干预雷公藤诱导的雄性小鼠生殖能力改变及睾丸生殖相关基因表达变化，结果显示其能显著改善雷公藤模型小鼠精子形态改变，提高配对雌鼠怀孕率，尿17羟皮质醇、睾酮升高，尿人体绒毛膜促性腺激素降低；Y染色体微缺失相关基因Dzip1表达下调，生殖细胞凋亡相关基因Fas、原癌基因c-jun、信号转导相关基因Wnt4均表达上调，补肾中药干预后均有不同程度地改善，其中以补益肾阳药物肉苁蓉与补益肾阴药物熟地黄联合应用效果最显著。马腾等[54]研究发现，菟丝子黄酮能显著降低和拮抗雷公藤损伤雄性SD幼鼠睾丸组织凋亡相关蛋白Bcl-2和Bax的表达。

李德忠等[55]选用以滋补阴精、温补阳气为伍的中药复方补肾毓麟汤探讨其对雷公藤多苷（GTW）所致雄性大鼠生精细胞的对抗作用。结果表明，补肾毓麟汤可显著对抗GTW对雄性大鼠生精细胞的毒性，能完全修复GTW对生殖上皮造成的损害，能促进生精上皮的修复和促进各级生精细胞的生长。杨静娴等[56]研究自拟中药复方“五子四物瓜石汤”（WT），发现大剂量或中剂量WT可使睾丸质量明显增加，精子数明显升高，精子活率显著提高，其中大剂量WT可完全对抗GTW对生殖上皮的损害，使睾丸结构完全正常，血清睾酮维持于正常水平。侯南英等[57]根据男性不育“肾虚兼湿热瘀滞”病机而拟定愈精颗粒组。研究结果表明，愈精颗粒能增加GTW模型大鼠睾丸、附睾质量；逆转性腺激素的改变，升高T，降低E2、E2/T比值，改善睾丸组织学形态，提高精子质量及雌鼠怀孕率，具明显抗GTW模型大鼠雄性不育作用。姚青海等[58]选用育生液（鹿角胶、龟板胶、淫羊藿、富硒茶、急性子、女贞子、桑螵蛸、枸杞子、菟丝子、覆盆子、车前子、韭菜子）研究治疗雷公藤所致大鼠少精症、弱精症，结果表明大剂量组和小剂量组均能使精子密度、精子活动力显著增加，畸形率降低，血清睾酮值升高，精子计数增加，且大剂量组的改善程度较小剂量组更为明显。方全等[59]通过实验用光镜和电镜观察康宁口服液（人参、鹿茸、熟地黄、淫羊藿、仙茅、肉苁蓉、枸杞子、菟丝子等）对GTW所致不育症大鼠睾丸形态的影响。实验结果证实，康宁口服液对雷公藤多苷所致的大鼠睾丸生精细胞的损伤有明显的修复作用，且随着剂量的增大，修复的作用增强。此外，对抗精子减少还可选用单味鹿角胶、巴戟、仙茅、狗脊[41]。

2. 配伍对雌性生殖系统影响

雷公藤对女性生殖系统的损害主要表现为月经紊乱、闭经。研究表明，雷公藤对雌鼠生殖系统的影响表现为动情周期延长，血清雌二醇和孕激素的含量明显降低，光镜下见卵泡萎缩，卵泡体积缩小，各级卵泡数量减少，子宫内膜变薄，腺体减少，阴道内膜显著变薄，上皮也变薄[60]。其作用机制可能与抑制性激素分泌、影响卵母细胞发育、诱导生殖细胞凋亡等相关。

崔瑞琴等[61]研究发现，菟丝子黄酮对雷公藤所致卵巢毒性有干预作用。结果显示，菟丝子黄酮能显著改善雷公藤作用后卵巢组织Smad4 mRNA、GDF-9 mRNA表达水平。Smad4因为是Smads基因家族中的共同中介分子，在转化生长因子-β（TGF-β）信号转导中的作用尤为重要[62]。生长分化因子（growth differentiation factor，GDF）是近年来新发现的TGF-β超家族中的一员。TGF-β通过Smad4途径以局部内调控方式参与卵泡的发育，促进卵母细胞的成熟、颗粒细胞的增殖与分化、卵泡的募集及优势卵泡的形成和排卵等过程，同时也是卵巢产生类固醇激素，调节机体发育等的基础。

吴克明等[63]报道新加归肾丸能调节胰岛素样生长因子-Ⅰ在卵巢上的适量表达，

促进卵泡的正常发育和生长，达到降低雷公藤生殖毒性的作用。针对 GTW 造成大鼠卵泡发育障碍和卵巢功能低下，中药复方通脉大生片能显著提高模型大鼠血清雌二醇和抑制素 B 水平及卵巢中 ER 的表达，从而有效地提高雌激素的生物效应和卵巢储备功能[64]。于俊生等[65]报道益肾饮通过影响卵巢一氧化氮合酶活性来改善雷公藤多苷对卵巢组织的损害。梁文波等[66,67]用五子四物瓜石汤（WT）的小剂量复方与雷公藤制剂（GTW）合用，不仅可以避 GTW 之短，即可对抗 GTW 导致的雌性大鼠子宫质量减轻、肌层变薄、动情周期异常，对雌性大鼠生殖系统具有一定的保护和调节作用，而且可以扬 GTW 之长，即可延长耐受时间，有望成为治疗 RA 等疾病的一个新途径。陈小囡等[68]选用自拟之补肾方系六味地黄汤加味（熟地黄、淫羊藿、山茱萸、山药、茯苓、泽泻、制巴戟肉、菟丝子）研究补肾中药拮抗雷公藤对雌鼠生殖系统影响的作用。实验表明，雌鼠灌胃六味地黄汤后，雌鼠动情周期完整，雌激素、孕激素水平增高，雌性生殖器官质量增加，卵巢大，卵泡发育良好，黄体多，血供好，子宫内膜厚，腺体增生，阴道上皮增厚，有角化层，显示自拟之补肾方可以减轻雷公藤对雌鼠生殖系统的毒副作用，保护卵巢功能。张宏博等[69]的动物实验研究显示，六味地黄丸与雷公藤多苷联合应用可使雌鼠动情周期略延长，周期完整，表明六味地黄丸可以减轻雷公藤多苷对雌鼠生殖系统的毒副作用，保护卵巢功能，也为临床应用提供减毒用药的理论依据。胡兵等[70]观察了当归芍药散拮抗雷公藤对雌鼠生殖系统的影响，结果发现，雷络酯加当归芍药散组与雷络酯组相比动情周期完整，黄体酮降低幅度小，卵泡发育良好，提示当归芍药散拮抗雷公藤对雌鼠生殖系统的毒副作用，保护卵巢功能，从而为临床应用提供理论依据。马哲等[71]使用加味六味地黄汤（泽泻、山药、茯苓、淫羊藿、熟地黄、菟丝子、山茱萸、巴戟天）治疗雷公藤的常见提取物雷络酯对雌性大鼠生殖功能的毒性作用。结果显示该药方对雌鼠的生殖功能具有保护作用，可改善卵巢功能，促进动情周期的规律性及完整性，升高雌激素与孕激素水平，增加生殖器官的实际质量，增大卵巢体积，促进卵泡正常发育，增多黄体数量，改善血供情况，并能增加子宫内膜的厚度、增厚阴道上皮等。

石咏军等[72]以患者为实验对象，在四联疗法治疗肾病综合征型 IgA 肾病的研究中，雷公藤配伍中药复方参芪地黄汤合四物汤（黄芪、党参、生地黄、牡丹皮、山药、女贞子、墨旱莲、当归、川芎、白术、茯苓），能拮抗雷公藤导致的女性患者月经紊乱的毒性作用，另外还能拮抗雷公藤对骨髓、肝细胞的毒性作用，起到减毒作用。此外，乌鸡白凤丸可对抗雷公藤对女性生殖系统的损害[73]。对育龄妇女，可同时服用调经汤以预防闭经及月经紊乱[46]。对抗女性生育副作用的还可采用同时口服八珍汤、逍遥丸处理[74]。

（四）配伍减轻对肾脏的毒性

雷公藤通过对肾脏的直接毒性作用和肾缺血造成肾损害，比较严重。于俊生等[75]将雷公藤与益肾饮联用，证实二者配伍能有效地降低系膜组织中肿瘤坏死因子和人白介素 -6 的蛋白表达，减轻系膜细胞的增生，从而起到保肾作用。冯欣等[76]报道，百令胶囊与雷公藤联用，能抑制多种细胞因子的产生，减轻肾小球炎症，抑制系膜细胞增生，减少肾小球硬化发生，保护肾功能。

（五）配伍对代谢的影响。

刘建群等[77-79]通过甘草与雷公藤甲素及雷公藤内酯酮的配伍，发现甘草可加速雷公藤甲素及雷公藤内酯酮的体内代谢与排泄，平缓组织分布浓度，这可能是甘草对雷公藤甲素及雷公藤内酯酮的减毒作用机制之一。

（六）配伍降低对造血系统的毒性

雷公藤及其制剂对造血系统的毒性主要表现为白细胞、红细胞、血小板及全血细胞减少。赵润栓等[74]报道可加服健脾补血颗粒，以减轻副反应。

（七）配伍降低对免疫系统的毒性

雷公藤及其制剂所致大鼠急性中毒实验可见免疫器官中淋巴组织受损表现，大鼠淋巴器官萎缩和淋巴组织内淋巴细胞坏死、数目减少。

林建峰等[80]用紫云金（紫草、白芷、冰片、金银花等的醇提物）2～4 g·kg^{-1}灌胃，对雷公藤内酯醇引起的小鼠尾静脉炎、大鼠足跖肿胀、小鼠耳郭水肿及疼痛反应均有显著的抑制作用，提示紫云金对雷公藤内酯醇灌胃引起的小鼠尾静脉炎有防治作用。紫草清热凉血，化瘀解毒，消肿，冰片、金银花能清热解毒，白芷能消肿止痛。黄芪、何首乌、冬虫夏草、甘草等具有免疫增强药理作用的中药亦可对抗雷公藤免疫抵制过强的作用。

（八）配伍降低对神经系统的毒性

口服吸收雷公藤后可引起神经细胞变性，导致中枢神经系统损伤，临床表现为头晕、乏力、嗜睡等。艾灸不仅如以上所述可对抗雷公藤甲素导致的胃肠道不良反应，还可降低雷公藤甲素导致的神经系统毒性。雷公藤甲素在使用中其副作用之一是降低白细胞，而经研究发现艾灸刺激量越大，白细胞升高也越明显[47]。

（九）配伍降低对胸腺的毒性

雷公藤甲素可导致胸腺萎缩。中药何首乌、蛇床子、甘草[37]，以及罗雪芹等[81]研究的补肾方、补阳方、益气活血方均能对抗雷公藤醋酸乙酯提取物所致的胸腺、睾丸的萎缩。

二、联用西药减毒

（一）雷公藤与免疫抑制剂配伍

近年来，雷公藤已经成为极具前景的免疫抑制药。陈继贵等[82]报道，来氟米特联合雷公藤多苷在治疗难治性肾病综合征时效果明确，同时在减少不良反应方面具有一定优势。李烨[83]认为早期联合使用氨甲蝶呤和雷公藤多苷治疗类风湿关节炎疗效好，不良反应少。有研究结果显示，雷公藤多苷联合双嘧达莫能显著提高过敏性紫癜患儿的临床控制率，较好改善症状，且副作用小[84]。

（二）雷公藤与抗病毒药配伍

雷公藤具有抗病毒作用，但其有肝功能损害等副作用。陈建等[85]将拉米夫定配合小剂量雷公藤多苷为主治疗乙型肝炎病毒相关性肾炎，达到了提高疗效、降低副作用的

效果。杨炳中等[86]利用拉米夫定、雷公藤总苷联合蝮蛇抗栓酶治疗乙型肝炎病毒相关性肾炎，疗效显著，三种药起到协同作用，并可减少不良作用。

（三）雷公藤与抗过敏药配伍

雷公藤及其总苷、总生物碱和雷公藤乙酸乙酯提取物均有明显的抗过敏作用，但鉴于其毒副作用，应用受到限制。鲍丽霞[87]对地氯雷他定联合雷公藤多苷治疗慢性荨麻疹进行观察，发现其疗效肯定、不易复发，副作用轻微。郑力航[88]应用盐酸氮斯汀联合雷公藤多苷治疗慢性荨麻疹疗效显著，不良反应轻微。王东[89]利用依巴斯汀联合雷公藤多苷治疗慢性荨麻疹，结果证实效果明显，且较为安全，对调节患者的多项血清因子也有一定的作用，值得临床推广应用。

（四）雷公藤与雌激素配伍

黄婷等[90]观察了雷公藤多苷组及雷公藤多苷伍用激素替代治疗组大鼠，其子宫和卵巢的质量、动情周期、血清雌激素水平、卵泡刺激素水平、黄体生成素水平及卵巢子宫的病理变化。结果表明雷公藤多苷组大鼠动情周期延长或紊乱，卵巢及子宫质量明显下降，卵巢各级卵泡减少，子宫内膜变薄，腺体减少；雷公藤多苷伍用激素替代治疗组无明显改变。在雷公藤多苷治疗的同时伍用激素可减少雷公藤多苷对雌鼠生殖系统的损伤，保护卵巢功能。王瑞峰等[91]也研究了雌孕激素替代治疗雷公藤多苷致雌性大鼠生殖系统损害，结果表明子宫、卵巢的质量无下降，子宫各结构未见异常，E2、FSH 及 LH 水平无明显改变，说明雷公藤多苷可致雌性大鼠生殖系统的损害，雌孕激素对卵巢功能有较好的保护作用，可促进所致损害的恢复。

（五）其他配伍

汪玉兰等[92]研究了茶多酚对雷公藤甲素致小鼠胃黏膜损伤的保护作用，雷公藤甲素加茶多酚治疗组胃组织匀浆丙二醛含量、SOD 活性无显著性改变，病理组织学轻度异常，表明茶多酚具有很好的保护作用，其机制与对抗组织脂质过氧化反应有关。刘伟等[93]研究了阿魏酸钠干预雷公藤多苷致小鼠肝损伤的影响，于雷公藤多苷处理前 3 d，连续给予阿魏酸钠能明显降低 ALT 和 AST 活性，表明阿魏酸钠对雷公藤多苷致小鼠肝损伤具有保护作用。

第三节　结构修饰减毒

对化合物进行结构修饰，可以达到增强药物活性、提高生物利用度、增强对特定部位的选择性、增加稳定性、减少毒副反应等目的。雷公藤作为毒性中药，具有明显抗炎、抗肿瘤、免疫抑制等生物活性，而对其活性成分的修饰、转化已吸引众多学者广泛关注[94]。对雷公藤化学结构的修饰近年来主要集中在雷公藤甲素、雷公藤红素、雷公藤内酯酮这三种具有代表性的活性成分上。

黄晓威等[95]对雷公藤甲素C14位羟基的结构修饰进行了综述，主要涉及酯化、环氧化、铵盐取代乙酰化、氟取代等，通过修饰，多数化合物解决了雷公藤甲素难溶性的问题，具有良好的水溶性，并能在生物体中转化为母体化合物，发挥前药的作用。有学者进一步对C14的正反两系列取代物进行系统比较，发现C14a取代物不仅会保留其生物活性还可显著降低雷公藤甲素的毒性[96]。另外，对雷公藤甲素的C12、C13环氧进行修饰得到的雷公藤氯内酯醇和雷公藤甲素，以及通过结构修饰得到的同分异构体(5R)-5-羟基雷公藤内酯醇，都能在保留其生物活性的基础上增加溶解性，毒性也得到了降低[97]。

国内外许多医药研究机构和制药公司对雷公藤甲素进行有针对性的新药研究开发，也得到了一系列以雷公藤甲素为先导化合物的高效低毒型雷公藤甲素衍生物[98]。利用生物分子修饰提高雷公藤制剂靶向性及利用酶和细胞对雷公藤单体进行结构修饰，同样能达到使雷公藤减毒增效的作用[99]。

正在进行Ⅰ期临床试验的新药(5R)-5-羟基雷公藤甲素就是以雷公藤甲素为母体并修饰而成的，其具有显著的体内抗炎作用和免疫抑制活性，未见受试者体内有药物累积现象，减毒增效作用显著[100]。

第四节　剂型及给药方式减毒

一、改变剂型减毒

雷公藤的剂型与给药途径不同，毒性与疗效也不同。传统剂型有汤剂、糖浆剂、胶囊剂、片剂、流浸膏剂、酊剂、擦剂、软膏剂等，但大多数片剂导致消化道不良反应严重，患者耐受性差。软膏剂虽能直接透皮吸收，避免了消化道刺激，但仍存在局部刺激，而且生物利用度也不高。近年来又有一些新剂型问世，如胃漂浮缓释制剂、微乳凝胶制剂、脂质体制剂、靶向给药制剂等。新剂型的研发应用在一定程度上可减小原药物的不良反应、增强疗效，扩大其临床应用。

（一）缓释制剂

雷公藤缓释片内含雷公藤醋酸乙酯提取物，并添加了固体分散剂和阻滞剂，30%的药量在胃内吸收，70%的药量在肠内缓慢吸收，从而减少了雷公藤对胃的刺激时间和程度，使其消化道副作用显著降低，与普通雷公藤片相比，生物利用度约提高20%，服药次数由每日3次降至2次，而疗效得以保证，并较雷公藤片为佳[101]。高春风等[102]以壳聚糖和海藻酸钠为载体制成雷公藤多苷提取物缓释微球，均可达到减少患者服药次数、降低雷公藤毒副作用、提高临床治疗效果的目的。

张伟等[103]将多元定时释药技术和多元胃漂浮制剂技术相结合，制备得到雷公藤胃漂浮缓释胶囊。高效液相色谱图显示各指纹峰成分在缓释的同时达到了同步释放，克服

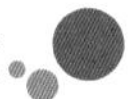

了不同成分因理化性质不同而释药速率不同的问题。该制剂结合了缓释微丸毒性小、服药次数少、患者依从性好的优点，克服了缓释微丸不能同步释药的缺点，应用前景十分广泛[104]。

（二）滴丸剂

滴丸是指固体或液体药物与基质混匀加热融化后，滴入不相混溶的冷却剂后，收缩冷凝成丸的一种速效剂型。其制法类似固体分散法，可提高溶出度及生物利用度，具有疗效好、副作用小、药物稳定性好、制备简便、质量易控等优点[105,106]。

雷公藤总萜滴丸是将雷公藤提取物活性成分的干粉与熔融的基质相混合制成固体分散剂，再滴入不相混溶的冷凝液制成[107]。与雷公藤总萜片相比，雷公藤滴丸采用舌下给药，可有效避免首关效应和胃肠道刺激症状的发生，具有起效快、生物利用度高、副作用小及用药方便等特点[108]。

戴寿荣[109]通过雷公藤滴丸和片剂的比较实验发现，雷公藤滴丸的急性毒性稍低，片剂组的胃肠道反应较滴丸组重，说明雷公藤滴丸的毒性较片剂低。同等剂量的雷公藤滴丸和片剂对大鼠完全佐剂型关节炎肿胀均有明显的治疗作用，但滴丸组的效果要好于片剂组，其中，滴丸组的大鼠胸腺指数明显低于片剂组，这些结果表明雷公藤滴丸的毒性和疗效均优于雷公藤片剂，至少与片剂相当。

（三）微乳凝胶制剂

微乳凝胶制剂是将药物与适宜的油相、表面活性剂、助表面活性剂混合制备的微乳液加入凝胶基质中形成的透明、均质、稳定的凝胶网状结构，网状结构中含有微乳液滴[110]。微乳凝胶制剂兼具微乳和凝胶的双重优点，可以有效地增加药物溶解度，促进药物吸收，提高药物稳定性，延长药物作用时间，维持恒定的血药浓度，且易于制备、皮肤刺激性小。

管咏梅等[111]以油酸、吐温、乙醇、水、卡波姆、三乙醇胺等为辅料制备雷公藤微乳凝胶，并对其释药性能进行检测。结果显示，该微乳制剂属于透皮吸收的缓释制剂。药动学实验结果显示，雷公藤微乳凝胶经皮给药后 12 h 内血药浓度趋于平稳，且能维持较长时间，达到持效、长效和局部给药的目的。急性毒性实验结果显示，与雷公藤口服制剂比较，微乳凝胶能减轻雷公藤对肝、肾、胃、睾丸的毒副反应[112]。单次和多次药物刺激性实验结果显示，雷公藤微乳制剂对家兔正常皮肤无刺激性，对损伤皮肤有轻微刺激性，但停药后皮肤可以恢复正常。

（四）脂质体制剂

脂质体制剂是将药物包封于类脂质双分子层内而形成的微型泡囊体。脂质体运载系统具有靶向性和淋巴定向性，能够缓慢释放药物、降低毒性药物的毒副作用、提高药物的稳定性。而将脂质体用于经皮给药系统，则可以减少药物对皮肤的刺激性。

居星耀[113]制备的雷公藤甲素脂质体具有较强的抗肿瘤活性，且不良反应较小。李红茹等[114]采用薄膜超声法，制备了粒径在 30～50 nm 的小单室雷公藤提取物脂质体，其中主要成分雷公藤红素和雷公藤生物碱的最大包封率分别为98.1%、88.2%，但制备的脂质体不稳定，可能与雷公藤提取物成分复杂有关。Xue 等[115]比较了雷公藤甲素的固体脂质纳米粒（SLN）和雷公藤甲素的毒代动力学的相关参数，发现SLN组大鼠血浆中雷公藤甲素的药时曲线下面积（*AUC*）和达峰时间（T_{max}）明显增长，而消化物平均滞留时间（*MRTs*）则明显缩短，有明显的缓释特征；液相色谱－大气压化学电离－串联质谱法（LC-APCI-MS-MS）结果显示，非SLN组的雷公藤甲素在肺和脾中浓度增加，而SLN组中雷公藤甲素在血浆、肝、肾及睾丸中浓度呈降低趋势，SLN的这种靶向性可降低雷公藤甲素的毒性。

（五）巴布剂

巴布剂属于经皮给药制剂，与口服给药相比，无须经过消化道，不受胃液、食物的影响，具有包容药量大、给药剂量准确、血药浓度稳定、生物利用度高等多重优点[116]。万军梅等[117]对雷公藤巴布剂的抗炎作用及对免疫功能的影响进行研究后发现，巴布剂能明显抑制巴豆油诱发的小鼠耳郭的炎症，显著抑制小鼠腹腔巨噬细胞的吞噬功能；家兔皮肤刺激性实验及豚鼠皮肤过敏性实验表明，雷公藤巴布剂不会对兔皮肤造成刺激反应。

（六）靶向给药技术

靶向给药技术是通过药物制剂的改造，让雷公藤与具有特异性识别某些细胞部位的标志物结合，从而改变雷公藤在体内的分布途径，使得雷公藤能够在特定细胞或部位中蓄积，同时，由于靶向制剂能延长药物在靶部位的滞留时间，因此可以达到减毒增效的目的。近几年的研究报道主要集中在对雷公藤甲素靶向制剂的研究上，主要的标志物有叶酸、转体蛋白、玻璃酸、溶菌酶[118]等，但效果并不十分理想，而且复合物制备过程较为复杂，标志物如溶菌酶来源有限，不易保存。如能在解决来源的同时简化制备工艺，这将是一种极具潜力的技术。

（七）其他新型制剂

徐凌云等[119,120]制备的载雷公藤内酯的聚合物胶束保持或增强了雷公藤内酯的抗肿瘤作用，并且降低了雷公藤内酯免疫抑制的副作用及对生殖系统、肝、肾等器官的毒性。同样，为减轻局部刺激而制作的雷公藤内酯醇－B－环糊精包合物也可以达到减毒的目的[121]。Wang等[122]的研究显示，雷公藤透皮微乳药物释放系统（TM-DDS）可以有效降低男性的生殖毒性和肝毒性。相对于口服剂型，外用剂型具有安全性高、依从性好的特点。有学者对雷公藤涂膜剂、雷公藤多苷纳米乳进行了体外透皮性能研究，其肝、肾不良反应发生率较口服剂型显著降低[123,124]。

上述新剂型虽尚未正式进入临床，但可以看到其广阔的前景。

二、给药方式降低毒性

缪逸[125]应用小剂量雷公藤多苷联合反应停治疗结节红斑，选择5例不宜使用非甾体类抗炎药物的结节红斑患者口服小剂量雷公藤多苷及反应停接受治疗，治疗4周后患者血沉、C反应蛋白（C-reactive protein，CRP）降至正常或下降50%以上，结节红斑基本消失，疼痛、压痛消失并且持续无新发结节出现。李莉霞等[126]研究雷公藤多苷多次给药的免疫抑制作用及安全范围，结果证明雷公藤多苷有明显的免疫抑制作用，呈良好

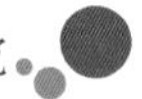

的量效关系，但安全范围窄，小剂量多次给药相对安全。武国[127]利用模型法构建了兔颈外静脉－颈总动脉移植模型，将雷公藤内酯醇的有关载体喷洒在外膜上，监测血管内膜增生的情况，研究结果显示，雷公藤内酯醇经过了外膜的缓释作用后，有着较强的抑制内膜增生的作用，可能是与平滑肌细胞的凋亡有关。邓宏伟等[128]通过对比各试验小组的角膜植片，发现雷公藤内酯醇滴眼液能够大大降低角膜移植免疫排斥反应。

第五节 其他减毒方法

李守栋先后采用艾灸和电针降低雷公藤甲素毒副作用，艾灸对于雷公藤甲素的毒副作用有一定的拮抗作用，但不同的刺激量对雷公藤甲素的毒副作用产生不同的影响，在升高白细胞方面，以较强刺激的作用更为明显；在拮抗药物对于脏器的影响方面，则中等程度的刺激更为有效。另外，采用轻、中、强三种不同刺激量电针对雷公藤甲素灌胃大鼠进行治疗观察，结果表明，电针对雷公藤甲素的毒性反应有一定的拮抗作用，其效果与电针的刺激量有关，中等强度的刺激较轻刺激和强刺激更有利于脏器拮抗雷公藤甲素的毒性反应，而在升高白细胞方面，却以较强刺激的作用更为明显[129]。此外，针灸配合中药熏蒸治疗类风湿关节炎也可对雷公藤起到减毒增效的作用[130]。

综上所述，雷公藤是一味作用广泛、疗效显著而毒性甚大的药物，如何通过科学配伍，使雷公藤治疗时疗效较好、用药较安全，最大限度地制约其毒性，增强其疗效，是临床亟待解决的有示范意义的研究课题。雷公藤具有不可替代的临床治疗功效，我们应在中医基础理论指导下，筛选出减毒增效的最佳配伍，充分发挥中药制剂多途径、多层次、多靶点的作用，为雷公藤减毒增效提供更加广泛切实的选择，使之更好地为人类健康服务。

参考文献

[1] 郭艳红，谭垦．雷公藤的毒性及其研究概况［J］．中药材，2007，30（1）：112－117.

[2] 褚克丹，苏晓宇，李煌，等．类风湿性关节炎治疗中雷公藤的减毒增效措施的研究现状［J］．中国实验方剂学杂志，2015：21（16）：208－213.

[3] 安徽省食品药品监督管理局．安徽省中药饮片炮制规范 2005 年版［S］．合肥：安徽科学技术出版社，2006：99.

[4] 田磊磊，谭鹏，李飞．炮制对雷公藤毒性影响的研究综述［C］//中华中医药学会中药炮制分会学术研讨会论文集：2009 年卷.

[5] 杨更亮，刘玉欣，李保芝．抗免疫性疾病药物雷公藤的研究［C］//中华医学会传统医药国际科技大会论文集：2009 年卷．北京：中国学术期刊（光盘版）电子杂志社，2009：87－91.

[6] 陈锦忠. 雷公藤加工炮制与毒性检验 [J]. 农村新技术, 2011, 29 (2): 45.
[7] 陈绮娴. 不同炮制方法对雷公藤毒性成分含量的影响 [J]. 临床合理用药杂志, 2015, 8 (29): 103 - 104.
[8] 陈敬苏, 薛薇. 几种常见中药炮制工艺的摸索 [J]. 中国医药指南, 2015, 13 (36): 35 - 36.
[9] 朱锡龙, 李煌, 张勋, 等. 雷公藤不同炮制品中雷公藤甲素与雷公藤红素含量的高效液相色谱法测定 [J]. 时珍国医国药, 2014, 25 (2): 341 - 343.
[10] 南丽红, 郑燕芳, 徐伟, 等. 不同炮制方法对雷公藤的急性毒性和抗炎作用的影响 [J]. 时珍国医国药, 2015, 26 (8): 1900 - 1902.
[11] 毛泽玲. 不同炮制方法对雷公藤的减毒保效作用及减毒机制的初步研究 [D]. 福州: 福建中医药大学, 2014.
[12] 丛日琳, 林诗瑶, 褚克丹, 等. 微乳液毛细管电动色谱法测定雷公藤炮制品中雷公藤甲素的含量 [J]. 聊城大学学报 (自然科学版), 2013, 26 (4): 58 - 61.
[13] 刘建群, 张国华, 高俊博. 烘箱煨制雷公藤药效毒性及成分变化研究 [J]. 亚太传统医药, 2015, 11 (10): 7 - 9.
[14] 刘建群, 高俊博, 舒积成, 等. 微波炮制对雷公藤毒性及其化学成分的影响研究 [J]. 时珍国医国药, 2014, 25 (2): 344 - 345.
[15] 刘建群, 张国华, 高俊博. 一种雷公藤的炮制方法: CN104306426A [P]. 2015 - 01 - 28.
[16] 沈炜, 屠珏, 寿旗扬, 等. MTT 法检测雷公藤不同炮制品对 L - 02 细胞增殖影响的实验研究 [J]. 浙江中医杂志, 2012, 47 (6): 405.
[17] 刘锡钧, 王宝奎. 雷公藤经羊血炮制可降低毒性 [J]. 药学情报通讯, 1986, 4 (4): 73 - 75.
[18] 刘奇铎, 刘建民. 雷公藤根皮的降毒炮制研究 [C] //中华中医药学会全国中药研究暨中药房管理学术研讨会论文汇编: 1998 年卷. 北京: 北京中医药学会, 1998: 2.
[19] 刘玉凤. 雷公藤莱菔子炮制品对 CIA 模型大鼠的作用及机制研究 [D]. 福州: 福建中医药大学, 2014.
[20] 赵小梅, 宫嫚, 董捷鸣, 等. 甘草炮制雷公藤降低其肝毒性作用的初步研究 [C] //北京药学会年会论文集: 2016.
[21] 谢小梅, 贺婧, 罗闳丹, 等. 灵芝双向发酵雷公藤的解毒持效作用 [J]. 中草药, 2009, 40 (12): 1925 - 1929.
[22] 刘霞, 王军永, 张佐. 双向固体发酵后雷公藤菌质的急性毒性研究 [J]. 中医药学报, 2011, 39 (2): 33 - 35.
[23] 张普照, 舒任庚, 谢小梅. 双向固体发酵后雷公藤菌质化学成分研究 [J]. 中国食用菌, 2008 (1): 41 - 42.
[24] 张普照, 杨丽娟, 侯志帆, 等. 雷公藤双向固体发酵过程中的化学成分变化研究 [J]. 中国实验方剂学杂志, 2010 (10): 59 - 62.

[25] 马伟光，毕云，黄之镨．雷公藤固态生物转化产物减毒增效的实验研究［J］. 中草药，2010，41（6）：927－930.
[26] 马伟光，刘亚平，黄之镨，等．雷公藤固态生物转化产物化学成分的初步研究［J］. 中华中医药杂志，2010，25（1）：117－119.
[27] 杨雪，杨骥，高永翔，等．雷公藤毒副作用——肝损伤及机制初探［J］. 中华实用中西医杂志，2006，19（23）：2832－2833.
[28] 禄保平，苗明三，杨晓娜．应用雷公藤多苷灌胃建立小鼠急性肝损伤模型的研究［J］. 中药药理与临床，2007，23（2）：75－77.
[29] 陈晓峰．复方甘草酸铵联合雷公藤多苷治疗泛发性湿疹 90 例［J］. 中国中西医结合皮肤性病学杂志，2010，9（4）：231.
[30] 马致洁，章从恩，唐进法，等．雷公藤配伍甘草降低肝毒性的代谢通路探讨［J］. 药学学报，2017（7）：65－72.
[31] 刘建群，刘一文，王雪梅，等．甘草对雷公藤甲素与雷公藤内酯酮体内代谢成分的影响［J］. 中国实验方剂学杂志，2013，19（13）：169－173.
[32] 李涯松，童培建，马红珍，等．甘草对雷公藤治疗类风湿关节炎的减毒增效作用［J］. 中国中西医结合杂志，2006，26（12）：1117－1119.
[33] 周艳丽，张磊，刘维．白芍总苷对雷公藤多苷片所致小鼠急性肝损伤保护作用的实验研究［J］. 天津中医药，2007，24（1）：61－62.
[34] 宋顺鹏，李波，吴美兰．复方雷公藤汤对肾病大鼠肾脏减毒增效作用的实验研究［C］//中华中医药学会皮肤科分会第十一次学术年会论文集：2014 年卷：327－327.
[35] 刘建群，洪沁，张维，等．凤尾草对雷公藤甲素的减毒作用［J］. 中国医院药学杂志，2010，30（6）：443－446.
[36] 刘建群，张维，高书亮，等．凤尾草对雷公藤甲素致小鼠肝损伤的保护作用研究［J］. 中国药房，2010，21（43）：4033－4035.
[37] 胡祖光，刘劲，刘惠纯，等．中药对抗雷公藤提取物对大鼠体重及脏器重量的影响［J］. 中药药理与临床，1994（3）：34－37.
[38] 胡祖光，刘劲，刘惠纯，等．中药对抗雷公藤提取物致毒大鼠若干生化指标的影响［J］. 中药药理与临床，1994（4）：37－41.
[39] 彭勃，陆保平，苗明三，等．保肝解毒颗粒对雷公藤多苷所致急性肝损伤小鼠白介素 18 及细胞凋亡的影响［J］. 中医杂志，2007，48（2）：169－171.
[40] 方全，蒋学洲，夏卫平，等．康宁口服液治疗雷公藤多苷所致肾虚不育症大鼠的睾丸形态学研究［J］. 上海中医药大学学报，2000，14（4）：49－53.
[41] 秦秀兰，吴锦梅．雷公藤的安全使用［J］. 中国药业，2003，12（3）：67－68.
[42] 张玉，陈伟．甘草和白及对抗雷公藤所致胃黏膜刺激及免疫抑制作用的实验研究［J］. 中国药师，1999，2（4）：174－175.
[43] 薛风华．白芍配伍缓性制毒浅析［J］. 中国保健营养（下旬刊），2014，24（6）：3588.

[44] 杨静娴，韩国柱，徐红，等. 五子四物瓜石汤对雷公藤所致胃黏膜刺激及免疫抑制作用的实验研究 [J]. 中国药师，2002，18 (2)：35.
[45] 王波，王萍，范姣红. 半夏泻心汤加味治疗由雷公藤制剂引起呕吐的临床观察 [J]. 时珍国医国药，2006，17 (5)：802-803.
[46] 陈其程. 雷公藤临床剂量毒副作用的探讨 [J]. 广州医药，1991，10 (1)：56-57.
[47] 李守栋. 艾灸的不同刺激量对雷公藤甲素毒副作用的影响 [J]. 甘肃中医，2007，20 (1)：49-50.
[48] 吴建元，肖玉玲，丁虹，等. 雷公藤片对小鼠睾丸组织的毒性作用及其分子机制研究 [J]. 中药材，2005，28 (3)：208-210.
[49] 袁玉丽，周学平. 雷公藤生殖毒性研究进展 [J]. 中华中医药杂志，2013，28 (10)：2997-3000.
[50] 胡廉，徐惠敏，熊锦文，等. 野山楂根拮抗雷公藤多苷对雄性大鼠生殖损伤作用的研究 [J]. 中国中药杂志，2006，31 (18)：1521-1523.
[51] 李颉，黄迪，何立群. 雷公藤多苷对小鼠生育的影响及肉苁蓉干预作用的研究 [J]. 中华男科学杂志，2009，15 (6)：569-572.
[52] 张昕贤，张新志，何立群，等. 从内分泌激素改变研究补肾中药对雷公藤小鼠生殖功能的干预作用 [J]. 辽宁中医药大学学报，2012，14 (2)：37-40.
[53] 张昕贤，黄迪，刘楠楠，等. 雷公藤多苷诱导小鼠睾丸生殖相关基因异常表达及补肾中药的干预作用 [J]. 中华男科学杂志，2012，18 (5)：466-471.
[54] 马腾，丁樱. 菟丝子黄酮对雷公藤多苷损伤雄性幼鼠睾丸组织凋亡相关蛋白 Bcl-2 和蛋白 Bax 表达的影响 [J]. 中医学报，2011，26 (11)：1342-1344.
[55] 李德忠，李晓明，周晓煦，等. 补肾毓麟汤对雷公藤多苷致伤大鼠睾丸生殖细胞的修复作用 [J]. 中国中医基础医学杂志，2006，12 (7)：522-525.
[56] 杨静娴，徐红，韩国柱，等. “五子四物瓜石汤”对雷公藤多苷所致雄性大鼠生殖系统毒性的对抗作用及其机制研究 [J]. 中草药，2002，33 (7)：632-634.
[57] 侯南英，王守才，钟百灵，等. 愈精颗粒抗大鼠雄性不育的药效学研究 [J]. 中国中医基础医学杂志，2003，9 (5)：373-377.
[58] 姚青海，王知侠，刘润霞. 育生液治疗大鼠少精症、弱精症的实验研究 [J]. 西安交通大学学报（医学版），2004，25 (2)：166-167.
[59] 方全，蒋学洲，夏卫平，等. 康宁口服液治疗雷公藤多苷所致肾虚不育症大鼠的睾丸形态学研究 [J]. 上海中医药大学学报，2000，14 (4)：49-53.
[60] 孙新，张素敏，田春华，等. 雷公藤及其安全性 [J]. 中国新药杂志，2001，10 (7)：539-542.
[61] 崔瑞琴，丁樱. 菟丝子黄酮对雷公藤多苷所致生殖损伤雌鼠卵巢损伤表达的影响 [J]. 辽宁中医药大学学报，2009，11 (8)：246-247.
[62] ZIMMERMAN C M，PADGETT R W. Transforming growth factor β signaling mediators and modulators [J]. Gene，2000，249 (1)：17-30.

[63] 吴克明，王家葵，刘钺，等．新加归肾丸对雷公藤致卵巢功能损害小鼠模型的影响［J］．成都中医药大学学报，2009，32（2）：47－50.
[64] 吴克明，付雨，徐晓娟，等．通脉大生片对雷公藤致卵巢损伤大鼠性激素与抑制素的影响［J］．成都中医药大学学报，2010，33（4）：52－54.
[65] 于俊生，王瑶瑶，杜雅静．益肾饮合雷公藤多苷对肾炎大鼠卵巢病理及一氧化氮合酶的影响［J］．长春中医药大学学报，2009，25（1）：16－17.
[66] 梁文波，黄彩云，张学梅，等．中药复方对抗雷公藤多苷的毒性的研究Ⅱ——对抗雷公藤多苷对雌性大鼠生殖系统的影响［J］．中草药，1999，30（8）：607－608.
[67] 梁文波，胡薇，刘俊平，等．中药复方对抗雷公藤多苷的毒性的研究Ⅲ——对雷公藤多苷抗炎作用的影响［J］．中草药，1999，30（12）：916－917.
[68] 陈小囡，方志明，俞利萍，等．补肾中药对雷公藤致雌鼠生殖系统损害的保护作用［J］．中药新药与临床药理，2006，3（17）：99－102.
[69] 张宏博，刘维，房丹，等．六味地黄丸拮抗雷公藤对雌鼠生殖系统影响的实验研究［J］．辽宁中医杂志，2007，34（9）：1325－1326.
[70] 胡兵，董晓蕾，陈林囡，等．当归芍药散拮抗雷公藤对雌鼠生殖系统影响的实验研究［J］．时珍国医国药，2000，11（9）：775－776.
[71] 马哲，张颖，梁茂新．雷公藤配伍甘草治疗类风湿关节炎减毒增效作用研究［J］．亚太传统医药，2014，10（8）：9－11.
[72] 石咏军，刘冠贤，钟家浩，等．中西医结合四联疗法治疗肾病综合征型 IgA 肾病的临床研究［J］．中国中西医结合肾病杂志，2005，6（1）：20－22.
[73] 李瑞林．雷公藤临床完全合理运用经验［J］．中国中西医结合杂志，2002，22（8）：567－568.
[74] 赵润栓，张敏．雷公藤毒副作用及其防治研究进展［J］．国医论坛，2006，21（3）：52－54.
[75] 于俊生，吴桂艳，卫艳玲．益肾饮合雷公藤多苷对系膜增生性肾小球肾炎大鼠 TNF-α 和 IL-6 蛋白表达的影响［J］．中国中西医结合肾病杂志，2008，9（3）：225－227.
[76] 冯欣，李垚．雷公藤多苷联合百令胶囊治疗慢性肾小球肾炎的临床观察［J］．中国药房，2011，22（28）：2629－2630.
[77] 刘建群，李青，张锐，等．LC－MS/MS 法研究甘草对雷公藤甲素药代动力学及组织分布与排泄的影响［J］．药物分析杂志，2010，30（9）：1664－1671.
[78] 张锐，李青，刘芳，等．甘草对雷公藤二萜内酯体内代谢产物的影响研究［J］．江西中医学院学报，2010，22（4）：37－41.
[79] 张锐，李青，刘芳，等．LC－MS/MS 法研究甘草对雷公藤内酯酮药代动力学及组织分布与排泄的影响［J］．中国实验方剂学杂志，2010，16（7）：151－156.
[80] 林建峰，朱惠，吴珊，等．紫云金对雷公藤内酯醇引起静脉炎的作用［J］．中国实验方剂学杂志，2001，7（1）：36－37.

[81] 罗雪芹，刘家玉，陈东辉，等．对雷公藤的减毒增效作用研究［J］．中药药理与临床，2002，18（1）：17－18．
[82] 陈继贵，吴爱萍，蒋金香．来氟米特配伍雷公藤多苷治疗难治性肾病综合征的疗效观察［J］．临床荟萃，2010，25（9）：814－816．
[83] 李烨．氨甲蝶呤和雷公藤多苷联合治疗类风湿关节炎的临床观察［J］．现代医药卫生，2007，23（5）：639－640．
[84] 高金祥，张慧，刁汇玲，等．雷公藤多苷联合双嘧达莫治疗儿童过敏性紫癜性肾炎疗效观察［J］．滨州医学院学报，2010，33（2）：115－116．
[85] 陈建，潘晨，彭卫华，等．拉米夫定配合小剂量雷公藤多苷为主治疗乙型肝炎病毒相关性肾炎［J］．中国药物与临床，2009，9（5）：421．
[86] 杨炳中，何杨帆，谭中友，等．拉米夫定、雷公藤总苷联合蝮蛇抗栓酶治疗乙型肝炎病毒相关性肾炎［J］．实用儿科临床杂志，2008，23（5）：379－394．
[87] 鲍丽霞．地氯雷他定联合雷公藤多苷治疗慢性荨麻疹疗效观察［J］．中国麻风皮肤病杂志，2008，24（7）：568－569．
[88] 郑力航．盐酸氮斯汀联合雷公藤多苷治疗慢性荨麻疹疗效观察［J］．现代医药卫生，2010，26（14）：2147－2148．
[89] 王东．依巴斯汀联合雷公藤多苷在慢性荨麻疹治疗中的效果观察［J］．医学信息，2010，23（11）：4215－4217．
[90] 黄婷，徐星铭，郝丽，等．伍用雌孕激素对雷公藤致雌鼠生殖系统损害的保护作用［J］．安徽医科大学学报，2008，43（1）：32－34．
[91] 王瑞峰，郝丽，潘美华，等．雌孕激素替代治疗雷公藤多苷致雌性大鼠生殖系统损害的实验研究［J］．中国医科大学学报，2008，37（2）：197－199．
[92] 汪玉兰，李钦民．茶多酚对雷公藤甲素致小鼠胃黏膜损伤的保护作用［J］．皖南医学院学报，2006，25（3）：174－176．
[93] 刘伟，曹勇，王凤娟，等．阿魏酸钠干预雷公藤多苷致小鼠肝损伤［J］．武汉大学学报（医学版），2006，27（4）：468－469．
[94] 李征，李援朝．结构多样性与构效关系：雷公藤新药研究与开发［J］．化学进展，2009，21（12）：2483－2491．
[95] 黄晓威，林友文，陈晓春．雷公藤内酯醇 C14 位羟基结构修饰及抗肿瘤活性研究进展［J］．天然产物研究与开发，2014（10）：1719－1722．
[96] XU H，TANG H，FENG H，et al. Design，synthesis and anticancer activity evaluation of novel C14 heterocycle substituted epi-triptolide［J］. European journal of medicinal chemistry，2014（73）：46－55.
[97] 韩菁婕，柳芳，张相林，等．雷公藤主要活性成分的结构修饰及药理活性研究进展［J］．中国药房，2016（4）：560－562．
[98] 李建友，夏素霞，宋少江．雷公藤二萜类化学成分及在研新药的研究进展［J］．沈阳药科大学学报，2012（11）：901－908．
[99] 唐圆圆，刘谦，张景红．生物技术在雷公藤减毒增效中的应用［J］．中国实验方

剂学杂志，2010（9）：214－218.
[100] 赵舜波．雷腾舒的微生物转化合成及临床药动学研究［D］．杭州：浙江工业大学，2012.
[101] 李丽红．雷公藤的剂型及不良反应研究概况［J］．黑龙江中医药，2006（6）：52－53.
[102] 高春风，赵秀丽，李新刚，等．雷公藤多苷提取物壳聚糖－海藻酸钠缓释微球的制备及体外释放研究［J］．中国药剂学杂志，2009，7（5）：382.
[103] 张伟，宋洪涛，张倩．采用多元定时释药技术制备雷公藤胃漂浮缓释胶囊的研究［J］．中国中药杂志，2009，34（22）：2867－2871.
[104] 张伟，宋洪涛，张倩．指纹图谱评价雷公藤胃漂浮缓释制剂的体外释放度研究［J］．中草药，2010，41（3）：48－52.
[105] 周雅琴，陈燕军，冯青然．中药滴丸剂的研究进展［J］．中国中药杂志，2006，31（2）：101－105.
[106] 王巍，陈建明．滴丸剂的特点及其应用［J］．药学实践杂志，2003，21（4）：201－203.
[107] 曲韵智．雷公藤总萜滴丸及其制备方法：200410097157.7［P］．2005－07－06.
[108] 张少燕，石森林．雷公藤及其提取物的制剂新技术及新剂型研究进展［J］．海峡药学，2012，24（10）：9－12.
[109] 戴寿荣，靳晓青，沈越，等．滴丸剂对雷公藤减毒增效的实验研究［J］．现代中药研究与实践，2003，17（5）：31－33.
[110] 姚娜，黄庆德．中药微乳凝胶剂的研究进展与应用［J］．浙江中医药大学学报，2013，37（2）：217－219.
[111] 管咏梅，赵益，陈丽华，等．雷公藤微乳凝胶释药性能研究［J］．中国实验方剂学杂志，2010，16（17）：1－3.
[112] 赵益，管咏梅，乐希薇，等．雷公藤微乳凝胶的急性毒性和皮肤刺激性实验研究［J］．上海中医药杂志，2010，44（1）：75－77.
[113] 居星耀．雷公藤甲素脂质体制备及体内抗肿瘤实验研究［J］．中国现代应用药学，2007（4）：271－274.
[114] 李红茹，李淑芬，段宏泉．雷公藤复杂提取物脂质体的制备及稳定性研究［J］．中国中药杂志，2007，30（20）：2128.
[115] XUE M，ZHAO Y，LI X J，et al. Comparison of toxicokinetic and tissue distribution of triptolide-loaded solid lipid nanoparticles vs free triptolide in rats［J］. European journal of pharmaceutical sciences，2012，47（4）：713－717.
[116] 许丛辉，李渊贞，张春霞，等．中药巴布剂研究新进展［J］．北京联合大学学报（自然科学版），2009，23（3）：19－22.
[117] 万军梅，郭群．雷公藤巴布剂的抗炎免疫药理作用研究［J］．武汉职业技术学院学报（工程技术版），2008，7（5）：77－79.
[118] ZHANG Z，QIANG Z，JING H，et al. The targeting of 14－succinate triptolide-lyso-

zyme conjugate to proximal renal tubular epithelial cells [J]. Biomaterials, 2009, 30 (7): 1372 - 1381.
[119] 徐凌云. 载雷公藤内酯 PEG - PLA 聚合物胶束研究 [D]. 武汉: 华中科技大学, 2008.
[120] MEI Z N, LI X K, WU Q R, et al. The research on the anti-inflammatory activity and hepatotoxicity of triptolide-loaded solid lipid nanoparticle [J]. Pharmacological research, 2005, 51 (4): 345 - 351.
[121] 林雯. 减毒制剂雷公藤内酯醇 - β - 环糊精包合物的制备 [J]. 海峡药学, 2009 (7): 44 - 45.
[122] WANG X, XUE M, GU J J, et al. Transdermal microemulsion drug delivery system for impairing male reproductive toxicity and enhancing efficacy of *Tripterygium wilfordii* Hook. f. [J]. Fitoterapia, 2012, 83 (4): 690 - 698.
[123] 周密, 徐晓勇, 马凤森, 等. 雷公藤涂膜剂的制备及其体外透皮试验 [J]. 中成药, 2015, 37 (3): 526 - 529.
[124] 舒薇, 刘继勇, 杨帝顺. 雷公藤多苷纳米乳的制备及体外透皮特性研究 [J]. 中国药学杂志, 2011, 46 (21): 1651.
[125] 缪逸. 小剂量雷公藤多苷联合反应停治疗结节红斑的观察 [J]. 现代中西医结合杂志, 2008, 17 (3): 416 - 417.
[126] 李莉霞, 金若敏, 李仪奎, 等. 雷公藤多苷多次给药的免疫抑制作用及安全范围的研究 [J]. 中国新药与临床杂志, 2006, 25 (4): 248 - 251.
[127] 武国. 经外膜缓释雷公藤内酯醇抑制兔自体移植静脉内膜增生的实验研究 [D]. 重庆: 重庆医科大学, 2008.
[128] 邓宏伟, 侯励, 陈建苏, 等. 雷公藤内酯醇滴眼液防治角膜移植免疫排斥反应的实验研究 [J]. 眼科新进展, 2001, 21 (6): 393 - 396.
[129] 李守栋. 不同刺激量电针拮抗雷公藤甲素毒性反应的实验研究 [J]. 中医药学报, 2007, 35 (1): 37 - 38.
[130] 吴维. 针灸配合中药熏蒸治疗类风湿关节炎的临床效果观察 [J]. 中国继续医学教育, 2016 (8): 188 - 189.

(杨威　柳璐　郭健敏　孙昊　叶祖光　温玉莹　张莹莹)

第六章　雷公藤与昆明山海棠的比较

本章主要从种属、化学成分、药理作用、毒性情况对比雷公藤与昆明山海棠的异同，并以已经上市销售的雷公藤和昆明山海棠制剂为例进行阐述，为雷公藤和昆明山海棠的临床合理用药提供参考。

第一节　种属异同

雷公藤，俗称山砒霜、断肠草，又叫黄藤、黄腊藤、菜虫药、红药、水莽草。系卫矛科雷公藤属植物雷公藤（*Tripterygium wilfordii* Hook. f.），多年生藤本植物，通常以根、叶、花及果入药[1,2]。多生于多湿、背阴的山谷、山坡、溪边的灌木丛中，主要分布于长江流域以南各省和西南地区，主要产地有福建、浙江、安徽等地。雷公藤，性味苦，辛凉，有大毒，传统以去皮的雷公藤木质部入药，现也有用带皮的根及叶入药，具有清热解毒、消肿消积、杀虫、止血等功效。现代药理及临床研究证实，雷公藤具有抗压、抗肿瘤、免疫调节及抗生育等多种作用，临床主要应用于风湿性和类风湿性关节炎、肾小球肾炎、红斑狼疮、湿疹、银屑病、疥疮等的治疗。雷公藤生药学相关内容见第一章第二节“雷公藤的生药学研究”。

昆明山海棠，又名火把花根、六方藤、金钢藤、紫金皮等。为卫矛科雷公藤属植物昆明山海棠［*Tripterygium hypoglaucum*（Levl.）Hutch.］的根或者去根皮的根部木心[3]。现代药理证实其可治疗该植物资源丰富，广泛分布在我国西南地区，多生于山野向阳的灌木丛中或树林下。昆明山海棠，性温，味苦，具有活血通络、祛风除湿的功能，主治风湿痹痛，现代药理证实其可治疗类风湿性关节炎、红斑狼疮、麻风等。

雷公藤和昆明山海棠同属于卫矛科雷公藤属植物。而雷公藤的分布和昆明山海棠分布的有少许差别，雷公藤主要分布在长江流域和西南各省，主要生于多湿、背阴的山谷、山坡、溪边的灌木丛中；昆明山海棠主要分布在我国西南诸省，多生于山野向阳的灌木丛中或树林下。二者药用部位主要为木质部或去皮的根部木心，均具有祛风除湿的功效，临床主要用于类风湿性关节炎等免疫性疾病的治疗。

第二节　化学成分的异同

自20世纪30年代，人们开始利用现代技术研究雷公藤属植物，经过近80年的研究和开发，现已从雷公藤属植物中分离得到200余种化学成分，包括生物碱类、二萜类、三萜类、倍半萜类和其他化学成分[1,5]。其中，有17种化学成分有多种生物活性，最具有代表性的主要有雷公藤内酯醇（triptolide）、雷公藤内酯二醇（tripdiolide）、雷公藤红素（tripterine）、雷公藤碱（wil-forine）、雷公藤多苷（GTW）等。此外，有多项研究结果表明，雷公藤叶的化学成分与根、茎的相近，雷公藤化学成分相关内容见第一章第三节“雷公藤的化学组成”。

昆明山海棠与雷公藤同属卫矛科雷公藤属植物。根据各种文献报道，二者的化学成分和药理作用也相近，昆明山海棠化学成分也主要为生物碱类、二萜类、三萜类和其他化学成分[5-8]，以下根据化学成分的分类对雷公藤和昆明山海棠已知的各种主要化学成分进行阐述和比较。

一、生物碱类

1950年，人们首次从雷公藤中提取得到第一个生物碱，到目前为止已提取的生物碱共有数十个，生物碱类根据结构的不同又分成两大类[9-12]，即大环酯类生物碱和精脒类生物碱。其主要结构如图6-1、图6-2所示。雷公藤中的生物碱主要是雷公藤碱、雷公藤次碱、雷公藤宁碱、雷公藤碱戊、雷公藤晋碱、雷公藤碱己、雷公藤碱丁、雷公藤碱庚、雷公藤碱辛、雷公藤新碱、雷公藤康碱、苯乙烯南蛇碱、呋喃南蛇碱、苯代南蛇碱、黑曼酯碱和triptofordinine F-1、triptofordinine F-2、wilfordinine A、wilfordinine B、wilfordinine C等。此类化合物主要用于抗菌、杀虫等，其中一些生物碱也有较强的免疫抑制作用，对生物机体有毒性或强烈的生理作用。

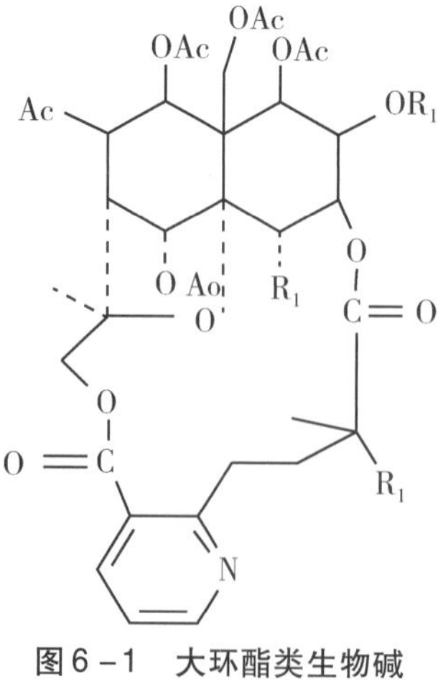

图6-1　大环酯类生物碱

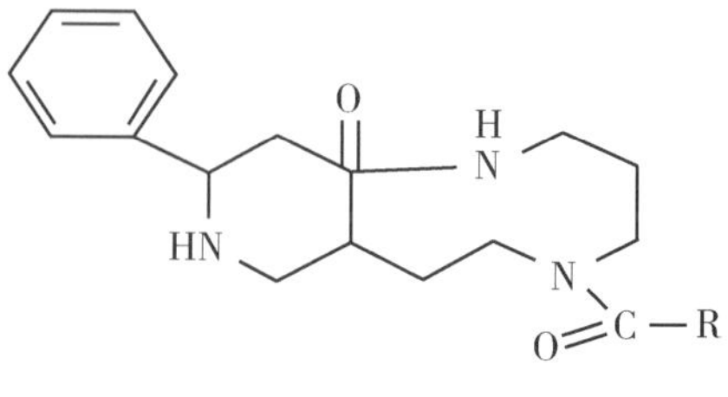

图6-2　腈脒类生物碱

二、二萜类

雷公藤二萜类目前被认为是雷公藤药理活性的主要成分之一。根据其基本结构，二萜类又可分为三大类[11,13-18]，即环氧二萜类、山海棠素类和雷酚萜类，其主要化学结构如图6-3至图6-5所示。雷公藤中二萜类化合物主要有雷公藤甲素（即雷公藤内酯醇）、雷公藤乙素、雷公藤丙素、雷公藤酮、雷公藤内酯、山海棠素、雷醇内酯、雷酚萜醇、雷酚内酯甲醚、雷酚新内酯、异雷酚内酯、异雷酚新内酯、雷酚萜、雷酚萜甲醚、雷公藤内酯二醇酮、雷公藤内酯二醇、雷公藤内酯三醇、雷公藤内酯四醇、16-羟基雷公藤内酯醇、雷公藤内酯酮、雷酚酮内酯、异雷公藤内酯四醇、13，14-环氧-9，11，12-trihydroxyptolide、12-表雷公藤内酯三醇、雷公藤氯内酯醇、雷酚二萜酸等。药理实验证实，二萜类化合物为雷公藤的主要活性成分，表现出较强的免疫抑制活性，但其毒性也比较大。

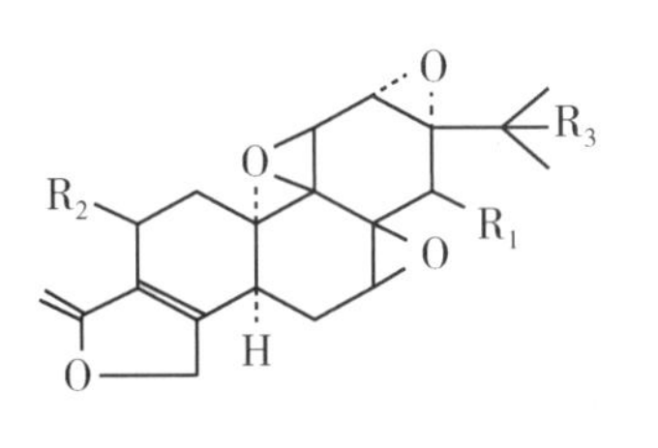

图6-3　环氧二萜类

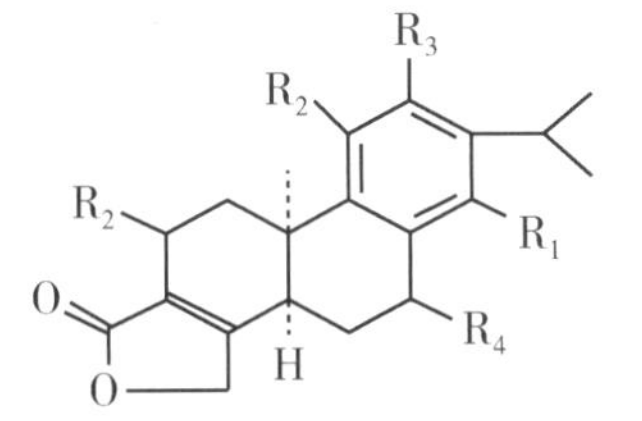

图6-4　山海棠素类

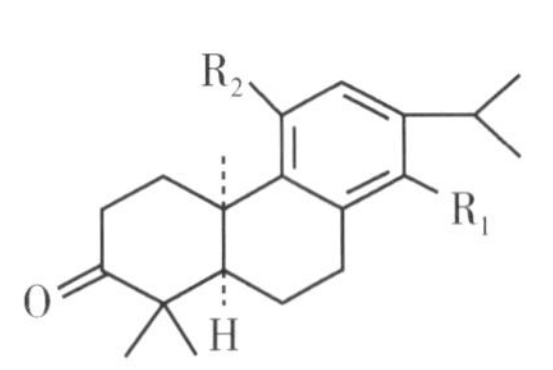

图6-5　雷酚萜类

三、三萜类

雷公藤三萜类也是雷公藤药理活性的主要成分之一。从1936年至今，人们已从雷公藤属植物中分离得到数十种三萜类化合物，它们均为五环化合物。根据其基本结构，雷公藤三萜类化合物又可分为齐墩果烷型、本栓烷型和乌素烷型[19-26]，其主要化学结构如图6-6至图6-8。雷公藤三萜类化合物主要有雷公藤内酯甲（wilforlide A）、雷公藤内酯乙（wilforlide B）、雷公藤三萜酸A、雷公藤三萜酸B、雷公藤三萜酸C、selaspermic acid、3-epikatonic acid、cangoronine、3，24-dioxofrideIan-29-oic acid、polpunonic acid 、orthosphenic acid、雷公藤酮、雷公藤红素、黑曼酮酯甲、黑曼酮酯乙、黑曼酮酯丙、雷公藤福定、齐墩果烷-9、demethyleylastera、2-hytroxy-polpunonic acid等。此类化合物多以游离状态或成苷、酯的形式存在于雷公藤中，具有溶血、抗肿瘤、抗炎、抗菌及抗病毒等活性。

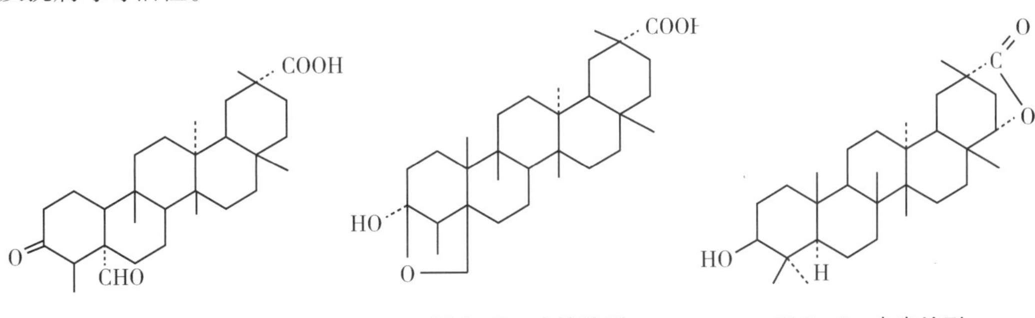

图6-6　齐墩果烷型　　图6-7　本栓烷型　　图6-8　乌素烷型

四、倍半萜类

雷公藤倍半萜类化学成分目前已分离得到12个化合物，其基本结构为α，β-不饱和内酯和二氢琼脂呋喃聚酯[27-30]，其主要化学结构如图6-9、图6-10所示。雷公藤倍半萜类化合物主要有：雷藤素（wilfornide）、tripptofordin A、tripptofordin B、tripptofordin C-1、tripptofordin C-2、tripptofordin D-1、tripptofordin D-2、triptofordin E、tripptofordin F-1、tripptofordin F-2、tripptofordin F-3、tripptofordin F-4、雷公藤类酯、丁香酯素等。此类化合物具有一定的抗肿瘤、强心、抗疟、抗菌和神经毒性等作用。

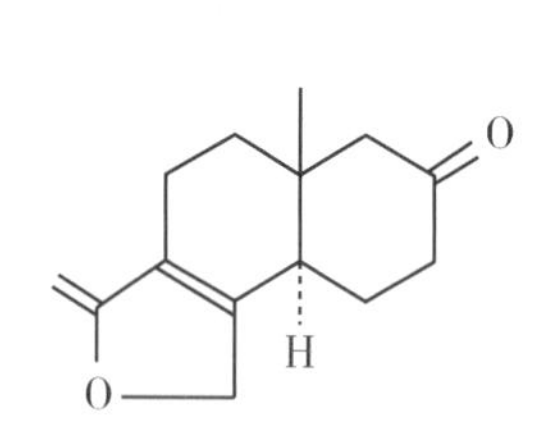

图6-9　α，β-不饱和内酯

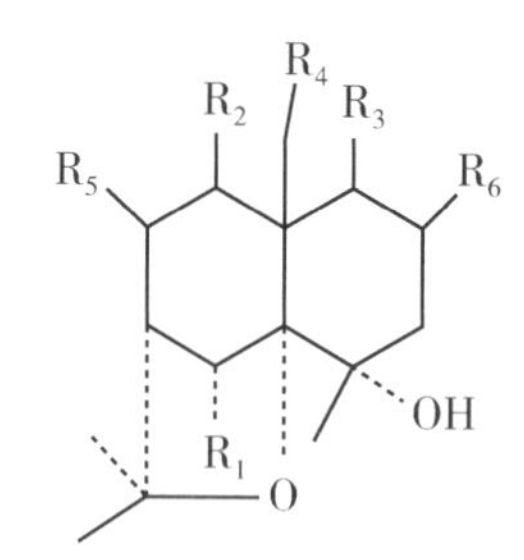

图6-10　二氢琼脂呋喃聚酯

五、其他

除生物碱类、二萜类、三萜类、倍半萜类以外，雷公藤还含有卫矛醇、卫矛碱、1，8-二羟基-4-羟甲基蒽醌、雷公藤总苷、L-表儿茶素、扁朔藤素、富马酸、谷甾醇、3-乙酰氧基齐墩果酸、胡萝卜苷、多糖、萨拉子酸、挥发性成分等多种成分[4,5,11]。这些化合物共同作用使得雷公藤被广泛用于治疗类风湿关节炎、肾小球肾炎、红斑狼疮和多种自身免疫性疾病及皮肤病等。

昆明山海棠主要化学成分主要包括生物碱类、二萜类、三萜类和其他化学成分。生物碱类主要有雷公藤次碱、雷公藤春碱、雷公藤吉碱。二萜类主要成分为环氧二萜内酯类化合物，如雷酚内酯、雷公藤内酯醇等，近年来又分离到雷酚二萜酸、雷藤二萜酸、山海棠二萜内酯、雷酚萜醇、雷藤二萜醌和雷藤内酯三醇。三萜类化合物主要有β-谷甾醇、雷公藤内酯甲、雷公藤内酯乙、山海棠内酯、雷公藤三萜酸、雷公藤三萜酸A、齐墩果酸乙酸酯、齐墩果酸等。其他化学成分主要有雷公藤红素、表儿茶素、3-甲氧基-4-羟基苯甲酸等[5-8,31-35]。

根据上述化学成分研究结果可知，雷公藤和昆明山海棠所含有的化学成分种类相似，但关于雷公藤和昆明山海棠各化学成分含量的研究较少，不能明确地指出二者在含量上的区别。但临床上雷公藤的用药量明显低于昆明山海棠，毒理学研究结果也表明等剂量的雷公藤的毒性明显大于昆明山海棠，因此，可推测雷公藤含有的生物碱类和二萜类等具有明显活性的化学成分的含量应该高于昆明山海棠，特别是雷公藤根皮中的含量应该明显高于昆明山海棠，提示临床应用雷公藤时应特别注意给药剂量和给药时间的问题。由于雷公藤各活性成分含量较高，临床应用时可考虑将其精制，制备成单一成分制剂或某几种活性成分的制剂，这样更有利于用药剂量和毒性反应的控制，也有利于推广

和扩大雷公藤的应用面。相反，昆明山海棠由于活性成分含量相对较低，安全范围与雷公藤相比较大，临床应用时用量相对容易控制，同时可考虑通过中药配伍降低其毒性，从而提高其临床应用率。由于昆明山海棠的毒性与普通药物相比还是较大，临床应用时要引起足够的重视。

第三节　药理作用的异同

雷公藤具有清热解毒、祛风通络、舒筋活血、消肿止痛、杀虫止血等功效，临床主要用于类风湿性关节炎、强直性脊柱炎、儿童原发性和继发性肾病综合征、成人各种肾炎、系统性红斑狼疮、血管炎和银屑病等各种皮肤病；随着研究的逐步深入，雷公藤的药用价值也正在提高，应用范围也越来越大，近年来又开始用于器官移植抗排斥、抗肿瘤等方面。昆明山海棠具有祛风除湿、舒筋活络、消炎止痛等功效，临床主要用于治疗类风湿关节炎、风湿性关节炎、红斑狼疮等疾病。现就雷公藤和昆明山海棠的药理作用进行如下阐述和比较。

一、免疫抑制作用

雷公藤具有很强的免疫抑制作用，刘浩等[36]研究结果表明，雷公藤根皮煎剂大鼠急性毒性试验中发现雷公藤对大鼠脾脏、胸腺及淋巴组织内的淋巴细胞具有明显的杀灭作用，病变部位以B淋巴细胞分布处最明显。研究结果表明，雷公藤所含的6个兼有抗炎及免疫抑制活性的二萜内酯化合物在体外对T淋巴细胞和B淋巴细胞均具有直接、高效、无选择性的杀灭作用。雷公藤提取物中以生物碱类、二萜类提取物的免疫抑制作用最强。

昆明山海棠同样具有强大的免疫抑制作用，如邓文龙等[37]报道，通过小鼠碳粒廓清、溶血素抗体生成实验、大鼠佐剂性关节炎、二硝基氯苯（dinitrochlorobenzene，DNCB）或卡介苗所致小鼠或豚鼠皮肤迟发型超敏反应等实验证明，昆明山海棠水提取物具有较强的免疫抑制作用，能抑制网状内皮系统的吞噬功能，抑制小鼠特异性抗体IgM的生成，且以对迟发型超敏反应的抑制作用为最强；当与环磷酰胺等免疫抑制剂合用时，免疫抑制作用未见协同，其在具有明显免疫抑制效应的剂量下并不引起胸腺、脾脏等免疫器官萎缩，甚至还有增重的趋势；对佐剂性关节炎的原发和继发性损害也均有明显抑制作用。林科雄等[38]研究发现，TH能促进外周血$CD4^+$T细胞凋亡，也能诱导$CD8^+$T细胞凋亡，该作用被认为是昆明山海棠抑制免疫的机理之一。唐瑛等[39]研究结果表明，昆明山海棠能显著降低佐剂性关节炎大鼠的足肿胀度，明显降低模型大鼠血清中IL-1、TNF-α、IL-6、IL-8水平，使腹腔巨噬细胞分泌细胞因子（IL-1、TNF-α、IL-6、IL-8）的能力及脾淋巴细胞分泌IL-6、IL-8的能力显著受到抑制，对佐剂性关节炎有良好的治疗作用，表明TH具有广泛的免疫抑制作用，对免疫性炎症具有明显的治疗作用。昆明山海棠中以生物碱类、二萜类提取物的免疫抑制作用最强[40]。

二、抗排异作用

抗排异作用为雷公藤近年来新发现的适应证之一，有报道[41,42]称雷公藤多苷可部分取代环孢素 A，有效缓解器官移植的排异作用。雷公藤甲素与环孢菌素合用有协同作用，能增强移植抗排斥作用，提高环孢菌素疗效，从而减少环孢菌素的用量及单独使用环孢菌素所致的不良反应。另外，雷公藤内酯对以溶血素反应为指标的体液免疫有明显抑制作用，对以移植物抗宿主反应及肿瘤相伴免疫为指标的细胞免疫则无明显影响。昆明山海棠则未见抗排异应用相关报道。

三、抗肿瘤作用

抗肿瘤作用为雷公藤主要药理学作用之一。实验证明雷公藤甲素、雷公藤乙素和雷公藤内酯酮有抗癌作用[43]。雷公藤的抗肿瘤机理在于其烷化作用抑制了癌细胞 DNA 的合成，并调节抗体的免疫功能。现已查明约有 60 种肿瘤细胞株可以被雷公藤甲素抑制[44]，其中以直肠癌细胞株 HCT-116 和乳腺癌细胞株 MCF-7 最为敏感，中枢神经系统的肿瘤细胞株 SNB19 和 U251 次之。雷公藤甲素可诱导淋巴细胞凋亡。研究发现，雷公藤甲素和雷公藤乙素在抗肿瘤的同时，能抑制 RNA 及蛋白质的合成，并干扰 DNA 复制。体外实验证实，雷公藤对乳腺癌细胞 MCF-7 和 BT20 及胃癌细胞 MKN-45、NKN-7 和 KATO-Ⅱ的生长都有抑制作用。雷公藤甲素的抗肿瘤作用明显强于紫杉醇[45]，特别是对卵巢癌和肾癌细胞的作用尤其突出，推测其作用机制可能与抑制 IL-6 或其他生长因子的产生有关。

抗肿瘤作用也是昆明山海棠的药理作用之一。曹佳等[46]通过流式细胞仪检测发现昆明山海棠对 Jurkat、CHE 和 NIH3T3 细胞均有较强的致凋亡作用。研究证明昆明山海棠首先是损伤细胞膜，再发展为细胞凋亡，这对于阐明昆明山海棠治疗自身免疫性疾病和潜在抗肿瘤的作用机理提供了依据。刘胜学等[47]用昆明山海棠水溶液对 HL-60 细胞进行浓度梯度染毒，于不同时间点进行单细胞微孔接种，计数阳性克隆测定接种存活率、克隆效率和突变频率。其结果表明，昆明山海棠对 HL-60 细胞具有肯定的致突变性，但只是在一定的剂量范围内遵循剂量反应规律。孙华明等[48]使用流式细胞仪检测发现昆明山海棠均可诱导 Jurkat、CHE 和 NIH3T3 细胞株微核形成和细胞凋亡，3 个细胞株表现出完全相似的变化规律，但 Jurkat 淋巴瘤细胞更为敏感，昆明山海棠对 Jurkat 肿瘤细胞比对 CHE 和 NIH3T3 细胞具有更大的细胞毒性，提示昆明山海棠对正常细胞和肿瘤细胞诱导凋亡的能力有所不同，其有可能成为一种新的抗肿瘤药物。

四、抗生育作用

研究表明[49]，雷公藤总苷能降低初级精母细胞核内 DNA 含量，其作用部位包括睾丸、附睾和精子，作用部位和病变程度与给药总量有关，最终也可累积至精原细胞。临床观察发现，雷公藤可使育龄女性患者月经减少甚至闭经[50,51]、阴道细胞不同程度的萎缩，且生殖器官改变具可逆性，但临床未见致畸作用的报道。雷公藤虽然具有明显抗

生育作用，但对一氧化氮合成酶（nitric oxide synthase，NOS）显阳性的睾丸间质细胞数量及 NOS 活性无明显影响，这说明雷公藤的抗雄性生育作用不是通过减少 NOS 的产生而发挥作用的，也提示用雷公藤抗生育后不会降低间质细胞分泌睾酮的能力，因而不会影响男性的性功能。雷公藤内酯酮在不影响机体脏器和生殖器官的情况下，有显著的雄性抗生育作用，在有效剂量下对机体的毒副作用小。因此，雷公藤内酯酮可用于非类固醇类男性避孕前体药物的研制。

昆明山海棠也具有显著的抗生育作用。周激文等[52]对昆明山海棠的药理作用进行了一系列的研究，经研究证明，昆明山海棠乙醇提取物 TH4 和 TH5 对雄性大鼠具有明显的抗生育作用，且具有一定的安全性和可复性。陈梓璋等[53,54]采用昆明山海棠提取物灌胃对雌性大、小鼠进行抗早孕实验，对雄性大、小鼠进行抗生育实验，结果证明对雌、雄性大、小鼠均有非常显著的抗生育作用。王士民等[55]对成年雄性 SD 大鼠灌胃给药昆明山海棠根的乙醇提取物每日 0.3 g · kg^{-1}，结果表明在雄性 SD 大鼠低剂量的 THH 长期（22 周）给药所致的不育是完全可逆的，且不遗留任何明显毒副作用。马明福等[56,57]采用人精子染色体离体测试系统对昆明山海棠的诱变性进行检测，证明昆明山海棠对人精子染色体具有致断作用，其抗生育作用可能与昆明山海棠所致的人精子染色体损伤有关。唐瑛等[58]的研究结果表明，昆明山海棠胶囊无移码突变和碱基置换效应；当剂量低于 250 g · kg^{-1}时，小鼠骨髓细胞姐妹染色单体交换频率（sister chromatid exchange frequency，SCE）正常，高于此剂量则可增加 SCE 频率，且使嗜多染红细胞微核率增加，并呈剂量依赖性；显性致死试验阳性；雌鼠均不能受孕；精子畸形率显著增高，随剂量增加精子畸形率增高；对孕鼠质量、活胎质量及平均胎仔数等各项指标均无影响。该研究结果提示昆明山海棠胶囊具有低中度的遗传毒性和一般生殖毒性，而无胚胎毒性。

五、抗炎作用

雷公藤中的多种化合物均具有抗炎作用[59]。10 mg · kg^{-1}的雷公藤总苷对正常大鼠甲醛性足肿胀有抑制作用；对佐剂性关节炎亦有明显的抗炎作用；对大鼠琼脂性关节肿和棉球肉芽肿及组织胺所致毛细血管通透性增大均有明显的抑制作用。雷公藤总苷能阻断组织胺、5－羟色胺对离体肠的作用，但对大鼠肾上腺内维生素 C 含量无影响，说明雷公藤总苷抗炎作用并非由于兴奋垂体－肾上腺皮质系统所致[60]。近年来，用雷公藤多苷治疗类风湿性关节炎，疗效显著，得到广泛的应用。杨琴等[61]探讨雷公藤多苷对佐剂性关节炎（adjuvant arthritis，AA）模型大鼠的预防、治疗作用。方法采用氟氏完全佐剂（Freund's complete adjuvant，FCA）诱导大鼠形成关节炎，经雷公藤多苷进行预防和治疗处理后，观察大鼠足趾关节肿胀度、关节炎症指数及踝关节滑膜的病理改变。结果显示，雷公藤多苷预防组能阻止大鼠继发性病变的发生；而治疗组能显著减轻大鼠足趾关节肿胀度、关节炎症指数，减轻踝关节滑膜病理改变。研究表明，雷公藤多苷不仅能改善大鼠佐剂性关节炎模型关节炎症状、抑制炎症反应，而且能预防继发性病变的出现。

昆明山海棠也具有明显的抗炎作用，对炎症急性期的渗出和水肿具有明显抑制作用。邓文龙等[37]于1981年报道，通过小白鼠因蛋清、二甲苯、组织胺或醋酸所致皮肤或腹腔毛细血管通透性亢进，大白鼠的巴豆油性肉芽肿，蛋清、甲醛性足肿及棉球肉芽肿等实验，证明昆明山海棠的水煎液具有良好的抗炎作用，能抑制炎症时的毛细血管通透性增高，减少渗出，抑制增生；当与可的松合用时，并无相加或协同作用；切除双侧肾上腺，抗炎作用仍然存在。本品不能延长去肾上腺幼年大鼠的生存时间，对切除一侧肾上腺大白鼠的对侧肾上腺的代偿性肥大也无抑制作用。此外，张宝恒等[62]于1985年报道，昆明山海棠的醇提取物及总碱具有明显抗炎作用，对于卵蛋白引起的急性渗出性炎症有明显的对抗作用；总碱对小鼠由巴豆油诱发的耳壳炎症和大鼠肉芽组织增生也有明显的抑制作用，比醋酸可的松的作用快且强，作用时间维持6 h以上。目前，已用昆明山海棠根的乙醇提取物制成片剂，供临床治疗类风湿性关节炎；还用从其根中提取的生物碱A治疗类风湿性关节炎，临床观察服用该碱18～27 mg剂量时疗效显著且无不良反应。

六、其他作用

除上述作用以外，雷公藤还具有多种药理作用[63-67]，如对泌尿系统的影响、抗菌、神经保护、杀虫、干预下丘脑-垂体-肾上腺轴功能等作用。雷公藤多苷在临床上常用于多种肾脏疾病的治疗。柯清林等[68]采用牛血清白蛋白和葡萄球菌肠毒素复合免疫法建立大鼠实验性IgA肾病模型，比较正常对照组、模型组、雷公藤多苷组大鼠的尿红细胞、24 h尿蛋白、肾功能，以及红细胞C3b受体花环结合率和肾组织病理改变，观察雷公藤多苷对实验性IgA肾病大鼠的免疫调节作用。结果显示，雷公藤多苷组大鼠的尿红细胞、尿蛋白、血清肌酐、血尿素氮含量均低于模型组（$P<0.05$），红细胞C3b受体花环结合率高于模型组（$P<0.05$），肾小球系膜区IgA沉积较模型组少，肾功能改善好于模型组。研究表明，雷公藤多苷能有效抑制肾小球系膜细胞增生，同时提高红细胞的免疫功能，有效清除血液中的免疫复合物（immune complex，IC），从而减少IC在肾小球的沉积，减轻肾病症状，并对出现的免疫失调有调节作用。雷公藤还具有一定的抗菌作用。据报道，雷公藤对金黄色葡萄球菌、分枝杆菌607、枯草芽孢杆菌、无核杆菌均具有明显的抑制作用。Lawrence等[64]认为雷公藤还对神经组织具有一定的保护作用，可用于治疗神经系统疾病，如雷公藤甲素等对于多巴胺（dopamine，DA）神经具有显著的营养作用。雷公藤可刺激中脑神经细胞的生长，也可以延长皮质细胞的生长过程，还可以对抗外毒素、内毒素和兴奋神经毒素对神经细胞的损害，对细胞生存具有明显的保护作用。有报道指出雷公藤多苷片对于治疗糖尿病、肾病有较好的效果。雷公藤多苷对多种肾病，包括慢性肾小球肾炎、NS、HSPN和LN等均有一定的疗效，可以减少尿蛋白的排出。除了临床应用外，雷公藤还是一种很好的杀虫剂。雷公藤植物的根皮粉末及其提取物对菜白蝶、蓖麻夜蛾等多种鳞翅目幼虫及黄守瓜、铁甲虫等害虫有拒食、胃毒和麻痹作用；对甘蔗棉蚜、棉大卷叶虫等有触杀作用。雷公藤对多种害虫有效，作用方式复杂，药效迅速。因此，它具有化学农药速效的特点而没有化学农药的缺点，是一种有良好开发前景的生物农药。

昆明山海棠的主要药理作用除了上述作用外还有镇痛、解热、抗疟疾等[39,40,62]。研究

表明，给小鼠灌胃昆明山海棠煎剂40 g·kg^{-1}，腹腔注射昆明山海棠提取物0.15 g·kg^{-1}、0.3 g·kg^{-1}及总碱0.3 g·kg^{-1}，热板法和醋酸扭体法镇痛实验均表明其有明显的镇痛作用。给大鼠腹腔注射昆明山海棠醇提物0.12 g·kg^{-1}、0.15 g·kg^{-1}，均出现明显的降温作用；给伤寒和副伤寒菌苗致热家兔腹腔注射总碱0.2 g·kg^{-1}，出现明显的解热作用；昆明山海棠水提或醇提液5 g·kg^{-1}·d^{-1}，对鼠疟具有一定的治疗作用，15 mg·kg^{-1}·d^{-1}总生物碱对鼠疟的抑制率为77%。

根据文献研究报道可推测雷公藤和昆明山海棠免疫抑制成分均以生物碱类和二萜类提取物为主，其主要成分可能为雷公藤甲素、雷公藤次碱等物质，尚需要进一步研究证实。抗排异作用为雷公藤近年来新发现的适应证之一，有报道[65,66]称雷公藤多苷可部分取代环孢素A，而昆明山海棠则未见抗排异应用的相关报道。

抗肿瘤文献研究结果表明，雷公藤和昆明山海棠均具有一定的抗肿瘤作用。雷公藤对直肠癌、乳腺癌、神经系统肿瘤的作用比较敏感，其抗肿瘤活性物质被认为与雷公藤甲素有关，抗肿瘤作用机理被认为与雷公藤甲素干扰细胞DNA的复制有关。而昆明山海棠对Jurkat肿瘤细胞比较敏感，对CHE和NIH3T3细胞的毒性较小，其抗肿瘤活性物质未提及，初步推测可能也与雷公藤甲素有关，其抗肿瘤作用机理被认为与诱导肿瘤细胞凋亡有关，根据文献研究的结果推测其抗肿瘤的作用机制可能是通过非细胞毒机制进行的。雷公藤和昆明山海棠在药理活性成分相似的情况下，其抗肿瘤谱不尽相同，抗肿瘤机理也存在差异，因此，其结果还需要进一步研究证实。

雷公藤抗生育相关文献研究结果表明，雷公藤具有明显的抗生育作用，对雄性和雌性的生育功能均具有明显的干扰作用。雷公藤抗生育后被认为不会降低间质细胞分泌睾酮的能力，因而不会影响男性的性功能，对男性的生育的干扰作用被认为是可逆的。雷公藤对雌性的卵巢具有明显的抑制作用，可使育龄女性患者月经减少甚至闭经、阴道细胞不同程度的萎缩，但生殖器官改变是可逆的。昆明山海棠相关文献研究结果表明，昆明山海棠也具有强大的抗生育作用，对雄性和雌性的生育功能具有强大的干扰作用，其抗生育作用也被认为是可逆的。国家“973”项目“有毒中药雷公藤配伍减毒的研究”的“雷公藤系统毒性研究”结果表明，雷公藤对SD大鼠的睾丸、附睾有抑制作用，使睾丸、附睾质量明显减轻，随着用药时间的延长，损伤逐渐加剧，并呈剂量依赖关系；使睾丸、附睾内精子数目减少，附睾精子畸形率增加，并抑制了雄激素睾酮的水平，此损伤作用在30 d后尚未恢复，可认为该损伤是不可逆的。如前所述，昆明山海棠与雷公藤所含有的化学物质种类相似，差别在于各种活性成分的含量不同。昆明山海棠也被大量报道具有强大的抗生育作用，其作用的物质基础推测应该与雷公藤相似。大量文献报道雷公藤和昆明山海棠导致的抗生育作用是可逆的；而本研究结果表明该损伤在大鼠30 d后尚未恢复，可认为是不可逆损伤。结果存在一些差异，因此尚需要进一步的研究提供更多的数据以证明其对生殖系统的损伤作用是否可逆。同时提醒临床使用雷公藤和昆明山海棠时需要确认患者是否有生育需求，避免由于长期用药导致患者生育功能损伤。

雷公藤和昆明山海棠抗炎相关文献研究结果表明，二者均具有强大的抗炎作用，对急性渗出性炎症、慢性增生性炎症和免疫性炎症均具有明显的抑制作用，且该作用与下丘脑－垂体－肾上腺轴未见明显关联，表明二者的抗炎作用是非甾体性的。雷公藤和昆明山海棠抗炎作用的有效成分被认为与生物碱类和三萜类有关。

除上述作用外，雷公藤还有抗菌、神经保护、杀虫、治疗泌尿系统疾病等作用，其作用被认为与生物碱类、三萜类、倍半萜类活性化学物质有关。而昆明山海棠除上述作用外还具有镇痛、解热、抗疟疾等作用，其作用被认为与昆明山海棠生物碱类和部分醇溶活性化学成分有关。

第四节　毒性的差异

一、急性毒性

雷公藤甲素是雷公藤中活性最高的环氧二萜内酯化合物，同时也是雷公藤引起毒副作用的主要成分，对心、肝、骨髓、胸、脾、肾及生殖系统等都有一定的毒性[67]。丁虹等[69]的研究结果表明，雄性小鼠经腹腔给予雷公藤甲素的 LD_{50} 为 0.725 mg·kg^{-1}，95% *CI* 为 0.591～0.889 mg·kg^{-1}，经口给予雷公藤甲素 LD_{50} 为 0.788 mg·kg^{-1}，95% *CI* 为 0.663～0.930 mg·kg^{-1}。给药后，小鼠主要表现为自发活动减少、共济失调、呼吸抑制等中毒症状，两种给药途径均出现胃部充血及肠道溃疡，为临床救治雷公藤的急性中毒提供了实验依据。亚急性毒性试验中，犬静脉滴注雷公藤甲素，每天 1 次，连续 7 d，20 μg·kg^{-1}剂量组未见明显毒性反应；40 μg·kg^{-1}、80 μg·kg^{-1}剂量下则出现心脏、造血系统和胃肠道可逆性毒性反应；160 μg·kg^{-1}剂量下动物出现骨髓受抑，有核细胞增生，粒细胞系和红细胞系明显受抑，骨髓中非造血细胞成分比例增高，动物死亡，可见 160 μg·kg^{-1}为致死剂量。小鼠口服雷公藤多苷 LD_{50} 为 159.7 mg·kg^{-1}，多在给药后 24～60 h 内发生毒性反应和死亡。腹腔注射 LD_{50} 为 93.99 mg·kg^{-1}，多在给药后 12～48 h 内发生毒性反应和死亡，毒性反应主要表现为反应迟钝、拒食、衰弱、呼吸频率增加、呼吸浅表、抽搐，与雷公藤生药中毒症状类似。大鼠灌胃给药雷公藤总苷 LD_{50} 为 133.05 mg·kg^{-1}，95% *CI* 为 100.35～176.40 mg·kg^{-1}，总萜 LD_{50} 为 350.75 mg·kg^{-1}，95% *CI* 为 266.70～461.25 mg·kg^{-1}，总碱 LD_{50} 为 1 122.01 mg·kg^{-1}，95% *CI* 为 813.30～1 154.94 mg·kg^{-1}。小鼠腹腔注射雷公藤甲素 LD_{50} 为 0.9 mg·kg^{-1}，静脉注射 LD_{50} 为 0.8 mg·kg^{-1}，雷酚内酯灌胃给药的 LD_{50} 大于 30 mg·kg^{-1}。国家“973”项目“有毒中药雷公藤配伍减毒的研究”的“雷公藤系统毒性研究”结果表明，雷公藤木部水提物对 NIH 小鼠的半数致死剂量 LD_{50} 为 1.9 g（37.0 g 生药）·kg^{-1}，95% *CI* 为 1.7～2.1 g（33.1～40.9 g 生药）·kg^{-1}。雷公藤木部醇提物对 NIH 小鼠的半数致死剂量 LD_{50} 为 1.1 g（8.3 g 生药）·kg^{-1}，95% *CI* 为 1.0～1.2 g（7.6～9.1 g 生药）·kg^{-1}。雷公藤皮部水提物对 NIH 小鼠的半数致死剂量 LD_{50} 为 0.7 g（12.5 g 生药）·kg^{-1}，95% *CI* 为 0.6～0.8 g（10.7～14.2 g 生药）·kg^{-1}。雷公藤皮部醇提物对 NIH 小鼠的半数致死剂

量LD_{50}为0.3 g（1.8 g生药）·kg^{-1}，95% CI为0.3～0.4 g（1.8～2.4 g生药）·kg^{-1}。雷公藤全根水提物对NIH小鼠的半数致死剂量LD_{50}为1.3 g（24.6 g生药）·kg^{-1}，95% CI为1.1～1.6 g（20.8～30.2 g生药）·kg^{-1}。雷公藤全根醇提物对NIH小鼠的半数致死剂量LD_{50}为0.8 g（5.2 g生药）·kg^{-1}，95% CI为0.7～0.9 g（4.6～5.9 g生药）·kg^{-1}。根据上述实验结果可知雷公藤木质部、皮质部、全根的毒性大小排序为：雷公藤皮醇提物>雷公藤全根醇提物>雷公藤木部醇提物>雷公藤皮水提物>雷公藤全根水提物>雷公藤木部水提物。研究结果还表明，雷公藤木质部、皮质部、全根提取物对小鼠的毒性反应相近，均会导致小鼠自主活动减少、闭眼、呼吸缓慢和小鼠胃肠黏膜层细胞坏死脱落及出血性变化。雷公藤多苷片对NIH小鼠单次灌胃给药半数致死剂量LD_{50}为185.3 mg·kg^{-1}，95% CI为165.9～207.0 mg·kg^{-1}，给药后能引起动物自主活动减少、竖毛、闭眼、俯卧等症状；给药后能引起动物体重不增长或增长缓慢，摄食量下降，后逐渐恢复正常。死亡动物大体观察及组织学检查发现胃、肠（十二指肠、空肠、回肠）黏膜层细胞坏死脱落性及出血性变化。综合相关文献研究结果和本课题组研究结果，雷公藤多苷小鼠半数致死剂量相近，雷公藤各提取物对动物各器官、系统造成毒性损害相似。

本课题研究结果还表明，小鼠灌胃昆明山海棠根提取物LD_{50}为0.7 g（45.01 g生药）·kg^{-1}，95% CI为0.6～0.7 g（38.58～45.01 g生药）·kg^{-1}，给药后能引起动物活动减少、闭眼、呼吸加深、俯卧等中毒症状；死亡动物大体观察及组织学检查为胃、肠（十二指肠、空肠、回肠）黏膜层细胞坏死脱落性及出血性变化。昆明山海棠根水提物小鼠急性致死剂量略高于雷公藤木部水提物，明显低于雷公藤皮质部、全根的提取物，该结果与临床应用情况非常吻合，表明昆明山海棠中活性成分的含量低于雷公藤。同时，实验结果还表明，雷公藤和昆明山海棠对小鼠造成的急性损伤情况相似，主要是以动物活动减少、闭眼、呼吸加深、消化系统的出血和溃疡为主，表明二者产生毒性的物质基础相近。

二、长期毒性

近年来，对雷公藤系统毒性的研究越来越多，相继发现了雷公藤存在多个系统的毒性反应，如消化系统毒性、生殖系统毒性、免疫系统毒性、血液系统毒性、神经系统毒性等。以下就雷公藤各系统毒性研究进展及国家“973”项目“有毒中药雷公藤配伍减毒的研究”的“雷公藤系统毒性研究”结果介绍如下。

宋必卫等[70]以雷公藤总萜5 mg·kg^{-1}、15 mg·kg^{-1}、35 mg·kg^{-1}灌胃给予大鼠，连续用药90 d，5 mg·kg^{-1}、10 mg·kg^{-1}、15 mg·kg^{-1}灌胃给予犬，连续用药90 d，结果发现小剂量（5 mg·kg^{-1}）对大鼠、犬均无明显毒性，中剂量（大鼠15 mg·kg^{-1}、犬10 mg·kg^{-1}）有一定毒性，高剂量（大鼠35 mg·kg^{-1}、犬15 mg·kg^{-1}）对多脏器系统都产生明显毒性，特别是以肝、肾毒性为主，毒性作用可逆，无延迟毒性作用。丁虹等[69]等以雷公藤甲素40 μg·kg^{-1}灌胃给予早上给药组及晚上给药组小鼠，连续用药12周，结果发现雷公藤甲素在该剂量下对小鼠有明显的生殖毒性和肝脏毒性作用，且早上给药组较晚上给药组更明显。杨军英等[71]以雷公藤风湿药酒对Wistar大鼠连续给药3个月，剂量为7.5 g·kg^{-1}、3.75 g·kg^{-1}、1.875 g·kg^{-1}，停药后观察2周，发现雷公藤风湿药酒对大鼠的主要脏器指数和血液学指标无影响，但GGT、BUN显著性升高，停药后BUN仍未恢复。各剂量组均有不同程度的肝坏死和肾近曲小管上皮细胞的轻、中度水肿，大剂量组生殖细胞数量轻度减少，恢复期病损情况明显好转，毒性主要以肝、肾损伤为主。李慧等[72]以雷公藤提取物对大鼠连续灌胃给药90 d，剂量为17 mg·kg^{-1}、34 mg·kg^{-1}、68 mg·kg^{-1}，每组60只，分别于给药前（0 d）及给药后15 d、30 d、60 d、90 d测定各组血钾、心电图及心功能指标，并采用HE染色法观察大鼠心肌组织的病理变化，研究结果表明雷公藤提取物连续灌胃给药90 d后，17 mg·kg^{-1}剂量对大鼠心脏无明显毒性作用，34 mg·kg^{-1}、68 mg·kg^{-1}剂量对大鼠心脏有毒性，且高剂量毒性作用更为明显。王辉等[73]的研究结果表明，雷公藤衍生物在剂量为2 mg·kg^{-1}、4 mg·kg^{-1}时，给药4周后，大鼠脾脏明显增大，髓外造血比对照组明显增强；4 mg·kg^{-1}组胸腺的绝对重量和脏器系数均比对照组小，但其病理组织学检查未见异常。经4周恢复期后未见延迟毒性反应；雄性大鼠剂量4 mg·kg^{-1}、8 mg·kg^{-1}，给药后4周后，反应与雌性大鼠相似，主要为脾脏增大和胸腺缩小，但组织学检查未见明显异常，未见延迟毒性反应。张武等[74]用雷公藤甲素20 μg·kg^{-1}，对大鼠连续灌胃7周后处死，发现大鼠心肌组织左心室心肌间质扩张充血，有灶性出血，电镜下可见雷公藤甲素组心肌有水肿、少数线粒体肿胀、嵴突破坏、肌质网扩张，表明心肌对雷公藤甲素具有较高的敏感性，较长期服用雷公藤甲素对大鼠心肌具有毒性作用。

文献报道雷公藤的毒性作用主要以肝、肾毒性为主，同时还有生殖系统毒性、心脏毒性和免疫毒性，但上述毒性均未见延迟性毒性。而雷公藤临床研究结果表明[75,76]，在雷公藤毒性作用方面，骨髓及造血系统不良反应、消化系统不良反应比例最高，分别占16.9%和12.3%；肾脏损害和皮肤损害不良反应其次，均占10%左右；生殖系统和心脏损伤不良反应排第三，分别占6.1%和7.2%；肝脏损伤比例最小，占4.6%。可见临床关于雷公藤不良反应的报道和临床前动物研究结果存在少许差异。为此，国家“973”项目“有毒中药雷公藤配伍减毒的研究”的“雷公藤系统毒性研究”对雷公藤最常用的木质部水提物进行了系统的长期毒性研究，研究结果表明（具体结果见本书第六章第二节），雷公藤木质部水提物对SD大鼠连续60 d灌胃给药，能引起动物免疫器官（脾脏、胸腺）、消化器官（十二指肠、空肠）、生殖器官（雄性睾丸、附睾，雌性子宫、卵巢）明显的毒性反应。以上变化均与雷公藤木质部有明显剂量关系，对胸腺、十二指肠、空肠的损伤均可完全恢复；对脾脏的损伤有一定程度的恢复；对睾丸、附睾、子宫、卵巢的损伤未见明显恢复，且随着给药时间延长，损伤越明显，有一定的蓄积反应。本课题研究结果表明，雷公藤以临床最常用的给药剂型（水煎）连续给药60 d对大鼠造成的损伤主要以消化系统、免疫系统、生殖系统和造血系统为主，肝、肾功能未见明显损伤，消化系统、造血系统和免疫系统损伤可全部或部分恢复，但生殖系统的损失几乎为不可逆。该结果与临床报道更接近，由此可推断，雷公藤及其制剂长期应用产生的毒性应该以消化系统、造血系统、免疫系统和生殖系统毒性为主。由于生殖系统损伤可能为不可逆，因此，提示临床应用雷公藤及其制剂时应充分考虑患者是否有生育需求，避免出现不必要的损失。

第五节　上市产品及其研究比较

目前，以在国家药品监督管理局注册为准，雷公藤共有23个企业注册生产雷公藤相关产品，主要有雷公藤片、雷公藤内酯片、雷公藤多苷片、雷公藤双层片、雷公藤提取物、雷公藤总萜片、雷公藤内酯软膏、雷公藤原料药等。

雷公藤片、雷公藤双层片均以雷公藤甲素为主要有效成分。雷公藤片每片含雷公藤甲素33 μg，雷公藤双层片每片含雷公藤甲素50 μg，临床上主要用于治疗风湿性关节炎和类风湿性关节炎。雷公藤多苷片以雷公藤多苷为主要有效成分，规格一般均为每片10 mg，可祛风解毒、除湿消肿、舒筋通络，有抗炎、抑制细胞免疫和体液免疫等作用，用于风湿热瘀、毒邪阻滞所致的类风湿性关节炎、肾病综合征、贝赫切特综合征（白塞病）、麻风反应、自身免疫性肝炎等。雷公藤提取物和雷公藤内酯多为出售的原料药。雷公藤总萜片主要成分为雷公藤内酯醇，每片含量为20 mg，具有祛风除湿、舒筋活络、消肿止痛的作用，临床用于寒湿侵袭、瘀血阴络引起的关节肿痛、屈伸不利、畏寒肢冷、遇寒加重、腰膝无力、寒热交错等症，以及类风湿性关节炎见有上述症候者。雷公藤内酯软膏主要成分为雷公藤内酯，含量为20 $\mu g \cdot g^{-1}$软膏，主要用于治疗银屑病。雷公藤相关制剂生药学、化学成分、药理作用和毒性情况在本书第二章至第五章进行了详细论述，本章也对其相关研究内容进行了总结。以下主要叙述昆明山海棠相关制剂的研究情况。

目前共有30家企业生产昆明山海棠相关药品。单用制剂主要为昆明山海棠片，具有祛风除湿、舒筋活络、清热解毒的功效，临床主要用于治疗类风湿性关节炎、红斑狼疮。昆明山海棠的复方制剂中，市场销售量最大的为昆仙胶囊，昆仙胶囊是由广州白云山陈李济药厂有限公司（简称“陈李济公司”）与四川省中药研究所共同研制，现由陈李济公司独家生产的抗风湿新药，为目前唯一治疗类风湿关节炎（rheumatoid arthritis，RA）等风湿病的纯中药制剂。该药于1976年开始进行基础研究，通过数十种配方的药效学和毒理学及临床的筛选对比，遴选出现在的昆仙胶囊产品，为“九・五”国家重点科技攻关项目。昆仙胶囊由昆明山海棠、淫羊藿、枸杞子和菟丝子四味中药配伍组成。昆明山海棠主归肝、脾二经，行十二经络，具有续筋接骨、暖筋止痛、祛瘀通络之功效，主治骨折、骨痛、跌打损伤、风湿疼痛、麻木不仁、瘫痪痿软、湿气流痰及妇人血寒腹痛。淫羊藿为臣药，具有活血和温补肾阳功效。菟丝子、枸杞子为方中的佐药、使药，具有滋补肝肾的作用，可以拮抗昆明山海棠的生殖毒性。昆仙胶囊具有补肾通络、祛风除湿的功能，主治类风湿关节炎属风湿痹阻兼肾虚证，症见关节肿胀疼痛、屈伸不利、晨僵、关节压痛、关节喜暖畏寒、腰膝酸软、舌质淡、苔白、脉沉细。近年来，为增强昆仙胶囊的药效学作用、降低不良反应，陈李济公司采用了罐组逆流提取、大孔吸附树脂分离纯化技术，提高了药品研发的质量标准，在临床疗效/毒性比方面，处于目前同类中西药领先水平。目前，昆仙胶囊获得了中国、美国、加拿大、澳大利亚、欧盟、日本、俄罗斯及韩国等国际专利。以下对昆仙胶囊药效学、毒性学研究结果和临床应用情况做一简述。

一、药效学研究结果

（1）免疫抑制作用。陈东辉等[77-79]的研究结果表明，昆仙胶囊可显著抑制大鼠佐剂性关节炎的原发和继发性损伤（即非特异性炎症及免疫性炎性损伤），明显减轻关节肿胀及关节炎滑膜和软骨改变；明显抑制2，4-二硝基氟苯所致小鼠耳迟发型超敏反应，表明昆仙胶囊对Ⅲ、Ⅳ型变态反应有较强的抑制作用，同时还能明显抑制小鼠溶血素抗体生成。

（2）细胞因子拮抗作用。昆仙胶囊对于免疫活性T细胞，可显著抑制正常小鼠$CD4^+$、$CD8^+$细胞，尤以对$CD4^+$细胞较敏感，对$CD4^+/CD8^+$比值无明显影响；对NK细胞及巨噬细胞活性有显著抑制作用。对于小鼠巨噬细胞、脾细胞生成IL-1、IL-2、IL-6及TNF的活性，也有显著抑制作用。

（3）抗炎、镇痛作用。能明显抑制醋酸所致小鼠腹腔毛细血管通透性亢进，抑制巴豆油所致小鼠耳肿胀，抑制鹿角菜胶所致小鼠胸膜炎及大鼠羧甲基纤维素囊中白细胞的聚集，对醋酸所致小鼠扭体反应也有明显抑制作用。

二、安全性评价研究结果

（一）急性毒性

昆仙胶囊对NIH小鼠单次灌胃给药的LD_{50}为3.7 $g \cdot kg^{-1}$（123.21 $g \cdot kg^{-1}$），95% CI为3.3～4.3 $g \cdot kg^{-1}$（109.89～143.19 $g \cdot kg^{-1}$）。给药后能引起动物自主活动减少、竖毛、闭眼、俯卧等症状；引起动物体重、摄食量减少，后逐渐恢复。死亡动物大体观察及组织学检查为胃、肠（十二指肠、空肠、回肠）黏膜层细胞坏死脱落性及出血性变化。未死亡动物于给药后15 d剖检，大体检查未见明显眼观变化。组织学检查可见个别动物脾脏脾窦内淋巴细胞数量稍增多，雄性动物附睾管内未见成熟精子，雌性动物子宫内膜轻度增生及卵巢个别原始卵母细胞空化现象。这提示昆仙胶囊能引起NIH小鼠胃肠损伤，导致动物死亡，且对免疫系统有毒副作用，对生殖系统可能有潜在毒副作用。

小鼠灌胃昆明山海棠根水提物LD_{50}为0.7 $g \cdot kg^{-1}$（44.38 g生药$\cdot kg^{-1}$），95% CI为0.6～0.7 $g \cdot kg^{-1}$（38.58～44.38 g生药$\cdot kg^{-1}$），给药后能引起动物活动减少、闭眼、呼吸加深、俯卧等中毒症状；死亡动物大体观察及组织学检查为胃、肠（十二指肠、空肠、回肠）黏膜层细胞坏死脱落性及出血性变化。

急性毒性研究结果显示，昆明山海棠和昆仙胶囊对小鼠造成的急性损伤情况相似，均以消化系统、免疫系统和生殖系统损伤为主，表明二者产生毒性的物质基础应该相近。昆仙胶囊成人临床用药剂量为60 g生药/天，昆明山海棠成人临床用药剂量为20 g生药/天，急性毒性研究结果表明昆仙胶囊和昆明山海棠小鼠LD_{50}分别为123.21 $g \cdot kg^{-1}$、44.38 $g \cdot kg^{-1}$，结合二者临床用量初步推算二者LD_{50}相近，表明昆明山海棠经过淫羊藿

等药物配伍后对其急性毒性的减弱作用不明显。

（二）长期毒性

为考察昆仙胶囊与昆明山海棠、雷公藤多苷长期应用后的毒性情况，比较三者长期应用后毒性情况的差异，实验设雷公藤多苷低、中、高剂量组，昆明山海棠最低、低、中、高剂量组，昆仙胶囊最低、低、中、高剂量组与空白对照组，每组120只动物，雌雄各半，灌胃给药，每天1次，连续90 d，昆明山海棠剂量设定为0.895 g生药·kg^{-1}、1.79 g生药·kg^{-1}、7.18 g生药·kg^{-1}、17.94 g生药·kg^{-1}，按体表面积计为人临床拟用量0.5倍、1倍、4倍、10倍，昆仙胶囊剂量设定为2.7 g生药·kg^{-1}、5.4 g生药·kg^{-1}、21.6 g生药·kg^{-1}、54 g生药·kg^{-1}，按体表面积计为人临床拟用量0.5倍、1倍、4倍、10倍。给药7 d、15 d、30 d、60 d、90 d、120 d后分别处死部分动物，进行尿常规、血液学、血液生化学、骨髓、大体解剖及病理组织学检查。研究结果表明：①昆仙胶囊无毒理学意义剂量低于2.7 g生药·kg^{-1}。昆仙胶囊在剂量为2.7 g·kg^{-1}、5.4 g·kg^{-1}、21.6 g·kg^{-1}、54 g·kg^{-1}时均可对SD大鼠的胸腺、十二指肠、空肠、卵巢、子宫、睾丸、附睾产生明显的毒性作用；昆仙胶囊中、高剂量引起雌性动物总蛋白（TP）、白蛋白（ALB）、白蛋白/球蛋白比值（A/G）降低，引起雌性动物总胆固醇（TCHO）升高，同期的肝功能、肾功能指标及病理组织学检查未见异常，产生原因不明。昆仙胶囊高剂量还可引起雄性SD大鼠给药期体重增长缓慢，引起雌性动物白细胞数（WBC）、淋巴细胞数（LYMPH）、淋巴细胞比率（LYMPH%）、血小板数（PLT）、血小板压积（PCT%）升高，红细胞数以及相关红系指标的下降，骨髓无核细胞比例降低，提示骨髓造血功能降低。昆仙胶囊有明显的免疫抑制作用及骨髓抑制作用，出现红细胞及红系相关指标的减少、骨髓无核细胞比例下降等毒性反应，且动物免疫器官（脾脏、胸腺）有明显的毒性反应。昆仙胶囊的毒性反应存在明显的性别差异，雌性动物发生病变的程度及数量明显重于或多于雄性动物。②昆明山海棠提取物无毒理学意义剂量低于0.895 g·kg^{-1}。昆明山海棠提取物在剂量为0.895 g·kg^{-1}、1.79 g·kg^{-1}、7.18 g·kg^{-1}、17.94 g·kg^{-1}时均可对SD大鼠的胸腺、十二指肠、空肠、卵巢、子宫、睾丸、附睾产生明显的毒性作用，引起雄性动物体重在给药期增长缓慢；昆明山海棠提取物中、高剂量还可引起雌性动物血液红系指标的下降，高剂量引起骨髓无核细胞比例一过性降低，提示骨髓造血功能降低。昆明山海棠提取物中、高剂量引起雌性动物TP、ALB、A/G的降低，TCHO升高，高剂量引起雄性动物TP、ALB、A/G的降低，高剂量引起雌性动物TG升高，同期的肝、肾功能指标及病理组织学检查未见异常，产生原因不明。昆明山海棠提取物有明显的免疫抑制作用及骨髓抑制作用，出现红细胞及红系相关指标的下降、骨髓无核细胞比例下降等毒性反应，且动物免疫器官（脾脏、胸腺）有明显的毒性反应。昆明山海棠提取物的毒性反应存在明显的性别差异，雌性动物发生病变的程度及数量明显重于或多于雄性动物。③昆仙胶囊、昆明山海棠在等剂量下毒性情况对比结果：在一般状况观察方面，昆仙胶囊 > 昆明山海棠提取物，但差别不明显；在体重、摄食量方面，昆明山海棠提取物 > 昆仙胶囊；在血液学方面，昆仙胶囊 > 昆明山海棠提取物；在血清生化学指标方面，昆明山海棠提取物 > 昆仙胶囊；在脏器质量、脏器系数、脏脑系数方面，昆仙胶囊 > 昆明山海棠提取物；在骨髓象指标方面，昆仙胶

囊 > 昆明山海棠提取物；在病理组织学方面，对免疫器官的毒性，昆仙胶囊 > 昆明山海棠提取物；对消化系统的毒性，昆仙胶囊 > 昆明山海棠提取物；对雄性动物生殖器官的毒性，昆仙胶囊 > 昆明山海棠提取物，对雌性动物生殖器官的毒性，昆仙胶囊 > 昆明山海棠提取物。

对昆仙胶囊、昆明山海棠提取物急性毒性和长期毒性研究结果表明，昆仙胶囊、昆明山海棠提取物长期给药后对大鼠均产生了一定的毒性，毒性反应相似，均出现了造血系统、免疫系统、消化系统、生殖系统等毒性反应，表明二者的毒性物质基础应该比较接近。综合比较昆仙胶囊、昆明山海棠大鼠长期毒性研究结果，昆仙胶囊在消化系统、免疫系统、造血系统方面的毒副作用小于昆明山海棠，表明经过配伍后降低了昆明山海棠的毒性作用。研究结果还表明，昆仙胶囊综合比较毒性反应弱于昆明山海棠，但其还是存在上述毒性，临床应用时应充分考虑用药患者的综合情况，如患者是否有生育需求、是否存在造血功能低下等。

三、昆仙胶囊临床研究结果

根据国家药品监督管理局关于昆仙胶囊临床研究批件要求，按美国类风湿关节炎标准，陈李济公司采用双盲双模拟、阳性药平行对照、多中心的临床研究方法，在北京、上海、广州、成都、武汉、西安等地医院完成治疗 RA 的Ⅰ期、Ⅱ期、Ⅲ期共 846 例的新药临床研究。

根据昆仙胶囊非临床研究和临床预试性研究结果，Ⅰ期临床试验分别对自愿受试者进行了单次给药研究与为期 1 月的连续给药研究。单次给药无明显不良反应。连续给药研究中，受试者全部顺利完成给药，各项安全性指标均未出现有临床意义的异常。对 $CD3^{+}$、$CD4^{+}$、$CD8^{+}$ 及 $CD4^{+}/CD8^{+}$、IgG、IgA 等免疫学指标进行了服药前后的检测，结果尚未见有临床意义的改变。另对男性受试者精子密度、精子活率、生精细胞及女性受试者月经情况于服药前后进行了观察，也未见有明显改变。

在Ⅰ期临床试验基础上进行了Ⅱ期治疗 RA 患者临床试验，采用阳性药对照、双盲、双模拟、多中心原则，该试验对 288 例 RA 患者进行治疗观察，治疗分 2 粒/次及 3 粒/次两种剂量组，以市售昆明山海棠片为对照，治疗时间为 3 个月。结果表明，2 粒/次组疗效与阳性对照药昆明山海棠片相当，3 粒/次组疗效则明显优于昆明山海棠片及昆仙胶囊 2 粒/次组。昆仙胶囊对 RA 患者疗效明显，主要表现为晨僵时间缩短、关节肿胀数减少、关节压痛数减少、疼痛水平下降。试验中主要不良反应为消化道症状，其次为肝、肾生化指数升高，再次为月经紊乱。Ⅱ期临床试验结果表明：①昆仙胶囊无论 2 粒/次或 3 粒/次，以及常规剂量的昆明山海棠片对类风湿性关节炎患者均有确切疗效，二者临床不良反应与雷公藤类制剂相关报告相比明显为轻，均未出现较重的不良反应表现，患者耐受性良好。②昆仙胶囊 3 粒/次组疗效明显优于 2 粒/次组及对照组昆明山海棠片，而不良反应却未见有明显增多、增强。③在本试验所用剂量和治疗期间内，昆仙胶囊和昆明山海棠片临床不良反应主要表现为胃肠道不适，少见肝、肾损伤及月经紊乱。昆仙胶囊与昆明山海棠相比，后者肝、肾损伤出现率略高。

Ⅲ期临床研究采用随机双盲双模拟、阳性药平行对照、多中心方法，选择符合 RA

诊断标准，且中医辨证为风湿痹阻兼肾虚证的患者共528例进入临床试验，随机分为治疗组和对照组，两组分别予口服昆仙胶囊、昆明山海棠安慰剂和昆明山海棠、昆仙胶囊安慰剂治疗，观察12周，以评价昆仙胶囊治疗类风湿性关节炎（风湿痹阻兼肾虚证）的安全性和有效性。研究结果表明，昆仙胶囊具有祛风除湿、补肾通络的功效，能显著减轻RA患者关节疼痛及关节肿胀、缩短晨僵时间，其疗效明显优于昆明山海棠片。昆仙胶囊还可以降低C反应蛋白、血沉，使类风湿因子转阴，临床有效率达89.7%，具有较好的抗炎、镇痛作用。临床试验中，少数患者出现胃肠道反应，个别患者出现色素沉着与皮疹，偶见肝功能轻度异常及白细胞下降，其不良反应的发生率明显低于文献报道的其他雷公藤制剂。加之昆仙胶囊工艺成熟，质量标准可保证临床疗效及控制毒性，表明昆仙胶囊是一种疗效肯定、毒副作用轻、质量稳定均一的治疗类风湿性关节炎的中药新药，有较好的推广应用前景。

因此，无论是与我国疗效最突出的雷公藤类药物比较，还是与现有的类风湿关节炎治疗药物比较，昆仙胶囊都显示其临床疗效/毒性比处于领先水平。实验研究还表明，昆仙胶囊具有较强的抗类风湿关节炎骨质损伤作用。类风湿关节炎的病理特点是滑膜炎持久、反复发作导致关节内软骨和骨的破坏，关节功能障碍。骨质损伤是类风湿关节炎治疗的难点，它导致约1/10的患者最终手脚关节变形致残。目前类风湿关节炎治疗药对骨质损伤无明显治疗保护作用，或本身还会导致骨丢失造成骨损伤。因此，昆仙胶囊所独具的对关节滑膜的保护作用，将是对目前国际风湿疾病临床治疗难点的一次重大突破。

四、昆仙胶囊临床应用研究结果

路杰等[79]将40例老年RA患者随机分为两组，治疗组予昆仙胶囊联合小剂量氨甲蝶呤（methotrexate，MTX），对照组仅用氨甲蝶呤，治疗24周后结果显示，昆仙胶囊有效率为85%，其在改善老年RA患者关节肿胀、缓解关节压痛、增加双手平均握力、降低血沉（erythrocyte sedimentation rate，ESR）和CRP等指标方面，优于氨甲蝶呤单用治疗，疗效明显，无明显毒副作用。林昌松等[80]将240例轻中度RA患者随机分为3组，分别用昆仙胶囊、MTX和二者联合治疗，治疗12周后结果显示，联合用药组总有效率为88.6%，昆仙胶囊组有效率为73.8%，总有效率为68.4%，昆仙胶囊联合MTX优于二者单独用药疗效，且联合用药可有效缓解轻中度RA患者临床症状，改善活动功能、体征及实验室指标。纪玉亮等[81]将60例确诊为肾虚寒凝型RA患者随机分为2组，治疗组用昆仙胶囊与MTX联合用药，对照组为MTX单独用药。治疗3个月后结果显示，联合用药组的总有效率为96.7%，明显高于MTX单独用药组的76.7%，在改善患者中医证候（如关节疼痛、腰酸背痛、畏寒怕冷等）、实验室指标都明显优于MTX单独用药组，昆仙胶囊联合MTX治疗肾虚寒凝型类风湿关节炎疗效优于单纯西医治疗，并能稳定病情和减少西药的毒副作用。张剑勇等[82]选定160例RA患者，设定昆仙胶囊联合中药治疗组、昆仙胶囊单用组、昆仙胶囊联合MTX组进行疗效比较，入组149例患者，治疗6个月后结果显示，三组皆可显著改善患者关节压痛、关节肿胀、血沉、晨僵时间、患者VAS评分，缓解疾病活动度。但在胃肠道反应及生殖毒性方面，昆仙胶囊联

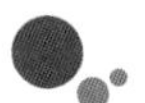

合中药治疗组与昆仙胶囊联合 MTX 组发生率更低。这提示，昆仙胶囊联合中药或联合 MTX 治疗 RA，不仅能提高临床疗效，在减轻毒副作用等方面也有一定的优势。林昌松等[83]对 90 例强直性脊柱炎患者随机分为 3 组，分别用昆仙胶囊、柳氮磺吡啶、两者联合用药进行对照治疗，治疗 12 周后，昆仙胶囊组、柳氮磺吡啶组、两者联合用药组达到 ASAS20 的比例分别为 89%、74%、97%，昆仙胶囊治疗强直性脊柱炎疗效优于柳氮磺吡啶，可以改善夜间疼痛 VAS 评分、血沉、C 反应蛋白和晨僵时间，药物起效时间短，无明显毒副反应发生，说明昆仙胶囊与柳氮磺吡啶联合治疗 AS 更有协同作用。

高明利等[84]对 48 例狼疮性肾炎患者随机分为 2 组，联合用药组以糖皮质激素联用昆仙胶囊治疗，对照组的糖皮质激素单独治疗，治疗 3 个月后，联合用药组总有效率为 87.5%，对照组总有效率为 79.1%，显示加用昆仙胶囊能更显著减低患者 24 h 尿蛋白，疗效优于激素单独使用，说明昆仙胶囊对于治疗狼疮性肾炎患者有一定疗效。高建华等[85]观察 28 例经肾活检确诊的Ⅴ+Ⅳ型 14 例及Ⅴ+Ⅲ型 12 例，且经激素加环磷酰胺方法治疗 1 年以上无效的狼疮性肾炎患者，用昆仙胶囊联合口服泼尼松、他克莫司（FK 506）治疗，疗效主要指标为完全缓解率（定义为尿蛋白 0.4 g/24 h，血清白蛋白≥35 $g \cdot L^{-1}$，血清肌酐正常，无肾外活动），治疗 6 个月后，患者缓解率达 64%，无一例死亡，发生感染用抗生素，感染可控制。结论显示，昆仙胶囊和他克莫司治疗狼疮性肾炎的疗效较好及相对安全。黄成辉等[86]观察 11 例确诊狼疮肾炎患者，之前曾接受包括环磷酰胺（总量 4 g 以上）、糖皮质激素等治疗，蛋白尿仍见复发，在原来激素治疗量不变基础上，停用一切免疫抑制剂，加用昆仙胶囊，结果显示 11 例患者中有 6 例蛋白尿完全缓解（24 h 尿蛋白定量小于 0.3 g）、3 例部分缓解（24 h 尿蛋白定量下降大于基础值 50%，尿蛋白 0.4～2.0 g/24 h）、2 例无效，有效率为 81.8%，1 例患者出现月经周期紊乱的不良反应，提示昆仙胶囊联合激素治疗能有效治疗狼疮肾炎的复发性蛋白尿。

何婷婷[87]将 60 例确诊为阴虚火旺型过敏性紫癜性肾炎的患者随机分为 2 组，对照组采用单纯中药汤剂辨证论治治疗，治疗组在服用中药的基础上加用昆仙胶囊，治疗 2 个月后，昆仙胶囊联合中药总有效率为 96.67%，对照组为 86.67%。中药加用昆仙胶囊组在控制过敏性紫癜性肾炎患者的临床症状，改善患者的实验室检查指标等方面优于中药单用组。秦曼[88]在临床中医辨证基础上，加用昆仙胶囊治疗小儿过敏性紫癜性肾炎，治疗 4 周后，根据患者尿常规中尿蛋白及尿潜血的变化观察临床疗效，结果显示治愈 14 例、显效 18 例、有效 6 例、无效 2 例，总有效率为 95%，认为中医辨证加昆仙胶囊治疗小儿过敏性紫癜性肾炎疗程短、疗效显著。陈婷等[89]将 46 例难治性肾病综合征患者随机分为治疗组（$n=26$）和对照组（$n=20$），治疗组接受昆仙胶囊联合泼尼松治疗，对照组接受大剂量泼尼松治疗，治疗期间定期监测 24 h 尿蛋白、血清白蛋白、肝功能、肾功能、血脂等指标，观察疗效及不良反应。结果显示，治疗组患者的病情总缓解率为 65.40%，明显高于对照组的 35.00%，认为昆仙胶囊联合泼尼松治疗难治性肾病综合征具有较好的疗效，耐受性较好。

纪念[90]将 60 例肾阳亏虚型原发性肾病综合征患者随机分为 2 组，治疗组为泼尼松联合昆仙胶囊，对照组单独给予泼尼松龙，观察治疗前后 24 h 尿蛋白定量、血浆

白蛋白、血脂、尿常规、肝功能、肾功能、血常规等指标，治疗12周后，结果显示昆仙胶囊联合泼尼松治疗总有效率为86.67%，泼尼松龙治疗有效率为66.67%，说明加用昆仙胶囊能显著降低肾阳亏虚型原发性肾病综合征的尿蛋白，改善症状，提高临床疗效。

临床研究及应用显示，昆仙胶囊临床治疗风湿免疫病疗效确切，可发挥明显镇痛抗炎作用，缓解临床患者关节肿痛等症状及改善实验室指标。近些年临床亦用此药治疗肾病，对于肾炎患者改善尿蛋白等指标取得良好效果，临床使用过程中，毒副作用较同类西药低。应用昆仙胶囊复方制剂较昆仙胶囊单味药疗效好，昆仙胶囊配合某些西药可增效减毒，在激素减量过程中发挥了良好的稳定病情作用。但昆仙胶囊的毒性也可能导致不良反应，尤其是生殖毒性，临床上一定要注意指导患者正确合理用药。有些学者正在通过现代生物技术提取昆仙胶囊低毒而高效的成分。相信昆仙胶囊的临床应用价值将会越来越被人们所认识，并得到更深入研究开发，为更多的患者带来福音。

参考文献

[1] 中华本草编委会．中华本草［M］．上海：上海科学技术出版社，1999：4134.

[2] 中华大辞典［M］．上海：上海科学技术出版社，1999：2468－2470.

[3] 中华人民共和国卫生部药典委员会．中国药典2000年版一部［S］．北京：化学工业出版社，2000：494.

[4] 王桂影，黄文华，孙欣光，等．雷公藤化学成分的研究［J］．2009年第八届全国药用植物及植物药学术研讨会论文集：28.

[5] 徐央丽．雷公藤的研究进展［J］．现代中西医结合杂志，2008，17（12）：1941－1942.

[6] 张航行，耿会玲，杨维霞．昆明山海棠的化学成分及药理活性研究进展［J］．动物医学进展，2002，23（6）：42－45.

[7] 万屏，王红兵，王红云，等．昆明山海棠的化学成分、药理作用及临床应用［J］．皮肤病与性病，2000，22（4）：20－21.

[8] 姚逸，杨清林．昆明山海棠的研究概况［J］．时珍国医国药，2001，12（12）：1129－1131.

[9] 林绥，李援朝，樱井信子，等．雷公藤榕碱的结构与分离［J］．药学学报，2002，37（2）：128－130.

[10] 周琳，高飞，孙淑君．雷公藤生物碱的化学成分及杀虫作用研究进展［J］．河南农业科学，2009，1（1）：14－17.

[11] 薛璟，贾晓斌，谭晓斌，等．雷公藤化学成分及其毒性研究进展［J］．中华中医药杂志，2010，25（5）：726－733.

[12] 彭晓云，杨培明．雷公藤化学成分研究［J］．中国天然药物，2004，2（4）：208－211.

[13] 汪云松，黄荣，杨靖华．火把花二萜化学成分研究［J］．中草药，2010，8（41）：1252－1254.

[14] 陈玉，杨光忠，赵松，等. 雷公藤二萜成分研究 [J]. 林产化学和工业，2005，25（2）：35－38.
[15] 张崇璞，吕燮余，马鹏程，等. 雷公藤叶中二萜化合物的研究 [J]. 药学学报，1993，28（2）：110－115.
[16] 林绥，于贤勇，阙慧卿，等. 雷公藤中的二萜内酯类成分 [J]. 药学学报，2005，40（7）：632－635.
[17] 林绥，阙慧卿，彭华毅，等. 雷公藤中二萜内酯类成分的研究（Ⅱ）[J]. 药学学报，2011，46（8）：942－945.
[18] 姚智，高文远，高石喜久，等. 雷公藤中具有抗癌活性的二萜类化合物 [J]. 中草药，2007，38（11）：1603－1606.
[19] 张崇璞，言政，陈沄，等. 雷公藤多苷三萜成分研究 [J]. 中国医学科学院学报，1994，16（6）：466－468.
[20] 杨光忠，郭夫江，李援朝. 雷公藤多苷三萜类成分的研究 [J]. 中国药学杂志，2000，35（1）：51.
[21] 苗抗立，张晓康，董颖. 雷公藤根皮三萜成分研究 [J]. 天然产物研究与开发，1998，12（4）：1－7.
[22] 夏志林，徐榕青，郭舜民，等. 雷公藤茎叶三萜化学成分研究 [J]. 中草药，1995，26（12）：627－628.
[23] 杨光忠，李援朝. 雷公藤抗肿瘤三萜成分的研究 [J]. 林产化学与工业，2006，26（4）：19－22.
[24] 郭夫江，方佩芬，李援朝. 雷公藤三萜成分 [J]. 药学学报，1999，34（3）：210－213.
[25] 张纬江，潘德济，张罗修. 雷公藤三萜成分研究 [J]. 药学学报，1986，21（8）：592－598.
[26] 杨光忠，李春玉，李援朝. 雷公藤新三萜成分的研究 [J]. 有机化学，2006，26（11）：1529－1532.
[27] 林绥，李援朝，樱井信子，等. 雷公藤倍半萜生物碱的分离与结构 [J]. 药学学报，1995，30（7）：513－516.
[28] 林绥，李援朝，樱井信子，等. 雷公藤倍半萜生物碱的研究 [J]. 药学学报，2001，36（2）：116－119.
[29] 林绥，李援朝，樱井信子，等. 雷公藤倍半萜生物碱的研究（Ⅳ）[J]. 植物学报 2001，43（6）：647－649.
[30] 井莉，柯昌强，李希强. 雷公藤中倍半萜生物碱的分离与结构鉴定 [J]. 中国药物化学杂志，2008，18（3）：210－218.
[31] 丁黎，张正行，安登魁. 昆明山海棠茎化学成分的研究Ⅱ [J]. 中国药科大学学报，1991，22（3）：175－176.

[32] 黄耀峰，沈雪松，顾生玖，等．雷公藤和昆明山海棠化学成分相似性分析［J］．安徽农业科学，2009，37（13）：5961－5963．

[33] 王钺，隆长锋．中药昆明山海棠的研究进展［J］．医学综述，2006，12（11）：691－692．

[34] 刘珍珍，赵荣华，邹忠梅．昆明山海棠根皮化学成分的研究［J］．中国中药杂志，2011，36（18）：2503－2506．

[35] 谢富贵，李创军，杨敬芝，等．昆明山海棠根皮化学成分研究［J］．中药材，2012，35（7）：1083－1087．

[36] 刘浩，刘志红，陈朝红，等．雷公藤内酯醇对T淋巴细胞核因子－κB及其抑制分子的影响［J］．南京大学学报（自然科学版），2000，36（5）：603－609．

[37] 邓文龙，聂仁吉，刘家玉，等．昆明山海棠的药理作用研究Ⅰ：抗炎作用及对垂体－肾上腺皮质系统功能的影响［J］．中草药，1981，12（8）：22－26．

[38] 林祥雄，王长征，钱桂生．雷公藤甲素对诱导CD4＋、CD8＋T细胞凋亡的作用［J］．第三军区大学学报，2000，22（2）：139－149．

[39] 唐瑛，王伟莉，郑有顺．山海棠胶囊对大鼠佐剂性关节炎治疗作用的研究［J］．中国中医骨伤科杂志，2000，8（6）：1－9．

[40] 张彦文，范云双，王晓东，等．昆明山海棠中具有免疫抑制活性的二萜化合物［J］．中草药，2007，38（4）：493－496．

[41] 朱晓明，熊汝成，张元芳，等．雷公藤红素对犬肾移植抗排斥疗效的观察［J］．中华器官移植杂志，1996，17（1）：22．

[42] 丁文龙，刘德明，温蔚．雷公藤甲素对异种神经移植后神经再生的影响［J］．解剖学报，1999，30（1）：31－34．

[43] 张覃沐，陈正玉，林晨．雷公藤内酯抗肿瘤作用及小鼠免疫功能的影响［J］．中国药理学报，1981，2（3）：128－131．

[44] National cancer institute developmental therapeutics program［EB/OL］［2004－09－09］．http：//dtp. nci. nih. gov/docs/dtp search. html．

[45] Yang S，Chen J，Guo Z，et al. Triptolide inhibits the growth and metastasis of solid tumors［J］．Molecular cancer therapeutics，2003，2（1）：65．

[46] 曹佳，NUSSE M. 昆明山海棠诱导Jurkat等3个细胞株发生细胞凋亡［J］．科学通报，1999，44（11）：1169－1173．

[47] 刘胜学，曹佳，安辉，等．昆明山海棠对人白血病细胞HPRT位点的影响［J］．第三军医大学学报，1999，21（2）：113－115．

[48] 孙华明，曹佳，NUSSE M. 昆明山海棠诱导Jurkat等三个细胞株微核形成的研究［J］．第三军医大学学报，2001，23（3）：331－333．

[49] 李希发，韩俊清，张郁，等．雷公藤糖浆对人精子体外受精能力影响的研究［J］．北京军区医药，1994，6（5）：332．

[50] 张蜀英．雷公藤导致卵巢早衰2例报告［J］．四川医学，1995，16（3）：19－29．

[51] 卜凡靖，于新果．雷公藤多苷致育龄妇女闭经 11 例分析 [J]. 实用医技杂志，2004，11（2）：138.
[52] 周激文，潘汝能，刘黎闻，等．昆明山海棠对雄性大鼠的抗生育作用初试报告 [J]. 云南医药，1991，12（4）：232－235.
[53] 陈梓璋，胡尧碧，张全梁，等．昆明山海棠提取物对雌雄性大小鼠的抗生育作用 [J]. 中草药，1990，21（9）：24－26.
[54] 陈梓璋，胡尧碧．昆明山海棠提取物对大、小白鼠的抗生育作用及机理初探 [J]. 生殖与避孕，1990，10（4）：47－53.
[55] 王士民，王薏，张珠涛，等．长期服用昆明山海棠对雄性大鼠抗生育作用可逆性的研究 [J]. 江苏医药，1992，18（1）：26－28.
[56] 马明福，蔡敏，李练兵，等．昆明山海棠对人精子染色体的诱变作用研究 [J]. 癌变·畸变·突变，2000，12（2）：90－92.
[57] 马明福，蔡敏，李练兵，等．昆明山海棠诱发人精子与淋巴细胞染色体畸变的比较研究 [J]. 中华医学遗传学杂志，2000，17（4）：297－298.
[58] 唐瑛，邱炜，梁翠微，等．昆明山海棠胶囊遗传毒性及生殖毒性的研究 [J]. 解放军药学学报，2005，21（2）：92－96.
[59] 徐央丽．雷公藤的研究进展 [J]. 现代中西医结合杂志，2008，17（12）：1941－1942.
[60] 姚万仓，高占珍，兰振仓，等．雷公藤药酒抗炎作用研究 [J]. 宁夏医学杂志，2010，32（8）：711－712.
[61] 杨琴，杨桂枝，王蕾，等．雷公藤多苷对佐剂性关节炎模型大鼠的作用 [J]. 四川解剖学杂志，2006，14（1）：11－12.
[62] 张宝恒，王丽英，郑爱真，等．昆明山海棠总碱药理作用研究 [J]. 中草药，1985，16（8）：360.
[63] 周琳，冯俊涛．雷公藤总生物碱对几种昆虫的生物活性 [J]. 植物保护，2007，33（6）：60－64.
[64] LAWRENCE M J，DRESS G. Microemulsion-based media as novel drug delivery systems [J]. Advanced drug delivery reviews，2000，45（1）：89－121.
[65] 邬宏剑，刘成国．雷公藤多苷片治疗糖尿病肾病的机制及安全性探索 [J]. 现代实用医学，2011，23（4）：390－392.
[66] 苗里宁．雷公藤在肾脏疾病治疗中的应用 [J]. 中国实用内科杂志，2008，28（5）：335－337.
[67] 刘明星，董静，杨亚江，等．雷公藤甲素的研究进展 [J]. 中国中药杂志，2005，30（3）：170－174.
[68] 柯清林，呼健，李雪巧，等．雷公藤多苷对 IgA 肾病大鼠免疫调节的实验研究 [J]. 中国康复理论与实践，2005，11（10）：814－815.
[69] 丁虹，吴建元，童静，等．雷公藤甲素急性毒性及其机制研究 [J]. 中药材，2004，27：115－118.

［70］宋必卫，赵维忠，陈志武，等．雷公藤微囊长期毒性的研究［J］．中国药理学通报，1996，12（3）：246－248.

［71］杨军英，杨献光，刘锋瑞，等．雷公藤风湿药酒对大鼠肝肾组织形态学及功能的影响［J］．陕西中医，2010，（11）：1545－1547.

［72］李慧，白静，齐亚娟，等．雷公藤提取物对大鼠心脏长期毒性的影响［J］．中国实验方剂学杂志，2011，17（13）：205－209.

［73］王辉，刘永珍，袁幸菊，等．雷公藤衍生物××对大鼠长期毒性的实验病理研究［J］．毒理学杂志，2005，19（3）：191－192.

［74］张武，朱建华，关伟．雷公藤甲素对大鼠心肌毒性的实验病理学研究［J］．医学研究杂志，2010，39（6）：67－68.

［75］万同己．雷公藤的不良反应［J］．实用临床医学，2005，6（6）：149.

［76］贾春伶．雷公藤不良反应的文献调查与分析［J］．北京中医，2006，25（1）：45－48.

［77］邓文龙，徐嘉红，陈东辉．风湿平对特异性免疫功能的影响［J］．中药药理与临床，2010，26（3）：44－45.

［78］陈东辉，徐嘉红，邓文龙．风湿平对佐剂性关节炎的药效研究［J］．中药药理与临床，2010，26（2）：60－62.

［79］路杰，许勇芝，唐德燊．昆仙胶囊联合氨甲蝶呤治疗老年类风湿关节炎有效性和安全性研究［J］．中药材，2011，34（5）：835－837.

［80］林昌松，王笑丹，徐强，等．昆仙胶囊联合氨甲蝶呤治疗类风湿关节炎疗效观察［C］//中国针灸学会经筋诊治专业委员会．中国针灸学会经筋诊治专业委员会2011年年会论文集：5.

［81］纪玉亮．氨甲蝶呤联合昆仙胶囊治疗肾虚寒凝型类风湿关节炎的临床观察［D］．广州：广州中医药大学，2010.

［82］张剑勇，高建华，孙保东，等．昆仙胶囊联合中药辨证治疗类风湿关节炎的疗效评价［C］//中华中医药学会第十六届全国风湿病学术大会论文集：2012年卷：4.

［83］林昌松，刘明岭，徐强，等．昆仙胶囊治疗强直性脊柱炎疗效观察［J］．新医学，2011（3）：175－178.

［84］高明利，李晓晨，齐庆．昆仙胶囊降低狼疮性肾炎尿蛋白的临床观察［J］．中药材，2010（4）：651－652.

［85］高建华，张剑勇，黄华，等．昆仙胶囊联合和他克莫司治疗狼疮性肾炎的临床观察［C］//中国中西医结合学会风湿病专业委员会．全国第十届中西医结合风湿病学术会议论文汇编：2012年卷：3.

［86］黄成辉，陶怡．昆仙胶囊联合糖皮质激素治疗LN复发性蛋白尿临床观察［C］//中国中西医结合学会风湿病专业委员会．全国第八届中西医结合风湿病学术会议论文汇编：2010年卷：2.

［87］何婷婷．中医辨证加昆仙胶囊治疗过敏性紫癜性肾炎（阴虚火旺型）临床观察

[D].哈尔滨：黑龙江中医药大学，2011.
[88] 秦曼．中医辨证加昆仙胶囊治疗小儿过敏性紫癜性肾炎［J］.中医儿科杂志，2010（6）：33－34.
[89] 陈婷，李海坚，麦伟民．昆仙胶囊联合强的松治疗难治性肾病综合征的临床观察［J］.中药药理与临床，2011（6）：97－99.
[90] 纪念．昆仙胶囊治疗肾阳亏虚型原发性肾病综合征的疗效观察［D］.广州：广州中医药大学，2011.

（杨威　黄远铿　郭健敏　叶祖光　刘伟　李坚　宋慧）

第七章　雷公藤的临床应用

雷公藤最早记载于公元1578年明代李时珍所著的《本草纲目》，可祛风除湿、活血通络、消肿止痛、杀虫排毒[1]，又名黄藤、黄腊藤、菜虫药、红药、断肠草等[2]。古代对雷公藤的记载不甚详细，使用名称混乱，但是共同认识是雷公藤有大毒，在江南、华南地区常被用来杀虫。

第一节　含雷公藤的常见经典方剂与已上市中药制剂

一、含雷公藤的常见经典方剂

（一）雷公藤使用的历史沿革

在明清时期，雷公藤的方剂就有记载，如明代的《人文书院及验房》[3]、《外科活人定本》[4]、《菉竹堂集验方》[5]中收录的“神应万灵膏”就是由雷公藤、香附子、石楠藤等49味药材煎煮浓缩并拌以麝香、樟脑、乳香而成的黑膏药，主治“一切风气肿毒诸病”。到了清代，关于雷公藤的应用更为精细，多为配伍使用或外用，用量极小。例如，《疡医大全》[6]记载以雷公藤、青竹蛇、蜈蚣等21味药材，“共乳极细末，凡一切痈疽大毒，大人每服三分至五分止，小儿一分至二三分止，无灰酒调服，令醉自消”。又如《奇方类编》[7]、《外科方外奇方》[8]记载，以雷公藤5分，加牛舌草根、蚯蚓粪、山槿皮、大枫子肉、防风共6味药材，用陈醋调搽用以治癣。《外治寿世方》[9]记载了用雷公藤3钱和海螵蛸菜油调敷外用治疗坐板疮疥。《救生苦海》（《本草纲目拾遗》[10]引）记载了使用雷公藤5钱并5味药材煎服、加上雷公藤和河白草煎浴的又洗方，内服外用治疗白火丹；雷公藤5钱并4味药材煎服治疗水肿胀。

近现代各地的药物志中也多次记载了对雷公藤的使用[11]，用法更为多样，不仅对入药部位进行了区分，更增加了单味使用的用法，见表7－1。

表 7－1　近现代雷公藤临床应用的记载

出处	药用部位	用法	临床应用
《草药手册》[12]	根、叶	捣烂外敷，半小时后即去	风湿性关节炎
《湖南药物志》[13]	果实	雷公藤果实、公母丁香、乳香、没药各3钱，每服2钱，水泡服	疝气痛
	花	雷公藤花、乌药，研末调擦	腰带疮
	叶	捣烂，搽敷	皮肤发痒
《三明畲族民间医药》[14]	根木质部	3～15 g，猪脚炖服。从小剂量开始逐渐加量，不超过15 g，久煎1～2 h	类风湿
	鲜根二重皮	捣烂，外敷患处	骨折
	根木质部	10 g，文火久煎，加鸡蛋1～2个，炖熟，吃蛋喝汤	慢性风湿痛
《香屯中药手册》[15]	—	外用适量	风湿性关节炎，带状疱疹，皮肤瘙痒，蛇伤
《福建药物志》[16]	—	研末浸酒，将患指深入浸之	手指瘰疽

明清时期，雷公藤大多外用且为配伍使用，到了近代，开始将花、叶、茎、根等单味使用，口服应用越来越广，这可能是临床毒性和不良反应高发的原因之一。临床上，雷公藤单药、组成中药复方或联合其他药物应用具有一定的疗效[17]，广泛用于治疗类风湿性关节炎[18]、红斑狼疮[18]、银屑病[19]、肾小球肾炎[20]等疾病。随着药物安全性研究的不断发展，雷公藤的不良反应已成为其临床用药中面临的重大挑战。雷公藤化学成分复杂，目前已从中分离出200多种物质成分，主要是生物碱类、二萜类、三萜类、倍半萜类等[21]。研究表明，其毒性强弱程度依次为二萜类（雷公藤甲素）>生物碱类>三萜类>苷类[22]。杨春欣等[23]研究发现雷公藤根部的雷公藤甲素含量为最高，其不同部分的雷公藤甲素含量从高到低依次为全根>根皮>去皮根>茎>叶，叶中含量最低，只有全根的11%。雷公藤的毒性物质基础是产生毒性和不良反应的本质原因。

（二）雷公藤药材的地方标准

《中国药典》2020版未收载雷公藤药材及其制剂。雷公藤的中药材标准未有国家标准颁布，地方标准中的入药部位均为地下部分。对地方药材标准进行分析发现雷公藤的日服用量范围较广，为1～25 g，大部分雷公藤药材的日服用量小于9 g，功能与主治包括祛风除湿、活血通络、杀虫解毒等，用于免疫系统、肾脏及皮肤疾病等的治疗，使用注意中提示了“禁用”“慎用”“皮部及非药用部位毒性大”等信息，见表7－2。

表 7－2　雷公藤药材地方标准

药材标准	日服生药量	功能与主治	注意
《山东省中药材标准》（2012 年版）[24]	10～12 g	祛风除湿，活血通络，消肿止痛，杀虫解毒。用于治疗类风湿性关节炎、风湿性关节炎、肾小球肾炎、肾病综合征、红斑狼疮、银屑病、麻风病、疥疮、顽癣等	本品有大毒，内服宜慎。凡有心、肝、肾器质性病变，白细胞减少者慎服；孕妇禁服
《湖南省中药材标准》（2009 年版）[25]	3 g；除尽外皮者 15～25 g	祛风除湿，活血通络，消肿止痛，杀虫解毒。用于治疗类风湿性关节炎、风湿性关节炎、肾小球肾炎、肾病综合征、红斑狼疮、口眼干燥综合征、白塞病、湿疹、银屑病、麻风病、疥疮、顽癣等	本品有大毒，在医师指导下使用，白细胞减少者慎服，孕妇禁服
《湖北省中药材标准》（2009 年版）[26]	1～5 g	祛风除湿，活血通络，消肿止痛，杀虫解毒。用于治疗类风湿性关节炎、风湿性关节炎、肾小球肾炎、肾病综合征、红斑狼疮、口眼干燥综合征、白塞病、湿疹、银屑病、麻风病、疥疮、顽癣等	孕妇忌用，肝、胃病及白细胞减少者慎用
《甘肃省中药炮制规范》（2009 年版）[27]	通常作制剂原料用，或遵医嘱	祛风，解毒，杀虫。用于治疗风湿性关节炎、皮肤发痒、湿疹、银屑病、麻风病、疥疮、顽癣等	凡有心、肝、肾器质性病变，白细胞减少者慎服；孕妇禁服
《福建省中药材标准》（2006 年版）[28]	外用	杀虫，消炎，解毒。用于治疗类风湿关节炎、皮肤发痒、腰带疮、麻风等	无
《上海市中药材标准》（1994 年版）[29]	4.5～9.0 g	本品具有较强的非特异性抗炎和以免疫抑制为主要方式的作用。适用于以免疫因素为主要发病机制的疾病，如类风湿性关节炎、肾病综合征、麻风反应等；此外，也适用于一些急性炎性反应性皮肤病，如血管炎性皮肤病及一些自身免疫性疾病，如系统性红斑性狼疮、白塞病	本品有毒，不可多服。心、肝、肾、胃有疾患者及严重贫血者、孕妇、哺乳期妇女不宜服用

续表 7－2

药材标准	日服生药量	功能与主治	注意
《上海市中药饮片炮制规范》(2018 年版)[30]	4.5～9.0 g	杀虫，消炎，解毒。用于治疗类风湿关节炎、白塞病、麻风反应、急性炎性、反应性皮肤病及自身免疫性疾病	本品有毒，内服宜慎。心、肝、肾、胃有疾患者及严重贫血、孕妇、乳期妇女等不宜服用
《安徽省中药饮片炮制规范》(2019 年版)[31]	10～25 g	祛风除湿，舒经活血，杀虫解毒。用于治疗类风湿性关节炎、狼疮性肾炎、皮肤病	孕妇禁用。本品有大毒，皮部毒性更大，务必除尽
《天津市中药饮片炮制规范》(2018 年版)[32]	1.5～4.5 g	祛风除湿，活血通经，消肿止痛，杀虫解毒。用于治疗风湿顽癣、麻风顽癣、湿疹、皮疹、疔疮肿毒等	在医师指导下使用，孕妇禁用
《浙江省中药饮片炮制规范》(2015 年版)[33]	6～9 g	祛风湿，通络止痛。用于治疗类风湿关节炎、慢性关节痛、系统性红斑狼疮	本品有毒，皮部及茎、叶毒性尤其大，应除净皮部及相应的非药用部位。使用时需严格遵医嘱，不可过量；酒剂、酊剂用量应偏小；孕妇禁用
《江苏省中药饮片炮制规范》(2002 年版)[34]	遵医嘱	祛风除湿，舒经活血，杀虫解毒。用于治疗类风湿性关节炎、狼疮性肾炎、皮肤病	本品有大毒，皮部毒更大，务必除尽。内服宜久煎，孕妇禁用

二、含雷公藤的已上市中药制剂

由于缺乏完整的官方数据库，通过检索《中国药典》2020 年版、《中华人民共和国卫生部药品标准中药成方制剂》1～20 册、《国家中成药标准汇编——中成药地方标准上升国家标准》、国家药品监管平台、国家药品审评系统和药智网等标准和数据库，梳理总结了已上市的含雷公藤产品共 9 种。其中，6 种为雷公藤单方制剂，分别为雷公藤片、雷公藤多苷片、雷公藤总萜片、雷公藤双层片和雷公藤内酯软膏；3 种中药复方制剂，分别为桂龙药膏、桂龙药酒和金关片。以能查询到的最新信息为准，将相关基本信息梳理总结为表 7－3 和表 7－4。

表 7－3 已上市的雷公藤单味制剂基本信息

基本信息	雷公藤片	雷公藤多苷片	雷公藤总萜片	雷公藤内酯软膏	雷公藤双层片
上市时间	1989 年	1984 年	2002 年	1996 年	2001 年
有效生产企业	1 个	12 个	1 个	1 个	1 个
生产情况	在生产	在生产	未生产	未生产	未生产
处方	雷公藤提取物	雷公藤总苷	雷公藤提取物	雷公藤内酯	雷公藤提取物
功能主治	具有抗炎及免疫抑制作用。用于治疗类风湿关节炎	祛风解毒，除湿消肿，舒筋通络。有抗炎及抑制细胞免疫和体液免疫等作用。用于风湿热瘀、毒邪阻滞所致的类风湿性关节炎、肾病综合征、白塞病、麻风反应、自身免疫性肝炎等	祛风除湿，舒筋活络，消肿止痛。用于寒湿侵袭、瘀血阻络引起的关节肿痛、屈伸不利、畏寒肢冷、遇寒加重、腰膝无力、或寒热交错等症，类风湿性关节炎见有上述症候者	治疗银屑病（牛皮癣）	祛风除湿，舒筋活络，消肿止痛。用于寒热错杂、瘀血阻络型痹病、症见关节肿痛、屈伸不利、晨僵、关节变性、活动受限，类风湿性关节炎见有上述证候者
用法用量	口服，一次 2 片，一日 3 次	口服，按千克体重每日 1.0 ～ 1.5 mg，分 3 次饭后服用，或遵医嘱	口服，一次 2 片，每日 3 次	外用，涂患处，每日 2 ～ 3 次	本品应在医生追随观察下使用。口服，每次 2 片，每日 3 次。早餐及晚餐后即刻服用
不良反应	（1）消化系统：口干、恶心、呕吐、乏力、食欲不振、腹胀、腹泻、黄疸、转氨酶升高；严重者可出现急性中毒性肝损伤、胃出血。 （2）血液系统：白细胞、血小板下降；严重者可出现粒细胞缺乏和全血细胞减少。 （3）泌尿系统：少尿或多尿、水肿、肾功能异常等肾脏损害；严重者可出现急性肾功能衰竭。 （4）心血管系统：心悸、胸闷、心律失常、血压升高或下降、心电图异常。 （5）生殖、内分泌系统：女子月经紊乱、月经量少或闭经；男子精子数量减少、活力下降。 （6）神经系统：头昏、头晕、嗜睡、失眠、神经炎、复视。 （7）其他：皮疹、瘙痒、脱发、面部色素沉着				

续表 7－3

基本信息	雷公藤片	雷公藤多苷片	雷公藤总萜片	雷公藤内酯软膏	雷公藤双层片
禁忌	（1）儿童、育龄期有孕育要求者、孕妇和哺乳期妇女禁用。 （2）心、肝、肾功能不全者禁用；严重贫血、白细胞和血小板降低者禁用。 （3）胃、十二指肠溃疡活动期等有胃脘痛症状者禁用。 （4）严重心律失常者禁用				
注意事项	（1）本品在医生指导下严格按照说明书规定剂量用药、不可超量使用，宜在饭后服用。 （2）用药期间应注意定期随诊并检查血、尿常规及心电图和肝肾功能，必要时停药并给予相应处理。 （3）连续用药一般不宜超过 3 个月。如继续用药，应由医生根据患者病情及质量需要决定				

表 7－4　含雷公藤的已上市中药复方制剂的基本信息

基本信息	桂龙药膏	桂龙药酒	金关片
上市时间	1982 年	1983 年	1992 年
有效生产企业	2 个	2 个	1 个
生产情况	在生产	在生产	未生产
处方	菝葜、白芷、川芎、大芦、当归藤、杜仲、高山龙、黑老虎、黄精、榼藤子仁、老鸦嘴、雷公藤、牛大力、千斤拔、青藤、肉桂叶、三爪龙、砂仁、山甘草、狮子尾、首乌藤、四方藤、土茯苓、土生地、万筋藤、温姜、五指毛桃、玉郎伞	菝葜、白芷、川芎、大芦、当归藤、杜仲、高山龙、黑老虎、黄精、榼藤子仁、老鸦嘴、雷公藤、牛大力、千斤拔、青藤、肉桂叶、三爪龙、砂仁、山甘草、狮子尾、首乌藤、四方藤、土茯苓、土生地、万筋藤、温姜、五指毛桃、玉郎伞	雷公藤、续断、山药、细辛、附子（制）、茯苓、桑枝、桂枝、鹿角霜、秦艽、丹参、枸杞子、牛膝、鸡血藤、黄精、淫羊藿、薏苡仁、黄芪

续表 7－4

基本信息	桂龙药膏	桂龙药酒	金关片
功能主治	祛风除湿，舒筋活络，温肾补血。用于风湿骨痛、慢性腰腿痛、肾阳不足及气血亏虚引起的贫血、失眠多梦、气短、心悸、多汗、厌食、腹胀、尿频等症	祛风除湿，舒筋活络，温肾补血。用于风湿骨痛、慢性腰腿痛、肾阳不足及气血亏虚引起的贫血、失眠多梦、气短、心悸、多汗、厌食、腹胀、尿频等症	补益肝肾，祛寒止痛，活血通络。主治肝肾不足、寒湿凝聚、瘀血阻络之顽痹。症见屈伸不利、久痛不已、遇寒加重、畏寒肢冷，腰膝酸软、气短、倦怠、舌质淡或暗红、或有瘀斑、苔白、脉弦细或弦紧等。适用于类风湿性关节炎、强直性脊柱炎见有上述证候者
用法用量	口服，每次 5 g，每日 2 次。冲酒或开水溶解后服用	口服，每次 40 ～ 50 mL，每日 2 次	口服，每次 4 片，每日 3 次
不良反应	尚不明确	尚不明确	（1）消化系统：口干、恶心、呕吐、乏力、食欲不振、腹胀、腹泻、黄疸、转氨酶升高；严重者可出现急性中毒性肝损伤、胃出血。 （2）血液系统：白细胞、血小板下降；严重者可出现粒细胞缺乏和全血细胞减少。 （3）泌尿系统：少尿或多尿、水肿、肾功能异常等肾脏损害；严重者可出现急性肾功能衰竭。 （4）心血管系统：心悸、胸闷、心律失常、血压升高或下降、心电图异常。 （5）生殖系统、内分泌系统：女子月经紊乱、月经量少或闭经；男子精子数量减少、活力下降。 （6）神经系统：头昏、头晕、嗜睡、失眠、神经炎、复视。 （7）其他：皮疹、瘙痒、脱发、面部色素沉着

续表 7－4

基本信息	桂龙药膏/药酒	桂龙药酒	金关片
禁忌	孕妇及小儿忌用	感冒发热者忌服	(1) 儿童、育龄期有孕育要求者、孕妇和哺乳期妇女禁用。 (2) 心、肝、肾功能不全者禁用；严重贫血、白细胞和血小板降低者禁用。 (3) 胃、十二指肠溃疡活动期等有胃脘痛症状者禁用。 (4) 严重心律失常者禁用
注意事项	(1) 忌辛辣、生冷、油腻食物。 (2) 凡脾胃虚弱，食入难化，呕吐泄泻，腹胀便溏，咳嗽痰多者不宜服用。 (3) 不宜和感冒类药同时服用。感冒发热者勿服。 (4) 高血压、糖尿病患者或正在接受其他药物治疗的患者应在医师指导下服用。 (5) 按照用法用量服用，年老者应在医师指导下服用。 (6) 服药期间出现食欲不振、恶心呕吐、腹胀便溏者应去医院就诊。 (7) 对本品过敏者禁用，过敏体质者慎用。 (8) 本品性状发生改变时禁止使用。 (9) 儿童必须在成人的监护下使用。 (10) 请将本品放在儿童不能接触的地方。 (11) 如正在使用其他药品，使用本品前请咨询医师或药师	尚不明确。请仔细阅读说明书并遵医嘱使用	(1) 本品在医生指导下严格按照说明书规定剂量用药、不可超量使用，宜在饭后服用。 (2) 用药期间应注意定期随诊并检查血常规、尿常规及心电图和肝肾功能，必要时停药并给予相应处理。 (3) 连续用药一般不宜超过3个月。如继续用药，应由医生根据患者病情及质量需要决定

以上产品均为2002年前上市，适应证涉及类风湿关节炎、强直性脊柱炎、银屑病（牛皮癣）、肾病综合征、白塞病、麻风反应、自身免疫性肝炎等，与药材的适应证相似；除桂龙药膏为非处方药外，其余均为处方药；6个品种为独家生产，占比66.7%；4个品种在生产，5个品种处于停产状态；除雷公藤内酯软膏按化学药品批准文号管理外，其余均按中药批准文号管理；仅雷公藤多苷片根据体重计算用量；除金关片外，其余8个品种的说明书中未涉及“临床试验”项；除雷公藤双层片外，其余8个品种的说明书中未涉及毒理试验的相关内容。

雷公藤双层片的说明书中毒理内容为：小鼠灌胃的 LD_{50} 为 529 μg（雷公藤甲素）· kg^{-1}，95% *CI* 为 628.9～446.5 μg · kg^{-1}。本品动物试验表明安全范围小，药效有效量与中毒剂量难以分开。长期毒性试验，犬喂饲 40 μg · kg^{-1} 和 30 μg · kg^{-1} 雷公藤甲素，可使体重减轻和增重停滞，行动迟缓，肝、肾、心、睾丸、前列腺等组织出现病理损害，胃肠道显示刺激性改变，卵巢内成熟卵泡少于闭锁卵泡，并伴有 ALT 和 AST 升高。停药后 30 d，除睾丸的生精细胞病损部分未恢复外，其余组织均正常或接近正常。另外，40 μg（雷公藤甲素）· kg^{-1}，灌胃给药，可引起孕鼠活胎减少和死胎数增加。

此外，国家药品不良反应监测中心于 2012 年公布的《药品不良反应信息通报》中提醒关注雷公藤制剂的用药安全，自 2004 年 1 月到 2011 年 9 月，共收集到雷公藤 839 例不良反应事件，其中 73 例严重病例，严重不良反应主要为药物性肝炎、肝肾功能异常、肾功能衰竭、骨髓抑制、闭经等[35]。基于此，同年《国家食品药品监督管理局关于修订雷公藤中成药说明书的通知》（国食药监注〔2012〕298 号）[36] 发布，要求雷公藤中成药制剂说明书中增加警示语，不良反应涉及消化系统、血液系统、泌尿系统、心血管系统、生殖系统、内分泌系统和神经系统等，禁忌中说明特殊人群和合并严重疾病者的禁用情况，注意事项中主要对超剂量和长期用药等进行风险提示。

总体上讲，监管机构高度关注雷公藤的安全性风险，并及时要求上市许可持有人落实主体责任，及时修订说明书相关内容，并将临床研究、基础研究和不良反应监测中发现的安全性风险进行全面的风险警示。但是，受限于上市时间较早等历史原因，相关品种的临床研究和安全性研究的基础较为薄弱，应持续开展上市后研究，进一步修订、完善风险警示信息，以精准指导临床应用。值得关注的是，桂龙药膏作为 OTC，其说明书中“不良反应”尚不明确，“注意事项”未见与雷公藤相关的风险警示信息，建议上市许可持有人尽快修订说明书相关内容。

三、雷公藤新药研发

雷腾舒

由雷公藤内酯醇经化学修饰优化所得的新化合物（5*R*）－5－羟基雷公藤内酯醇——雷腾舒（LLDT-8）（图 7－1），于 2005 年首见报道[37]，系中国科学院上海药物所研发的一类新药，于 2009 年 9 月获得 I 期临床批件[38]，已完成了在类风湿关节炎人群的单次、多次给药的耐受性及药代动力学研究，食物对药物代谢影响的研究以及长期使用（24 周）雷腾舒的有效性和安全性研究Ⅰ期临床试验，目前正式进入Ⅱ期临床试验。

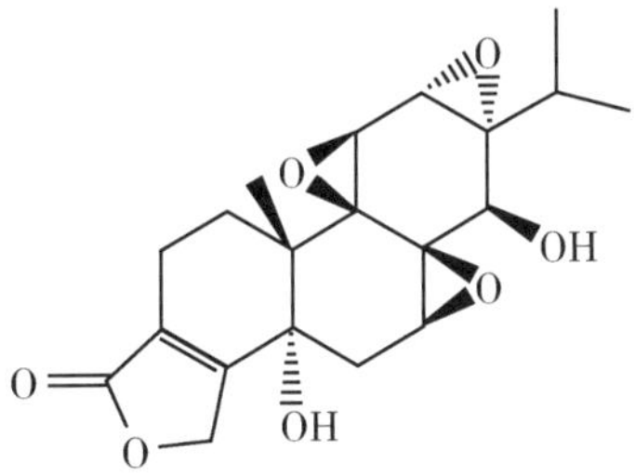

图 7－1　LLDT-8 的化学结构（$C_{20}H_{24}O_7$，分子量 376.39）[47]

1. 雷腾舒的多项临床前安全性和有效性研究

（1）体外试验。雷腾舒在体外对正常小鼠脾淋巴细胞的半数细胞毒性浓度（CC_{50}）为234～322 nM，远高于母体化合物雷公藤内酯醇的（2.1±0.3）nM；在体外可显著抑制刀豆蛋白A（concanavalin A，ConA）、脂多糖（lipopolysaccharide，LPS）和同种异体混合淋巴细胞培养所诱导的淋巴细胞增殖反应；同时可剂量依赖性减少Th1型细胞因子（IFN-γ、IL-2）和炎症因子（TNF-α、IL-6）的产生[39]。使用健康人外周血单核细胞（peripheral blood mononuclear cell，PBMC）进行研究，LLDT-8在25 nmol/L、50 nmol/L浓度下可显著抑制植物血凝素（phytohaemagglutinin，PHA）和召回抗原（recall antigens）诱导的T细胞增殖，并抑制混合淋巴细胞反应。LLDT-8可减少PHA和Sac激活的PBMC中产生的细胞因子（IFN-γ，IL-2，TNF-α）；不会增加MHC Ⅰ/Ⅱ类和B7.1的表达，但会降低约30%的B7.2；对于T细胞活化标志物（CD69，CD154）的表达未见明显影响，不影响NK细胞对K562的杀伤作用[40]。机制研究显示其是通过IFN-γ为中心多维立体免疫网络的整合调节，抑制免疫细胞的功能活化及炎性细胞因子的生成[41]。

（2）体内试验。动物实验结果显示，LLDT-8可对牛Ⅱ型胶原诱导的小鼠CIA模型的临床症状和组织学有一定的改善作用，可阻止关节炎的发生和发展，停药后仅10%的动物发生轻微的复发[42]。LLDT-8可通过调节OPG/RANK/RANKL信号通路改善胶原诱导的大鼠关节炎[43]，对免疫性肝损伤有一定保护作用，可降低ConA诱发的小鼠急性肝损伤血清ALT、血清细胞因子TNF-α、IFN-γ、IL-2、IL-12和IL-6水平，减轻肝脏病理损伤。在抗移植性宿主病[44]和器官移植排斥反应[39]方面，LLDT-8也显示出良好的效果。

（3）安全性评价。根据目前文献中公开的安全性数据显示，LLDT-8小鼠急性毒性结果显示其口服的LD_{50}为6.8 mg·kg^{-1}，腹腔注射LD_{50}为9.3 mg·kg^{-1}，约为雷公藤内酯醇（腹腔注射LD_{50}为0.86 mg·kg^{-1}）的10倍，主要毒性为胃肠道反应，动物实验有效剂量为40 μg·kg^{-1}，远低于半数致死量[37]。

2. 雷腾舒的临床有效性和安全性研究

雷腾舒针对类风湿性关节炎有效性和安全性Ⅰ期临床试验结果显示，治疗24周时，安慰剂组、低剂量组（0.25 mg）、中剂量组（0.50 mg）、高剂量组（1.00 mg）（所有组均有氨甲蝶呤作为基础药物治疗）的ACR20应答率分别为20.0%、46.7%、50%、73.3%，与对照组均有显著性差异（$P<0.05$）[39]；对育龄妇女受试者生殖系统不良反应几乎都出现在低剂量组和高剂量组，包括闭经、闭经外的各种月经失调（月经周期改变、经期改变、经量改变等）和阴道感染，大多数可自行恢复或治疗后恢复，B超未见卵巢或子宫缩小[45]。

第二节　雷公藤的现代临床应用

一、临床安全性研究情况

在中国知网上以“雷公藤”为检索词进行文献检索发现，其临床研究的数量远少于基础研究。如在雷公藤肝毒性相关研究中，基础研究和临床研究的比例约为3∶1[23]。此外，对其量效毒关系的基础研究薄弱，虽然认识到雷公藤安全窗较窄的问题，但对不同人群的安全剂量等方面尚缺乏研究数据。针对中药安全性研究成果对临床应用的指导性较为局限的问题，从2010年，业界开始重视雷公藤防治措施研究，并逐年大幅增长[46]，以切实指导临床实践。

雷公藤的不良反应涉及肝、肾、心、脾、生殖系统、消化系统、血液循环系统等多种器官和系统[12]。临床研究发现，雷公藤的不良反应集中于生殖系统损害和肝毒性[40,47]。

（一）生殖毒性

雷公藤对男性生殖系统的不良反应主要表现为精子活力下降、少精或无精，生育能力下降或不育等，长期用药还可能导致睾丸萎缩、性欲减退；对女性的不良反应主要表现为月经紊乱、经量减少甚至闭经、卵子质量下降、卵巢早衰等[46]。

对1985—2015年国内儿童不良反应临床病例的分析报告显示[48]，雷公藤多苷所累及的患儿器官或系统，近期损害以血液、肝脏系统为主，远期损害以生殖系统为主，男性发生率明显高于女性。而短期小剂量应用，其损伤是可逆的。有学者对1999—2008年住院服用雷公藤多苷治疗、年龄在5～16岁的97例肾病患儿进行跟踪随访，发现在服用雷公藤多苷超过3个月、剂量小于或等于2 mg·kg^{-1}·d^{-1}情况下，停药6个月后对患儿青春发育期性腺的影响不明显，认为雷公藤多苷在儿童应用中所发生的不良反应与药物剂量、疗程、联合用药情况及不同厂家制剂的质量标准有关；在青春期紫癜性肾炎服药女性中有26.92%出现暂时月经异常，但停药2个月内可恢复，6个月后正常[49]。

（二）肝毒性

国家药品不良反应监测中心病例报告数据库结果提示，雷公藤不良反应主要表现之一为药物性肝炎，其临床表现与急性黄疸型肝炎类似[50]。对2000—2010年关于雷公藤致肝毒性的文献进行分析后发现，雷公藤引起肝毒性的临床表现多为急性，有食欲不振、乏力、恶心、呕吐、尿黄、皮肤和巩膜黄染、胆汁淤积等症状，临床体检见肝脏肿大和压痛，血清肝功能检测可见ALT和AST明显升高，严重者可见肝功能衰竭。还有报道称患者使用雷公藤后，出现了重症胆汁淤积型药物性肝炎，表现为巩膜轻度黄染、肝区轻叩痛等症状，肝穿提示为肝细胞型或并发肝内胆汁淤积型肝损伤。因其临床表现与病毒性肝炎类似，临床易被误诊[51]。大多数患者有不同程度的黄疸，且黄疸程度与病情转归相关，黄疸越深，病情越重，恢复时间越长。此外，亦有死亡的临床病例报道，主要原因是肝功能损害合并粒细胞减少[52]。

二、雷公藤临床安全性研究的考虑

结合雷公藤的毒性特点，其安全性研究的要求可从以下几方面考虑。

（一）重视科学研究对临床应用的指导作用

充分认识与理解中药的毒性并合理应用，不仅可以有效减少医源性、药源性的疾病，避免严重的不良反应事件发生，还可使毒性中药的药效得到最大限度发挥[53]。值得欣喜的是，学界亦开始关注在中医药理论指导下的中药毒性研究。有学者提出开展基于中医辨证论治指导下量效关系、复方多成分复杂体系、机体体质与中药毒性关系的研究等方面的科学研究尤为重要，进而科学论证中药毒性的相关传统理论，揭示中药毒性更多科学内涵[54]。研究发现，给予正常大鼠临床应用剂量的 15 倍雷公藤多苷时，其所产生的肝脏损伤明显较给予同等剂量雷公藤多苷的佐剂性关节炎大鼠的肝脏损伤更为严重[55]。该研究以科学数据证实了《黄帝内经・素问》提出的“有故无陨”理论，有助于从现代角度理解“有病则病受之，无病则体受之”的认识。

此外，在尊重中医临床实践经验的基础上，可结合现代研究成果，通过配伍减轻雷公藤毒性。目前与雷公藤配伍减毒的单味中药主要有甘草[56]、凤尾草[57]、五味子[58]、女贞子[59]、何首乌[60]、生地黄和三七[61]等；与雷公藤配伍减毒的复方中药主要有四逆散[62]、保肝解毒颗粒[63]等。有研究发现各单味中药配伍的减毒效果排序：生地黄 > 白芍 > 甘草 > 三七 > 菟丝子 > 黄芪 > 青风藤 > 僵蚕[64]。

（二）生殖毒性风险下临床研究设计的一般考虑

有学者认为雷公藤生殖毒性的特点是在正常剂量下服用即可导致生殖毒性[11]。考虑到雷公藤生殖毒性对孕妇、哺乳期妇女、有生育需求的男性和儿童的影响较大，建议临床研究需采取严格的风险管控措施，排除以上人群。

如果临床研究确需入组有生育需求患者和儿童，为使对胚胎、胎儿和儿童的风险降至最低，确保受试者安全，需在临床研究中采取以下措施以控制风险：①进行妊娠检测（如基于 HCG β 亚单位的检测）、采用高效的避孕方法，并仅在确认月经期后进入研究；②进行受试者教育；③上述妊娠检测等措施和受试者教育，应能使受试者依从为避免怀孕而设计的措施，应涵盖整个药物暴露期间，并可能超过临床研究期间；④基于现有与生殖毒性相关的信息，起草知情同意书，告知对胚胎或胎儿可能存在的风险；⑤在大规模或长期临床研究开始前，须完成支持临床研究受试人群的生殖毒性试验；⑥如纳入有生育需求患者，还需开展围生期毒性试验。

（三）肝毒性风险下临床研究设计的一般考虑

当出现肝损伤时，毒性症状多发生在用药 2 周后，用药后第 4 周是肝损伤发生的高峰期[22]。国家药品不良反应监测中心于 2012 年发布的《药品不良反应信息通报》称，雷公藤多苷片的严重病例平均用药时间为 40 天，雷公藤片的严重病例平均用药时间为

32 天，这与文献报道结果接近。因此，建议临床研究中至少应在用药后 2 周、4 周和 6 周时监测肝功能，出现异常时应追加检查指标。

有学者认为[65]雷公藤的肝毒性与患者的年龄呈现明显的负相关，年龄越大，用药后起效速度越快，急性不良反应少，但易引起蓄积中毒；而儿童、育龄期妇女较易出现急性中毒反应。此外，由于肝脏为雷公藤急性毒性作用的主要靶器官之一[66]，因此，临床研究中需根据不同人群的肝损伤特点，设计有针对性的检查指标和观测时点。

临床研究中针对肝毒性的其他相关设计可参考《中药药源性肝损伤临床研究技术指导原则》[67]。

（四）以数据支撑说明书的不断完善

应进一步研究雷公藤安全性风险是否可逆，是否具有有效的解毒或治疗药物，能够减毒增效的新剂型等，并将相关研究成果体现在说明书中，以指导临床应用。充分发挥上市许可持有人的主体责任，不断收集产品的安全性信息，进一步开展安全性再评价研究，重点关注对临床应用有重大价值但上市前研究尚不充分的方面，如重要脏器功能异常者的安全剂量和疗程等，完善说明书“用法用量”“不良反应”“禁忌”和“注意事项”的内容，切实保护公众健康。

（五）结语

通过对雷公藤药材标准、主要安全性风险和已上市制剂等问题的梳理和分析可以发现，经过长期临床实践的积累、总结，以及现代研究成果，雷公藤的安全性风险可防可控。2019 年发布的《中共中央国务院关于促进中医药传承创新发展的意见》[68]首次提出了“构建中医药理论、人用经验和临床试验相结合的中药注册审评证据体系”（以下简称“三结合”），在安全性研究方面亦应落实“三结合”的证据体系，保障公众用药安全。因此，监管部门从药学、非临床安全性研究和临床研究的角度，结合工艺情况、处方是否符合中医药理论、是否具有人用经验等不同情形，提出了不同的安全性研究和风险防控要求。另外，也需要学术界和工业界从“三结合”中挖掘更多的瑰宝，促进雷公藤等中医药传承精华、守正创新。

参考文献

[1] 中国科学院中国植物志编委会．中国植物志［M］．北京：科学出版社，1999.

[2] 孙乙铭，徐建中，王志安，等．HPLC 测定不同采收年限雷公藤根及不同部位雷公藤甲素含量［J］．中国现代应用药学杂志，2009，26（11）：904－906.

[3] 曹洪欣．海外回归中医善本古籍丛书（续）：第 8 册［M］．北京：人民卫生出版社，2010：395－396.

[4] 龚居正．外科活人定本［M］．张英强，刘川，校注．北京：中国中医药出版社，2015：168－169.

[5] 罗浮山人．菉竹堂集验方［M］．齐馨，曹颖，校．北京：中医古籍出版社，1987：129－130.

[6] 顾世澄．疡医大全［M］．凌云鹏，校．北京：人民卫生出版社，1987：299，1092.

[7] 吴世昌，王远．奇方类编［M］．北京：中医古籍出版社，2004：58.

[8] 凌奂. 外科方外奇方 [M]. 太原: 山西科学教育出版社, 2011: 112.
[9] 邹存淦. 外治寿世方 [M]. 北京: 中国中医药出版社, 1992: 99.
[10] 赵学敏. 本草纲目拾遗 [M]. 严志安, 肖培新, 校. 2 版. 北京: 中国中医药出版社, 2007: 217 - 218.
[11] 田振, 张碧华, 杨莉萍. 雷公藤临床应用的古今沿革 [J]. 临床药物治疗杂志, 2019, 17 (5): 19 - 23.
[12] 江西药科学校革命委员会. 草药手册 [M]. 南昌: 江西药科学校, 1970: 1536 - 1537.
[13] 湖南中医药研究所. 湖南药物志 [M]. 长沙: 湖南科学技术出版社, 1962: 711 - 712.
[14] 宋伟文, 许志福. 三明畲族民间医药 [M]. 厦门: 厦门大学出版社, 2002: 152 - 153.
[15] 北京医疗队江西德兴队, 江西省德兴县香屯公社. 香屯中草药手册 [M]. 德兴: 江西省德兴县香屯公社, 1977: 260 - 261.
[16] 福建省医药研究所. 福建药物志: 第 1 册 [M]. 福州: 福建人民出版社, 1979: 292 - 293.
[17] 胡德俊, 彭泽燕, 何东初. 雷公藤的药理作用研究进展 [J]. 医药导报, 2018, 37 (5): 586.
[18] 朱光昭, 韩晓晨, 王翰洲, 等. 雷公藤多苷片治疗类风湿关节炎骨破坏的系统评价和 Meta 分析 [J]. 中国中药杂志, 2019, 44 (15): 3358 - 3364.
[19] 吴闽枫, 马瑜宏, 李军, 等. 雷公藤及其衍生物在皮肤疾病中的应用研究 [J]. 辽宁中医杂志, 2016, 43 (1): 191.
[20] WAN Y G, CHE X Y, SUN W, et al. Low-dose of multi-glycoside of *Tripterygium wilfordii* Hook. f., a natural regulator of TGF-beta1 /Smad signaling activity improves adriamycin-induced glomerulosclerosis in vivo [J]. Journal of Ethnopharmacology, 2014, 151 (3): 1079.
[21] 马伟光, 张滔, 张超, 等. 有毒药物雷公藤的研究及展望 [J] 中华中医药杂志, 2006 (2): 117.
[22] 田雅格, 苏晓慧, 刘立玲, 等. 近 20 年来雷公藤肝毒性研究概述 [J]. 中国中药杂志, 2019, 44 (16): 3399 - 3405.
[23] 杨春欣, 周庭川. 雷公藤内酯醇不同季节的含量变化 [J]. 中国医院药学杂志, 2001, 21 (1): 25 - 26.
[24] 山东省食品药品监督管理局. 山东省中药材标准 (2012 年版) [S]. 济南: 山东省科技出版社, 2013: 327 - 329.
[25] 湖南省食品药品监督管理局. 湖南省中药材标准 (2009 年版) [S]. 长沙: 湖南科技出版社, 2010: 165.
[26] 湖北省食品药品监督管理局. 湖北省中药材标准 (2009 年版) [S]. 武汉: 湖北科学技术出版社, 2010: 148 - 149.

[27] 甘肃省食品药品监督管理局. 甘肃省中药炮制规范（2009 年版）[S]. 兰州：甘肃文化出版社，2009：196.

[28] 福建省食品药品监督管理局. 福建省中药材标准（2006 年版）[S]. 福州：海风出版社，2006：271.

[29] 上海市卫生局. 上海市中药材标准（1994 年版）[S]. 上海：上海科学普及出版社，1994：226－227.

[30] 上海市食品药品监督管理局. 上海市中药饮片炮制规范（2018 年版）[S]. 上海：上海科学普及出版社，2018：181.

[31] 安徽省食品药品监督管理局. 安徽省中药饮片炮制规范（2019 年版）[S]. 合肥：安徽科学技术出版社，2019：316.

[32] 天津市市场和质量监督管理委员会. 天津市中药饮片炮制规范（2018 年版）[S]. 天津：天津市市场和质量监督管理委员会，2018：48.

[33] 浙江省食品药品监督管理局. 浙江省中药饮片炮制规范（2015 年版）[S]. 杭州：浙江科学技术出版社，2015：97.

[34] 江苏省食品药品监督管理局. 江苏省中药饮片炮制规范（2002 年版）[S]. 南京：江苏科学技术出版社，2002：130－131.

[35] 国家食品药品监督管理局提醒关注雷公藤制剂的用药安全 [J]. 中国药房，2012，23（21）：2005.

[36] 国家食品药品监督管理局. 国家食品药品监督管理局关于修订雷公藤中成药说明书的通知 [EB/OL]. [2012－10－25]. http：//www. gov. cn/gzdt/2012－10/25/content_2251209. htm.

[37] ZHOU R，ZHANG F，HEP L，et al. (5R) -5-hydroxytriptolide (LLDT-8)，a novel triptolide analog mediates immunosuppressive effects in vitro and in vivo [J]. International immunopharmacology，2005，5 (13－14)：1895－1903. DOI：10. 1016/j. intimp. 2005. 06. 009. Epub 2005 Jun 28. PMID：16275624.

[38] 李援朝. 雷腾舒的研究及展望 [J]. 中国中西医结合杂志，2018，38（3）：269－271.

[39] TANG W，ZHOU R，YANG Y，et al. Suppression of (5R) -5-hydroxytriptolide (LLDT-8) on allograft rejection in full MHC-mismatched mouse cardiac transplantation [J]. Transplantation，2006，81 (6)：927－933. DOI：10. 1097/01. tp. 0000203299. 39843. d2. PMID：16570019.

[40] 郭艳红，谭垦. 雷公藤的毒性及其研究概况 [J]. 中药材，2007（1）：112－117.

[41] ZHOU R，WANG J X，TANG W，et al. (5R) -5-hydroxytriptolide inhibits IFN-gamma-related signaling [J]. Acta pharmacologica sinica，2006，27 (12)：1616－1621. DOI：10. 1111/j. 1745－7254. 2006. 00457. x. PMID：17112417.

[42] ZHOU R，TANG W，REN Y X，et al. (5R) -5-hydroxytriptolide attenuated collagen-induced arthritis in DBA/1 mice via suppressing interferon-gamma production and its related signaling [J]. Journal of pharmacology and experimental therapeutics，2006，

318 (1): 35 - 44. DOI: 10.1124/jpet.106.101113. Epub 2006 Mar 30. PMID: 16574782.
[43] ZENG J Z, MA L F, MENG H, et al. (5R) -5-hydroxytriptolide (LLDT-8) prevents collagen-induced arthritis through OPG/RANK/RANKL signaling in a rat model of rheumatoid arthritis [J]. Experimental and therapeutic medicine, 2016, 12 (5): 3101 - 3106. DOI: 10.3892/etm.2016.3739. Epub 2016 Sep 21. PMID: 27882124; PMCID: PMC5103752.
[44] FU Y F, ZHU Y N, NI J, et al. (5R) -5-hydroxytriptolide (LLDT-8), a novel triptolide derivative, prevents experimental autoimmune encephalomyelitis via inhibiting T cell activation [J]. Journal of neuroimmunology, 2006, 175 (1 - 2): 142 - 151. DOI: 10.1016/j.jneuroim.2006.03.011. Epub 2006 May 19. PMID: 16712960.
[45] WANG L, XU Y, FU L, et al. (5R) -5-hydroxytriptolide (LLDT-8), a novel immunosuppressant in clinical trials, exhibits potent antitumor activity via transcription inhibition [J]. Cancer letters, 2012, 324 (1): 75 - 82. DOI: 10.1016/j.canlet.2012.05.004. Epub 2012 May 9. PMID: 22579805.
[46] 徐颖，樊媛芳，赵元，等. 近40年雷公藤生殖毒性研究概述 [J]. 中国中药杂志，2019，44 (16): 3406 -3414.
[47] XI C, PENG S J, WU Z P, et al. Toxicity of triptolide and themolecular mechanisms involved [J]. Biomed pharmacother, 2017 (90): 531 -541.
[48] 崔雅璠，丁樱. 雷公藤多苷片在儿童应用中安全性评价的文献分析 [J]. 检验医学与临床，2017，14 (6): 874.
[49] 丁樱，杨晓青，李向峰，等. 中成药雷公藤多苷对儿童性腺发育的影响 [J]. 中医儿科杂志，2013，9 (1): 20.
[50] ZHOU R, TANG W, HE P L, et al. (5R) -5-hydroxytriptolide inhibits the immune response of human peripheral blood mononuclear cells [J]. International immunopharmacology, 2009, 9 (1): 63 - 69. DOI: 10.1016/j.intimp.2008.09.014. Epub 2008 Oct 23. PMID: 18952005.
[51] 梁伟坤，邝俊健. 雷公藤及其制剂相关肝损害国内文献分析 [J]. 中国药物应用与监测，2011，8 (3): 169.
[52] 柴智，周文静，高丽，等. 雷公藤肝毒性及其作用机制的研究进展 [J]. 中国实验方剂学杂志，2011，17 (7): 243.
[53] 王秀娟，许利平，王敏. 常用中药及复方制剂的肝毒性 [J]. 首都医科大学学报，2007 (2): 220.
[54] 伍彧. 论中药毒性及其合理应用 [J]. 河南中医，2020，40 (5): 677 -680.
[55] 庞立健，吕晓东，石岩，等. 基于中医辨证论治理论中药毒性科研思路与方法 [J]. 中华中医药杂志，2018，23 (2): 411 -415.
[56] 李涯松，童培建，马红珍，等. 甘草对雷公藤治疗类风湿关节炎的减毒增效作用 [J]. 中国中西医结合杂志，2006 (12): 1117.

[57] 刘建群，洪沁，张维，等. 凤尾草对雷公藤甲素的减毒作用［J］. 中国医院药学杂志，2010，30（6）：443.
[58] 沈炜，屠珏，丁美红，等. 五味子对雷公藤体外生物活性影响的实验研究［J］. 浙江中西医结合杂志，2015，25（5）：443.
[59] 张明发，沈雅琴. 女贞子及其有效成分的保肝作用研究进展［J］. 药物评价研究，2014，37（3）：280.
[60] 李波，梁茂新. 复方雷公藤汤对肾病大鼠减毒增效作用的实验研究［C］. 第五届全国雷公藤学术会议论文集：2008 年卷.
[61] 言枫，刘嘉，陈昊，等. 雷公藤甲素肝毒性及减毒对策研究进展［J］. 河南中医，2014，34（6）：1177.
[62] 柴智，樊慧杰，王永辉，等. 四逆散对雷公藤多苷所致急性肝损伤的影响［J］. 世界中西医结合杂志，2012，7（2）：120.
[63] 彭勃，苗明三，王宇亮. 保肝解毒胶囊对雷公藤多苷片所致小鼠急性肝损伤保护作用的实验研究［C］. 第四次全国雷公藤学术会议论文集：2004 年卷.
[64] 陈琪，周静威，李世超，李岩. 中药配伍减轻雷公藤制剂肝毒性的系统评价［J］. 上海中医药大学学报，2019，33（4）：13－22.
[65] 彭勃，苗明三，王宇亮. 雷公藤多苷片致小鼠急性肝损伤的初步探讨［J］. 中国中药杂志，2003，28（11）：74.
[66] FU Q，HUANG X，SHU B，et al. Inhibition of mitochondrial respiratory chain is involved in triptolide-induced liver injury［J］. Fitoterapia，2011，82（8）：1241.
[67] 国家药品监督管理局. 国家药品监督管理局关于发布中药药源性肝损伤临床研究技术指导原则的通告［EB/OL］.［2018－06－19］. https：//www. nmpa. gov. cn/yaopin/ypggtg/ypqtgg/20180619172601728. html.
[68] 中共中央国务院. 中共中央国务院关于促进中医药传承创新发展的意见［EB/OL］.［2019－10－20］. http：//www. cpad. gov. cn/art/2019/10/28/art_1461_105965. html.

（韩玲　安娜　郭健敏　井　潇）